동종요법 임신과 출산

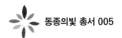 동종의빛 총서 005

동종요법
임신과 출산

유이 토라코, 시기하라 마사오, 미야자키 히데코 지음

하세가와 키세이, 호사카 아키코, 정명원 옮김

그물코

차례

2장 조산사 겸 동종요법 전문가의 임상 현장에서

3장 약물학

8장 임신 출산 경험담

아기를 품는 것은 우주를 품는 것과 같습니다

동종요법은 임산부나 아기에게도 사용할 수 있는 아주 유용한 요법입니다. 특히 임신 전부터 관리를 해 나가면 더 건강한 임신을 할 수 있고, 건강한 아이를 낳을 수 있습니다.

저는 동종요법을 배우면서 건강한 아이를 낳기 위한 도움을 주고 싶다고 생각했습니다. 왜냐하면 건강한 아이를 낳으면 엄마가 편안해지고, 엄마가 편안하고 건강해지면 가족이 행복하고, 가족이 행복하고 건강하면 사회가 건강해지니까요.

동종요법 건강 상담을 하는 저는, 병이 어디서 오는지 알아 보는 게 중요하다고 생각합니다. 그 원인은 태아기일 때도 있고, 출산 과정에 있을 때도 있습니다. 또한 영유아기일 때도 있죠. 대체로 기억이 없는 시기에 병의 씨앗이 만들어집니다.

예를 들어, 자궁 근종이 있는 환자가 있다고 합시다. 그 분이 살아온 역사 속에는 여성성의 부정이 있습니다. 환자가 태아였을 때 임산부이던 어머니가 '아들이었으면 좋겠다. 아들일 거야.' '이 아이를 낳고 싶지 않아.' 라는 생각을 강하게 가지고 있었던 경우, 이미 그 아이는 모태 속에서 성을 부정당했고, '나는 순수한 사랑을 받지 못한 존재야'라고 생각하게 되죠. 태어나서도 남자 같은 이름을 붙이고, 남자애 옷을 입히고 하면 더 심각해집니다. 또한 남동생이 태어나면서 온 가족이 그 동생만 바라보게 되었을 때도 스스로를 부정당하는 경험을 하게 됩니다.

'여자인 나는 존재 가치가 없어.' 이런 경험을 한 사람들은 여성 생식기의 증상이 나오는 경우가 많습니다. 어떻게 보면 생식기의 증상을 통해서 말을 하고 있는 것이죠. '나는 여자다.' '나는 존중 받을 만한 존재다.'라고.

이런 식으로 태아기 또는 영유아기에 경험한 것들은 그 뒤의 삶에 영향을 줍니다. 즉 어머니가 될 여성들은 본인이 갖고 있는 마음과 몸의 증상을 바라보고 해결해 나가야만 임신과 출산 과정을 더욱 행복하게 누릴 수 있다는 겁니다.

임신과 출산은 여성의 삶에서 큰 위치를 차지합니다. 뱃속에 아기를 품고 있는 것은 우주를 품고 있는 것과 같습니다.

임신과 출산 과정에서 그 때까지 갖고 있던 몸과 마음의 문제가 나타나기 마련입니다. 임신하면서 몸이 좋아지는 분도 있지만 말이죠.

특히 출산 과정에서는 감정이 올라오기 쉽습니다. 임신기에 나타나는 증상이나 감정은 그 때까지 해결하지 못했던 것이기도 하기에, 그 사인을 놓치지 않고 직시하면서 내면의 문제를 풀어 가는 것도 중요합니다.

모든 것에는 때가 있고 또 뜻이 있습니다. 병이 있거나 마음의 문제가 있어도 각자의 속도로 각자의 때를 맞이하고, 필요하면 동종요법 레메디도 사용하면서 해결해 나가면 좋겠습니다.

이 책에서 다루는 임신과 출산 그리고 출산 후에 도움이 되는 임신 출산 키트는 어머니와 아이, 또 가족들에게 큰 도움을 주지 않을까 합니다.

모든 사람들에게 동종요법의 은혜가 퍼져 나가기를 기원하며.

2020년 5월

하세가와 키세이Hasegawa Kisei

* 하세가와 키세이는 일본호메오퍼시의학협회(JPHMA) 인증 동종요법전문가(No.0957)로 호메오퍼시센터 한국 홍성, 힐링하우스 무지개를 운영하고, '동종의 빛' 강사로도 활동하고 있습니다.

옮긴이의 글

이 책은 기본-어린이편-티슈솔트에 이은 동종요법 가이드북의 네 번째 시리즈입니다.

이 책을 작업하고 있다는 이야기를 했을 때, 주변 분들이 그러시더군요.

"그 책 누가 사겠어? 동종요법에 관심 있는 임산부들이나 몇 명 보겠지, 안 그래?"

그 말을 들었을 때 적잖이 안타까운 마음이 들었습니다. 이 책은 임산부들뿐만 아니라 많은 사람들이 필요로 하는 이야기를 담고 있다고 생각하거든요. 하지만 아마 읽는 분들은 대수롭지 않게 넘어갈 지도 모릅니다. 저처럼 뼈저린 경험을 한 몇몇 분들을 제외하고는요.

이 책을 작업할 때마다 제 마음을 아프게 했던 부분은, '임신 전에 내가 이런 글을 읽었다면 지금의 나는 얼마나 많이 달라졌을까?' 하는 겁니다. 아이는 그냥 대충 낳아 기르면 된다고 생각했던 20대 후반의 무지한 엄마였기에 태어난 아이가 보내는 필사적인 메시지를 무시하고 있었고, 그 결과 아이는 자폐증 판정을 받았거든요.

동종요법으로 치료하면서 많이 좋아지기는 했지만 그래도 워낙 중증이었기에 성인이 되어가는 지금도 어려움이 많습니다. 한 생명을 품게 된 사람으로서 좀 더 아이의 신호에 귀를 기울였다면 이렇게 아이도 엄마인 저도 힘들어지지는 않았을 텐데, 하는 생각이 들어 마음이 무겁습니다. 그래도 동종요법 덕분에 아직도 발전하고 있답니다. 물론 이 책에 등장하는 여러 레메디들도 저와 아이에게 큰 도움이 되었습니다.

이 책에 나온 레메디들은 일본에서 '임신출산 키트(Birth Kit)'라는 이름으로 판매되고 있는 키트의 레메디이지만 임산부나 아기 키우는 사람에게만 필요한 것들이 아닙니다. 저 개인적으로는 가장 많이 쓰는 레메디들이 여기 다 있거든요. 가장 많이 쓰이는 Ainsworths의 기본 키트나 키즈 키트보다 이쪽을 더 많이 이용하고 있습니다. 기본 키트와 겹치는, 다만 포텐시가 200C인 레메디들은 물론이고 다소 생소한 레메디들도 갖고 있으면 정말 도움이 될 경우가 많습니다.

예를 들자면 카볼릭 액시드Carbolic acid는 산욕열에만 쓰이는 것처럼 생각하기 쉽지만, 인체에 격렬한 배출 반응이 일어났을 때, 말하자면 아나필락시스 등에도 잘 듣는 레메디이거든요. 또한 콜로파일럼Caulophyllum은 진통을 촉진하는 레메디이지만, 동시에 월경 시작 때 통증만 심하고 생리혈이 잘 배출되지 않을 때 스무드하게 월경이 진행되도록 해주기도 합니다. 생리전증후군이 심각하거나 월경 첫 날 잘 배출이 되지 않고 통증이 심한 분들에게 추천하고 싶습니다. 시미시푸가Cimicifuga 역시 라케시스

Lachesis 만큼이나 생리증후군과 갱년기증후군에 도움이 되는 레메디이고요. 저 개인적으로는 정말 드라마틱한 경험을 가진 레메디였습니다. 45일이던 생리 주기가 이 레메디를 복용하고 배출증상을 겪은 이후로 30일 정도로 줄어들었거든요. 물론 생리전증후군도 좋아졌고요.

캘라이 칼브Kali-carbonicum은 요통이나 좌골신경통 레메디라는 점에 초점을 맞추어 서술되어 있지만, 만성 기관지염이나 천식에도 도움이 된답니다. 『가이드북 티슈솔트』의 뒷부분에 권국주 님의 드라마틱한 경험담이 나오니 참조하세요. 라우로세라서스Laurocerasus나 옥시젠Oxygen, 케브라코Quebracho 역시 카르보 베지Carbo-veg처럼 기침, 산소 부족, 호흡 곤란이 발생했을 때 좋답니다. 파이토락카Phytolacca는 어떤가요? 유선염의 레메디일 뿐만 아니라 목감기, 편도선염에도 특효인 레메디랍니다. 즉, 누구에게나 도움이 될 수 있는 레메디들이에요.

혼합 레메디들도 마찬가지입니다. 위장 문제를 가진 분들, 출혈이나 황달로 고생하는 분들, 수술로 마취를 한 분들, 스스로 생각할 때 영양 부족이신 분들은 언제든지 이 키트를 써 보세요. 굳이 임산부가 아니더라도, 신생아가 아니더라도 매일 활용할 수 있는 레메디가 이 책에는 가득합니다.

이 책의 내용의 반 이상은 유이 토라코 선생님을 비롯해 세 분의 동종요법 전문가(그 중 두 분은 조산사)가 강연에서 했던 이야기를 그대로 정리한 것입니다. 처음부터 글로 쓰여진 책이 아니라 구술한 내용을 그대로 정리한 것이다 보니 책으로만 읽었을 때는 좀 껄끄럽다, 표현이 지나치게 강하다, 왠지 종교적인 색채가 느껴진다 -실제 그런 뉘앙스로 이야기한 것은 아닙니다- 싶은 부분들이 많을 겁니다. 한국 출판사, 일본 출판사와 번갈아 이야기를 나누면서 최선을 다해 표현을 순화하거나 매끄럽게 고치고자 했지만 그래도 거슬리는 부분이 있을지 모르겠네요. 이 점, 아무쪼록 양해 부탁드립니다.

아울러 이 책의 레메디 발음은 대체로 영국식을 따랐습니다. 나라에 따라 동일한 레메디라도 조금씩 다르게 발음하는 경향이 있으니(저는 다양한 국적의 선생님들 수업을 들었는데, 같은 Tuberculinum이라도 튜버큘리넘, 터벌큘라이넘 등 선생님들마다 발음이 달라서 당혹했던 기억이 있습니다), 혹시 이 책의 레메디명이 국내에 번역되어 읽히고 있는 다른 책들과 발음을 다르게 표기했더라도 오해 없으시기 바랍니다.

여러 이유로, 이 책의 초벌 번역을 마친 것은 무려 3년 전의 일이지만 길고 긴 작업을 거쳐 이제야 책으로 나오게 되었네요. 제가 두 출판사와의 교정 작업을 주로 진행하기는 했으나, 초벌 번역은 저 외에도 두 분의 일본인 선생님들이 같이 해주셨습니다. 임신 출산하시면서 이 키트를 실제로 이용하신 분들이기도 합니다. 많이 부럽네요.

두 분처럼 젊은 엄마들에게 이 키트가 많은 도움이 되기를 빌어 마지않습니다. 물론 가임기, 갱년기의 모든 여성과 아이들 그리고 남성 분들에게도요. 저는 오늘도 이 키트의 레메디를 복용하는 중입니다.

2020년 5월

정명원

강의를 시작하며

여러분, 안녕하세요! 출산 강연회에 잘 오셨습니다! 동종요법 전문가 유이 토라코입니다.

오늘은 출산 강연입니다. 조산사인 시기하라 미사오 선생님을 초대했습니다. 동종요법 전문가인 시기하라 씨는 일본 동종요법조산사협회장도 맡고 계십니다. 매일 아기를 받고 있으니 출산 현장에서 활용하는 레메디 임상 경험을 들을 수 있으실 겁니다. 이 분이 없으면 출산 강연을 진행할 수가 없어요.

저는 동종요법은 잘 알고 있지만, 조산사가 아니라서 출산에 관한 임상 경험이 거의 없어요. 그래서 시기하라 씨께 임신 중 좋은 태교법이나 출산법, 아이 양육법 등의 이야기를 들어 보려 합니다.

동종요법 전문가인 저 유이 토라코와 조산사 시기하라 미사오가 최강 콤비 강연을 할 테니 다들 잘 들어 주세요!

먼저 동종요법과 출산의 관련성에 관해 말씀드리겠습니다. 아이를 키우는 과정에서 태교나 출산 시 트라우마는 아이의 몸과 마음을 성장시키는 데 큰 영향을 줍니다. 부모가 몸과 마음을 정돈하지 않고 임신을 하면 건강한 몸과 깨끗한 마음을 가진 아이가 태어나기 어렵습니다. 출산 시 병원에서 약을 투여받으면 다 될 거라는 생각은 큰 오산입니다. 몸과 마음, 영혼까지 삼위일체로 돌보는 훌륭한 치료법인 동종요법은 태아나 아이들을 자연스럽게 지킬 수 있습니다. 아주 고마운 치료법이죠.

저는 장차 나라를 구할 강한 아이들을 키워 주셨으면 하는 바람으로 이번 출산 강연을 마련하였습니다. 이런 말씀을 드리면 우익이니 좌익이니 국수주의라는 말까지 들을지도 모르겠지만, 솔직한 심정입니다. 제대로 된 건강한 몸을 갖고 쑥쑥 자라난 아이들이 건강한 미래를 만드니까요. 메이지시대 일본인의 골격과 치아, 골반 형태를 생각해 보세요. 요즘 아이들의 체형과는 전혀 다르죠. 요즘 아이들은 우유를 먹고 자란 탓에 서양인의 체형을 닮아 가고 있습니다.

과거 일본인의 체형은 다리는 짧고, 몸통이 길며 골반이 안으로 들어가 있었죠. 체형 변화는 건강과 직결되는 중요한 문제입니다. 체형이 달라진 아이들은 쉽게 쇠약해지죠.

그럼, 이제부터 본격적으로 강연을 시작하겠습니다.

유이 토라코

1장

몸이 건강하고 피부가 깨끗한 아이를 낳으려면?

유이 토라코의 2004년 9월 12일 오전 강연 기록

동종요법에서는 '출산'을 어떻게 인식하나요?

우리 여성들에게 출산은 인생 일대의 이벤트입니다. 새로운 인간을 만드는 아주 굉장한 일이니까요. 어정쩡한 생각으로 낳지 않으면 좋겠다고 생각합니다. 저는 먼저 태생학의 중요성에 대해 말하고 싶습니다. 태생학이란 태아의 성장을 탐구하는 학문. 즉, 어떻게 아기가 자라는지 탐구하는 학문입니다. 태생학에서는 태아가 소중한 몸을 형성하는 동안 약의 부담이나 정신적 부담을 주지 않아야 한다고 말합니다.

그럼 출산까지의 과정을 간단하게 정리해 볼까요. 수정부터 시작해 봅시다. 난자 속에 정자가 들어가 결합한 상태, 엄청난 숫자의 정자 중 단 하나만이 난자 속으로 들어가 수정이 됩니다. 이렇게 아버지와 어머니 양쪽 유전자가 갖추어지면, 생명 탄생 무대가 완성됩니다. 생식세포 유전자 안에는 조상들의 기억이 가득합니다. 그래서 신체적인 특징은 물론이고, 정신적인 특징이나 버릇, 성향, 조상의 취향까지도 물려받습니다. 그 뿐만 아니라 병을 만드는 토양인 '마이아즘'도 동시에 물려받습니다.

그 후 수정란은 세포분열을 반복해 열흘 정도 되면 포배[1]가 되어서 자궁

---

1 수정란이 자궁에 도달할 즈음의 58개로 분할된 세포.

내막에 착상합니다. 놀랍게도 임신 5주째에는 배아의 심장이 움직이기 시작합니다. 의학적으로는 임신 8주 말까지 태아를 배아(胚芽)라고 부릅니다. 그러나 심장은 움직이고 있죠. 굉장한 일입니다.

임신 9주째부터 탯줄로 영양을 전달받으며, 태아라 부릅니다. 그리고 계속 성장해 28주째까지 몸의 기관이 완성됩니다. 뇌신경과 내분비계도 생깁니다. 내분비계는 호르몬 분비에 따라 기관의 움직임을 조절하는 중요한 시스템입니다. 이 내분비선이 우주 에너지를 받아들이는 그릇이 됩니다. 내분비선에서 나오는 호르몬이 활발하지 않으면 체내 순환이 나빠져서 활성화되지 않습니다.

본인이 임신했단 사실을 알아차리기도 전에 아기의 중요 기관인 심장, 뇌, 신경 등이 만들어지고 있다는 걸 알게 된다면, 임신과 출산 계획이 있는 사람 중 그 누구도 약을 먹지 않을 겁니다.

위나 장 등의 소화기관, 방광 등의 비뇨기, 근육이나 뼈도 생깁니다. 바깥쪽은 나중에 생기며 최종단계에서 피부가 만들어집니다. 그러므로 조산한 아이는 손톱이나 머리카락, 피부가 거의 만들어지지 않은 상태로 태어납니다.

예전 같으면 대부분 살아남지 못했던 초극소 저체중 출산아(체중이 1,000g 미만인 신생아)들이 의학의 진보 덕택으로 목숨만은 건지는 경우가 늘어났습니다. 그러나 불쌍하게도 그 아이들은 많은 후유증을 갖고 살아가야 합니다.

예를 들어 손바닥에 놓을 수 있을 만큼 작게 태어난 아이가 현대 의학의 힘으로 억지로 생명을 이어가는 경우도 있습니다. 대량의 약을 투여하지 않으면 살 가능성이 없는 아이, 그 아이는 태어나고 싶었을까요?

그 아이의 어머니는 이렇게 말했습니다.

"저는 이 아이를 원치 않았습니다. 하지만 병원은 아이를 살리고 말았어요."

이제는 5살이 되어 크고 두꺼운 안경을 쓰고 저를 찾아 왔지만, 이제 겨우 손톱과 머리카락이 생긴 느낌이었습니다.

하지만 어머니는 처음부터 아이가 필요 없다고 생각했기 때문에 전혀 귀여워하지 않고 괄시했죠. 제가 아이를 안고 쓰다듬어 주었더니 눈물을 뚝뚝 흘리며 울더군요. 그런 상황을 보면 '과연 이 아이가 세상에 태어나길 잘한 것일까.' 하고 생각하게 됩니다.

임신 중 약 사용은 위험천만한 일

일단 수정 이야기로 돌아가겠습니다. 난자에 정자 하나가 들어가면 스위치가 눌려서 칼슘의 파도가 쓱 훑고 지나갑니다. 눈 깜짝할 사이에 세포 밖에 칼슘 벽이 생겨 다른 정자들은 들어올 수 없게 됩니다.

우리는 학교에서 제일 먼저 난자에 도착한 정자가 난자 안에 들어간다고 배웠지만, 사실은 그렇지 않고 난자가 어느 정자를 안에 들어오게 할지 선택합니다. 가장 유망한 정자가 왔을 때 난자는 그 정자를 받아들입니다. 우연이 아닙니다.

자, 생명의 시작입니다. 여기에는 부모님의 유전자가 있습니다. 유전자에 이상이 있는 경우에는 아무래도 기형이 생기기 쉽습니다. 아이를 위해서라도 될 수 있으면 인공식품이나 약을 피하는 것이 좋습니다. 인공물질은 유전자의 근본이 되는 에너지 코드를 망가뜨려 태아의 정상적인 발달에 악영향을 주기 때문에 세심한 주의를 기울여야 합니다.

몸에 들어가는 인공물질, 이물질 중에 대표적인 것으로 약이나 예방 접종이 있습니다. 병원이나 진료소에서 처방전을 받아 약국에서 약을 사면, 자세한 주의사항이 쓰인 설명서가 같이 오죠. 거기에는 '임신 중이나 임신 가능성이 있는 사람은 사용하지 마세요.'라고 쓰여 있는 경우가 대부분입니다. 이것은 임신 중의 약 복용은 위험하다는 사실을 증명해 줍니다.

감기약이나 진통제도 약이니까 조심해야겠죠. 어머니가 생각 없이 사용하는 일상용품 중에도 태아 발육에 나쁜 영향을 주는 것이 꽤 있습니다. 치약이나 합성세제가 그렇죠. 어떤 조산사는 "방금 태어난 아이의 몸이나 양수에서 샴푸 냄새가 나는 일이 많아요."라고 하더군요.

아무튼, 뱃속에서는 아이 몸이 만들어지고 있습니다. 내장도, 뇌신경도, 만들어지고 있습니다. 그럴 때 부자연스러운 것이 들어오면 기형아가 될 확률이 높아집니다. 그래서 임신 가능성이 있는 사람은 될 수 있으면 약을 쓰지 말아야 합니다. 이상한 음식이나 영양제도 먹지 말아야 합니다.

태아의 유전자에 이상이 생기면 유산되기 쉽습니다. 여러분도 모르는 사이에 유산이 되어 생리를 하게 됩니다. 유산된 채 자궁 안에 남아 있으면 큰일 날 수도 있으니까요. 유산에는 일찍 유산되는 경우, 어느 정도까지 형성된 태아의 뇌 상태가 이상해져 유산되는 경우, 3개월이 지났는데도 유산되는 경우 등이 있습니다. 아이와 어머니의 상태에 따라 유산의 유형이 달라집니다. 황체호르몬을 이용해 자연유산을 억지로 막아도 되는 걸까요? 자연의 섭리를 거스르지 말고 맡겨 봅시다. 그것이 인간 본연의 자세라 생각합니다.

부모의 마이아즘 치료도 중요

동종요법에서는 우리 한 사람 한 사람이 특정 질병에 걸리기 쉬운 성질이나 사고방식, 이른바 DNA의 상처를 갖고 태어난다고 합니다. 이를 '마이아즘'이라 부르며 모든 병은 여기서 발생한다고 생각합니다. 5대 마이아즘엔 개선(疥癬 · Psora)[1], 임질(淋病 · Sycosis), 매독(梅毒 · Syphlis), 결핵(結核 · Tubercular), 암(癌 · Cancer)이 있으며 모두의 몸에 잠재되어 있습니다.

6주 정도가 되면 눈이 생깁니다. 눈은 매독, 임질, 클라미디아, 트리코모나스 등 매독 마이아즘과 임질 마이아즘의 영향을 받기 쉽습니다. 그래서 그때까지 마이아즘을 치료하는 것이 중요합니다.

다음으로 뼈나 근육, 소화기관, 비뇨기관 등도 서서히 모양이 만들어지고 피부나 항문도 완성됩니다.

제 상담자 중 항문이 없는 아이가 있었습니다. 시기하라 선생님이 아이를 받았는데 태아막에 문제가 생겨 가사 상태인지라 레메디를 먹여 폐의

---

1 국내 서적에서는 보통 '건선'으로 소개되어 있습니다. 일본에서는 마이아즘의 본래 의미인 '감염체'를 단어에 담고 있어야 한다고 생각하고 있어, 흔한 질환명인 '건선'으로 번역하지 않고 '개선(옴)'이라는 한의학에서 쓰이는 용어로 번역합니다. 여기서도 고민 끝에 '개선'으로 하기로 하였습니다. -옮긴이

문제를 극복했습니다. 임신 중에 어머니에게 큰 부담이 생긴 탓에 아이의 항문에 문제가 생긴 것이 아닐까 싶습니다. 게다가 이분의 장기는 좌우가 반대였습니다. 이 아이의 가족 마이아즘은 매독 마이아즘입니다. 매독 마이아즘은 기형을 만드는 마이아즘이니까요. 항문이 없이 태어났으니 바로 수술을 하라고 하였습니다. 레메디를 먹었다고 바로 항문이 열리는 것은 아닙니다. 수술하지 않으면 당연히 살려내지 못합니다.

수술을 받아 배변할 수 있게 되었습니다만, 하반신이 움직이지 않아서 신경이 이어질지 걱정이었습니다. 하지만 동종요법 치료를 계속한 끝에 움직일 수 있게 되었습니다. 이런 부분이 동종요법의 대단한 점이라고 생각합니다.

결국 유전자도 그 배경에 있는 에너지 흐름의 코드에 따라서 물질화되었기 때문에, 에너지 흐름을 정상화할 수 있다면 그 결과로 유전자도 정상화할 수 있습니다. 동종요법은 근본적인 에너지 흐름을 자연스럽게 만들기 때문에, 때로는 유전 질환도 치유할 수 있다고 생각합니다. 물론 마이아즘을 치료하지 않고 유전 질환을 치유할 수는 없겠지요. 그러므로 어렸을 때부터 치료해야 합니다.

출산이 복잡해지지 않도록 모두가 매일 주의해야 합니다. 저는 몸이 약하고 만성질환을 오래 앓고 있던 임산부, 전에 낳았던 아이가 기형이었던 임산부 20명에게 임신 중 개선 마이아즘부터 임질 마이아즘, 매독 마이아즘, 결핵 마이아즘, 암 마이아즘 레메디를 순서대로 먹게 했습니다. 그렇게 태어난 아기 중 기형아는 없었고 약한 몸에서 태어났는데도 불구하고 건강하게 쑥쑥 자라고 있습니다.

이처럼 임신 중 마이아즘 치료를 받는 것도 좋지만, 임신 전에 마이아즘을 제대로 공부한 동종요법 전문가를 찾아가 치료를 받는 게 제일 좋습니다. 부부의 몸과 마음을 깨끗하게 하고 정자와 난자를 정화해 주니까요. 체력도 키워야 합니다. 그렇지 않으면 몸과 마음이 건강하고 순수한 아이는 낳을 수 없습니다. 마이아즘 치료는 유전자에까지 접근할 수 있습니다.

지금 환경오염이나 식품 오염에 대처하기 위해서는 생명조직염(바이탈 티슈솔트)이나 환경 원소 레메디를 활용해 다양한 독을 몸에서 배출함으로써 정화해야 합니다. 공기를 마셔도, 음식을 먹어도 몸에 독이 들어오는 세상이니까요.

병의 원인

원래 병에는 세 가지 원인이 있습니다. 첫 번째는 유전자 레벨의 문제입니다. 이것이 가장 크게 작용합니다. 동종요법식으로 바꿔 말하자면 마이아즘의 문제이죠. 두 번째는 마음이나 사고방식의 문제입니다. 마음이나 사고방식이 부자연스럽고 건강하지 못하면 바이탈포스(생명력)가 정체되고 이윽고 병으로 나타납니다. 세 번째는 의원병[1]이나 불필요한 약, 수술 등으로 생기는 병입니다. 이 밖에 원인으로는 식품오염이나 환경오염, 절제력 결여 등이 있습니다.

유전자에 이상이 있는 사례는 나중에 이야기하고 우선 식품부터 봅시다. 현대 농업에서는 곡물, 야채, 과일 같은 농작물을 재배하기 위해서 토양에 질소, 인산, 칼륨 등의 화학비료를 대량으로 사용합니다. 화학비료는 지렁이도 살 수 없을 정도로 토양을 딱딱하게 만들어 흙 속 미네랄이 줄어듭니다. 미네랄을 흡수하지 못하고 자란 식물로 만든 음식엔 생명력이 거의 없습니다. 요즘은 자연의 섭리를 따른 거름을 사용하지 않습니다. 동물이나 우리의 분뇨, 낙엽 같은 퇴비를 뿌려 주면 얼마나 좋을까요.

---

1 의료행위가 원인이 되는 병. -옮긴이

분뇨엔 요충이 들어 있으니 분뇨 퇴비로 키운 농산물을 먹으면 저절로 요충도 먹게 된다고 생각하는 사람들이 있습니다. 설사 그렇다 하더라도 요충이 소화 효소나 침 속 아밀라아제, 위액 속 펩틴 등을 해칠 정도가 아니라면 문제없습니다. 또, 요충은 건강한 장벽은 깨물지도 않고요.

약 때문에 일어나는 문제에 대해 더 구체적으로 이야기하겠습니다.

어머니가 아토피성 피부염인 경우(예)

아토피성 피부염 때문에 스테로이드제(부신피질 호르몬제) 코르티손을 계속 복용한 분이 계셨습니다. 그 때문인지 임신 7주째에 아이가 유산되고 말았습니다. 엉엉 우는 그분에게 저는 차라리 잘된 일이라고 말했습니다. 태반은 엄마의 영양뿐만 아니라 독소까지 빨아들이는데, 만약 그 상태로 출산했다면 온몸을 스테로이드 독소로 가득 채운 아이가 태어났을 테니까요.

다행히도 그분은 2년 뒤 다시 임신하셨습니다. 기쁜 일이죠.

첫 번째 아이는 유산되는 경우가 많습니다. 저도 유산을 경험했습니다. 당시 궤양성대장염에 걸려 지사제 같은 약을 산더미처럼 먹었으니까요.

의사 선생님에게 습관적으로 유산하는 경향이 있으니 약을 복용하는 편이 좋겠다는 말을 들었지만, 저는 따르지 않았습니다. 약을 먹지 않고도 노력해서 큰 아들을 낳을 수 있었죠.

항생제나 자궁 수축 억제제를 사용한 어머니(예)

여러분, 임신 중 약 사용은 출산 시 위험을 동반하게 된다는 걸 잊지 않으셔야 합니다.

예를 들어 7개월 반에 태어난 어떤 아이는 어머니가 자궁 수축 억제제를 썼습니다. 이 아이는 제왕절개로 태어난 데다 가사 상태였습니다. 자궁 수축 억제제를 사용하거나 마취제를 많이 쓴 아이는 가사 상태가 되는 경우가 많습니다. 불행하게도 뱃속에 있을 때 아버지가 이미 돌아가셨습니다. 최악의 상태였죠.

매년 농가진이 생기던 이 아이는 7개월 반 만에 제왕절개로 태어나 가사 상태에 빠졌다가 겨우 살아났다고 합니다. 아이 어머니는 임신 중에 자궁 수축 억제제를 맞은 적이 있고, 제왕절개를 하면서 마취약과 항생제도 대량 투여받았지요. 자궁 수축 억제제나 마취약을 많이 맞은 사람의 아이는 가사 상태에 빠지는 경우가 많습니다.

아이에게 니트릭액시드Nitric acid라는 레메디를 굉장히 높은 포텐시(역가)로 주었습니다. 이 레메디는 항생물질인 페니실린을 많이 쓴 아이에게 아주 좋습니다. 항생제는 몸에 진균을 늘려 고름이나 구내염 같은 궤양을 만듭니다. 같은 레메디를 계속 주었더니 고름이 연달아 나오면서 좋아졌습니다. 지금은 아주 말끔한 모습이 되었지요.

로얄아카데미오브호메오파시(이하 RAH)[2]에서 공부하는 분 중에

---

2 현재는 CHhom(College of Holistic homeopathy)로 바뀌었습니다. -옮긴이

NICU(Neonatal Intensive Care Unit : 신생아 집중치료실) 담당 간호사가 있습니다. 그분이 "NICU의 어떤 아이들은 손도 발도 전혀 움직이지 못하는 덩어리 같은 상태예요. 근육이 흐물흐물해서 눈만 겨우 움직일 수 있는 상태의 아이들이 많은데 왜 그런 걸까요?"라고 물었습니다. 자궁 수축 억제제의 영향이 아닐까 싶어서 산모가 자궁 수축 억제제를 맞았는지 알아보라고 했습니다.

그녀가 알아본 결과, 움직이지 못하는 아기들의 엄마는 모두 자궁 수축 억제제를 맞았다고 합니다. 요즘 들어 많이 사용되는 자궁 수축 억제제는 구리와 비슷한 영향을 끼칩니다. 몸에 구리가 지나치게 많이 들어가면 근육이 수축해 움직이지 못하게 됩니다. 두 달 동안 자궁 수축 억제제를 맞은 사람이 청각 장애와 다운증후군을 가진 아이를 낳거나, 목을 가눌 힘이 없어 모유를 마시지 못하는 아이를 낳기도 했습니다.

자궁 수축 억제제를 많이 맞은 사람은 막달이 되어도 진통이 오지 않습니다. 아기도 자궁 밖으로 나오려 하지 않아 거대아인 아기를 사흘에 걸쳐 분만했습니다. 촉진제도 쓰고 흡입분만까지 해야 하는 엄청난 난산이었죠. 환영받으면서 태어나야 할 아이가 폭력적이고 인공적인 방식으로 억지로 끄집어내지는 건 정말 안타까운 일입니다. 그렇게 태어난 아이들은 화가 난 듯이 울부짖습니다.

그런데 왜 조기 자궁 수축이 일어날까요? 여러분이 편안하고 느긋하게 지낸다면 조기 자궁 수축이 일어날 리 없습니다. 임신 중에 왜 록 콘서트에 가서 꺅꺅거리는 건가요? 왜 '사다코(일본 공포 영화 '링'에 나오는 귀신 이름)'

를 보시죠? 왜 '오멘[3]'을 보는 건가요? 그런 행동을 하면 부신이 확 자극을 받습니다. 부신이 자극을 받으면 어떻게 될까요? 갑자기 수축을 합니다. 아드레날린의 악영향이죠. 현대에는 부신이 자극받는 일이 많습니다. 그러므로 임신한 사람들은 느긋한 마음으로 온화하게 지내야 합니다.

부모가 알레르기인 경우(예)

수중분만으로 태어난 아이가 있었습니다. 탯줄이 목에 감겨 가사 상태였죠. 아이 부모는 꽃가루 알레르기, 아토피성 피부염 등의 알레르기가 있었습니다. 늘 연고를 바르는 것 같았지요. 아이도 부모를 닮아 태어나자마자 아토피성 피부염에 걸려 디프로피온산 베타메타손[4]이라는 성분이 든 스테로이드 연고를 발랐습니다.

아토피성 피부염에는 세포활성티슈솔트 중 하나인 칼리 알세니쿰**Kali Arsenicum**이 잘 맞습니다. 티슈솔트 수준으로 스테로이드 독성을 배출해주거든요. 피부 활성화를 일으키기도 하고요.

아이가 바른 스테로이드 연고를 조사해보니 아연과 코르티손이 들어가 있었습니다. 코르티손은 반드시 배출해야 하기 때문에 코르티손을 희석진

---

3 1977년 개봉된 리차드 도너 감독의 공포 영화. -옮긴이

4 디프로피온산 베타메타손은 좀 강한 스테로이드 연고에는 소량이건 대량이건 일정량 들어가 있습니다. -옮긴이

탕하여 만든 코르티손 레메디를 주었습니다. 코르티손 레메디를 복용하면 초기에는 증상이 점점 심해지지만 3개월 정도 지나면 상당히 좋아집니다. 그 뒤 어머니와 아이의 애정에 관한 레메디인 안티모니움 크루덤Antimo-nium crudum을 마지막으로 주자, 씻은 듯이 나았습니다.

임신 전 사용한 약은 난자와 정자의 유전자를 망가뜨립니다. 임신 중이나 모유 수유 시 사용한 약은 아기의 몸속으로 들어가 나쁜 작용을 한다는 사실을 아셔야 합니다. 의원병을 일으키죠. 저희 동종요법 전문가들은 의사가 아니므로 이 문제를 객관적으로 볼 수 있습니다. 약과 질병의 관계를 상담자를 통해 알아냅니다.

아이의 피부병은 대부분 약과 관계가 있습니다. 피부발진은 체내에 들어온 약이나 독을 밖으로 내보내는 건데 우리는 그걸 약으로 억압합니다. 그러면 원래 배출하려던 독과 새롭게 들어온 약의 해가 합쳐져서 두 배가 되어 한순간에 생명력을 저하시킵니다. 동종요법에서는 이것을 아주 큰 문제라고 봅니다.

물론 현대 의학과 의사는 꼭 필요합니다. 문제는 현대 의학의 성과를 어떻게 이용하느냐이지요. 필요 없는 사람한테까지 이용하면 아무리 좋은 약이라도 해가 됩니다.

필요할 때는 당연히 약을 써야 하고 수술도 해야 합니다. 약을 처방하는 의사가 어떤 마음으로 쓰느냐가 중요한 거지요.

의사와 동종요법전문가가 손에 손을 잡고 각자의 역할에 충실하면서 공존할 수 있으면 얼마나 좋을까요? 현실에서는 서로의 간격이 너무 커서 어렵겠지만, 동종요법의 사상에 동의하고 의사만이 할 수 있는 일들을 협력해 주는 분들이 있으리라 믿습니다. RAH에서 재학 중이거나 졸업한 사람 중, 실제로 협력해 주는 의사나 병원이 있기도 하고요. 일본 동종요법의학협회(동종요법 전문가 직업 보험을 들은 인가 단체)에서는 동종요법 사상에 동의하여 협력병원이 되어 준 곳도 많이 있습니다.

어머니가 칸디다증인 경우 (예)

어머니가 칸디다증을 앓고 있다면, 칸디다증에 쓰이는 레메디와 항생제의 대표 격인 페니실린을 해독하는 레메디를 같이 씁니다. 칸디다증도 항생제 사용과 깊은 관계가 있어 항생제를 쓰면 칸디다증에 걸리는 일이 매우 많습니다. 게다가 이 어머니는 배란 유도제를 쓰고 있었습니다. 배란 유도제에는 항생제가 들어 있어서 페니실린 등 항생제 해독 레메디를 같이 써야 합니다.

산모가 칸디다증이 있으면 아이에게 구내염, 아구창, 기저귀 발진, 가려움, 단 음식 중독 등의 증상이 일어납니다. 그래서 칸디다증은 반드시 임신 전에 치료해야 합니다. 조사하면 알 수 있겠지만, 여성의 80%는 칸디다증을 앓고 있을 겁니다. 모두 항생제를 남용하고 있으니까요….

임신은 '병'이 아니라는 사실은 아시죠? 여러분, 임신 중에도 일해야 합니다. 어느 정도 움직이는 게 좋아요. 너무 조심하지 않더라도 자연스럽게 생활하면 아이는 잘 자라고 때가 되면 태어납니다.

　때로는 순산하지 못할 거라는 두려움도 들겠죠. 그렇지만 자기 자신을 강하게 믿으면 믿을수록 순조롭고 자연스러운 출산을 할 수 있습니다. 그러니 출산 경험이 있는 분들은 코에서 수박이 나올 정도로 아프다던가, 출산할 때는 대나무를 부러뜨릴 정도로 힘을 주어야 한다며 겁주지 말아 주세요. 과거에 경험했던 트라우마를 해결하는 것에서부터 아픔을 받아들이는 훈련이 시작됩니다. 출산 전에 트라우마나 상처받은 내면의 어린아이를 제대로 치유하고 자신과의 싸움이나 갈등도 그만두어야 합니다. 내면의 어린아이 치유에 관심이 있는 분들은 '이너차일드'에 대하여 공부하시면 좋겠습니다.

좋은 태교, 나쁜 태교란

여러분, 태교에도 좋은 태교와 나쁜 태교가 있습니다. 태교란 대체 무엇일까요?

원래 태교란, 어머니가 태아에게 좋은 영향을 주기 위해 온화한 마음으로 올바른 행동을 하며 지내는 것을 말합니다. 요즘에는 태아에게 좋은 영향을 주기 위해 적극적으로 취하는 행동을 말하는 것 같아요. 행동도 좋지만, 역시 기본은 마음가짐입니다. 어머니의 마음가짐이 나쁘면 태아에게도 나쁜 영향을 줍니다.

태아에 대한 어머니의 의식(마음)을 통해서 태아의 의식(마음)이 발달합니다. 애정을 가지고 태아에게 의식을 집중하는 게 최고의 태교입니다. 사소한 일에 신경 쓰여 끙끙거리지 않고, 마음 편히 오붓하게 있는 것도 훌륭한 태교지요.

동종요법에서는 어머니가 사소한 일에 신경 쓰고, 불안, 두려움, 미움, 슬픔 같은 부정적 감정을 갖거나 정신적 충격, 트라우마가 생기는 것을 나쁜 태교라고 말합니다. 나쁜 태교를 받고 태어난 아이는 사소한 일에 신경 쓰며 민감하게 반응합니다.

출산 시에는 가장 먼저 트라우마나 마이아즘, 카르마가 발생합니다. 카르마는 인과 인연을 뜻하는 불교 용어입니다. 조상들의 도움을 받지 않고선 순산하기 어렵습니다[1]. 조상들의 영향이 가장 축적되어 있는 장기는 신장입니다. 신장의 힘은 곧 생명력과 같으므로 임산부들은 신장의 힘을 길러야 합니다. 낡은 사고방식이라 말할지도 모르겠지만, 필요한 경우에는 정화수를 떠 놓고 빌기라도 해야 합니다. 조상들은 자신의 자손이 번성할 수 있도록 출산을 도와줍니다.

하지만 사정이 있어 자살을 했다거나 좀 더 오래 살고 싶었는데 그러지 못한 조상을 둔 사람은 잘 흥분하는 경향이 있어 출산이 잘 풀리지 않고 힘들어지는 일이 많습니다[2]. 동종요법하고 관계는 없지만, 출산 전에 그런 정신적인 부분도 정리해 두면 좋겠지요.

불안이나 정신적 공황 상태는 태교에 몹시 나쁘지만 그럴 땐 아코나이트Aconite나 알젠툼 나이트리쿰Argentum nitricum, 시미시푸가Cimicifuga라는 레메디를 복용하세요.(3장 약물학 참조)

---

1 조금 종교적인 느낌이 든다고 할 수 있는 표현이지만, 동종요법 치료에서 가장 핵심적인 부분은 조상으로부터 이어받은 유전 마이아즘입니다. '카르마'라고 하는 표현에 거부감을 느끼시는 분들도 있겠으나, '조상으로부터 이어받은 마이아즘이 나의 현재에 영향을 끼친다'는 정도의 의미로 받아들이셨으면 합니다. -옮긴이

2 굉장히 미신적인 말이라고 생각하실 분들도 있겠지만, 실제로 우리의 정신은 조상으로부터 많은 부분을 이어받습니다. 대표적인 예가 한국인은 고유의 '한'의 정서를 지닌다는 것이죠. 각 나라나 민족마다 국민성, 민족성이 다르다는 것도 이런 점에서 기인합니다. -옮긴이

입덧 레메디

입덧을 6개월 이상 지속하면 태아도 위험합니다. 마이아즘의 연약함 때문에 생긴 입덧 지속 현상은 임질 마이아즘과 매독 마이아즘을 중심으로 치료해야 합니다. 임산부의 몸에 독이 있으면 입덧이 아주 심해집니다. 양수가 몸속 독이나 산소 결핍으로 흐려질 때는 카르보 베지타빌리스Carbo vegitabilis가 좋습니다. 태변에 의해 양수가 흐려질 때도 카르보 베지타빌리스를 쓸 수 있습니다. 시케일리Secale는 몸에 독이 쌓인 사람이나 입덧으로 영양이 부족한 사람에게 매우 좋습니다.

이페칵Ipecac이나 플래타이나Platina 등의 레메디를 복용하면 구토를 6개월이나 하는 일은 없을 겁니다.

잠재의식적으로 뱃속의 아이를 유산시킬 만큼 심한 입덧을 하기도 합니다. 플래타이나나 라이코포디움Lycopodium은 아이를 배 속에 있는 이물질 정도로밖에 느끼지 않는 사람을 위한 레메디입니다. 플래타이나 성향을 가진 사람은, 아이를 낳고 싶지 않고, 납작하고 날씬해야 하는 배가 불룩 나오는 건 상상하기도 싫으며 그런 못난 몸이 되어선 안 된다고 생각합니다. 아름다움을 유지해야 한다고 생각하는 거지요. 그래서 토하고, 토하고, 또 토합니다. 잠재의식이 그렇게 아이를 유산시키려 합니다.

플래타이나는 거식증 레메디이기도 합니다. 거식증도 토하잖아요? 폭식증도 그렇지만. 플래타이나 성향인 사람은 아무리 나이를 먹어도, 임신을 해도, 아령을 들거나 에어로빅을 다니는 등 몸매 관리에 힘씁니다. 임신을 했는지 안 했는지 알 수 없을 지경이죠. 이게 바로 플래타이나, 라이코포디움의 특징입니다.

갑상선기능부전의 경우 입덧이 심해질 수 있습니다. 게다가 신체대사가 잘 되지 않아 태아에게도 영양이 가지 않지요. 갑상선에 좋은 나트륨 뮤리아티쿰**Natrum muriaticum**이나 아이오덤**Iodum**이 입덧에도 중요한 레메디인 것은 이런 이유에서입니다.

호르몬제의 개입

어머니가 갑상선 이상이나 간질약을 계속 쓰면 다지증[1]인 아이가 태어나기 쉽습니다. 다지증은 수술로 해결되지만, 손가락 개수가 모자란다면 수술로도 해결하기 어렵죠.

제 상담자 중에 손발가락이 손목과 발목까지 갈라진 아이가 있습니다. 어머니는 약의 영향이 아니라며 1천 명 중의 1명은 이렇게 태어난다고 열심히 설명합니다. 아마 의사에게 그런 설명을 들었겠죠.

원인은 약 때문이라는 둥 유전 문제라는 둥 말이 많습니다. 그런데 그 유전자 이상은 어디에서 온 것일까요? 저는 약 때문이라고 생각합니다. 상담자의 어머니도 임신 초기에 해열제나 감기약을 많이 먹었고요.

호르몬제의 영향도 있습니다. 황체 호르몬이나 배란 유도제 등은 태교에 매우 나쁘다고 합니다. 호르몬제를 투여해 자연유산을 인위적으로 막으면 안 됩니다.

심한 말처럼 들릴지도 모르겠지만, 자연유산은 자연의 섭리입니다. 아기가 약한 몸으로 태어나는 게 더 딱한 일일 수도 있어요.

---

1 손가락이나 발가락이 한쪽에 6개 이상 존재하는 경우. 과잉지라고도 부릅니다. -옮긴이

40

우리가 세상에 태어나는 이유는 무엇일까요? 물론 이유가 한두 가지가 아니겠지만, 그중 비중이 가장 큰 것은 무엇일까요? 우리 한 사람 한 사람에게는 무언가 이뤄야 할 사명이 있고, 그 인생의 사명을 다하기 위해 이 세상에 태어납니다. 사명을 이루려면 가급적 건강하고 에너지 넘치는 육체가 필요합니다.

평생을 제대로 움직이지 못할 만큼 아픈 상태로 태어난 아이는 자신의 사명을 온전히 이루기가 힘들 겁니다. 정말 불행하고 비참한 일이지요. 육체는 영혼을 태운 배입니다. 세상에 태어난 목적을 이룰 수 없을 만큼 약한 육체를 가지고 태어난 아이는 자신의 사명을 이루지 못해 힘들어할 가능성이 높습니다. 물론 약하게 태어난 자체도 사명이었을 수도 있지만요.

사명을 이루는 인생을 살다

당신의 인생 사명은 무엇입니까?

참고 인내하며 자제하는 것이 저 자신의 사명이라 생각합니다. 몇 번을 말해도 이해 못하는 학생에게 "아까도 얘기했잖아. 적당히 좀 해."라며 가르치고 있습니다. 저는 '하나를 듣고 열을 아는' 사람이라서 '열을 듣고 하나밖에 이해 못하는' 사람을 가르치는 건 성격에 맞지 않지요.

그래서일까요? 저는 대단한 자식 놈들을 얻었습니다. 우리 집 두 녀석은 제가 말만 하면 정반대로 행동합니다. 정말이지 청개구리 같다니까요. 얼마나 제 신경에 거슬리겠어요?

저는 아들딸에게 자주 말합니다. "혹시 니들 엄마 한계를 시험하는 거야?"라고요. 하지 말라고 해도 듣지 않고 결국 중요한 물건을 망가뜨리고 맙니다. 그러고 나서도 이 핑계 저 핑계 대면서 절대 사과하지 않습니다. 말도 잘하고 잔머리도 좋은 녀석들이죠. 항상 저를 말로 이기려 들어요. 어느 날 뛰는 놈 위에 나는 놈 있지 싶어 제가 "알아 모시겠습니다. 님이 제일 잘나셨네요. 세상에서 제일로 잘나셨어요." 하고 딸에게 말했습니다. 그랬더니 "그런가? 에헤헤." 하며 웃더라고요.

저만 봐도 알 수 있듯이 사명은 누구에게나 있습니다. 한 사람 한 사람에게 말이죠. 어머니가 되는 것은 인생의 수행과정입니다. 제왕절개로 태어난 아이들은 마음에 불안감을 가지고 있죠. 역시 제왕절개로 태어난 우리 아들은 밤중에 계속 울었습니다. 저는 졸린 눈을 비비면서 모유를 먹였습니다. 잠깐 눈이라도 붙이려면 금방 깨서 울음을 터뜨립니다. 매일 이런 일이 반복되면서 이대로라면 저도 아이도 죽어버리지 않을까 하는 생각도 했습니다. 누구의 도움도 받지 못하고 기나긴 밤이 이대로 계속되진 않을까 생각한 적도 있습니다. 아코나이트Aconite라는 레메디가 우리를 구해 주었습니다.

아이를 낳은 후, 아이는 내 계산대로 되지 않는다는 사실을 마음 깊이 이해하게 되었습니다. 일반의약 대신 동종요법 레메디를 먹여 키운 아이들은 자기 주장이 강합니다. 우리 아이들은 모두 동종요법으로 성장했거든요. 고맙게도 아이들을 낳고 키워가며 진정한 인내심과 끈기라는 인생 공부를 할 수 있었습니다.

태교에 나쁜 걱정과 트라우마를 위한 레메디

우리 딸은 학교에서도 엄청나게 못 말리는 아이입니다. 전학생이었는데도 석 달 만에 전교생에게 알려질 만한 사고를 쳐서 에밀리는 대단하다는 말을 들었습니다. 선생님께서도 "흔치 않은 학생이네요." 라고 하시더군요. 딸아이는 엄청 활발해서 누구든지 친구가 되고 무엇이든 거침없이 말합니다. 동종요법을 만난 후 사소한 일에 신경 쓰지 않게 되었을 때 보다 자연스런 방식으로 낳은 아이라 그런가 싶습니다.

어머니의 과도한 걱정과 트라우마는 태교에 나쁩니다. 임신 중 가졌던 생각, 느낌, 욕구가 그대로 태아에게 전달됩니다. 당신의 행동과 의식이 아이의 성격을 결정하게 되죠. 그러니 온화한 마음으로 지내야겠죠?

우리는 우선 마음의 병을 치료해야 합니다. "저 아주머니가요."하고 늘 소문내는 것은 '소문병'이라는 병입니다. 늘 겁에 질려 떠는 것은 '공포병'이라는 병입니다. 늘 "난 못났다. 못났어."라고 말하는 것은 '자기비하병'이라는 병입니다. '죄책감병'이라는 병입니다. 버릇이 아닌 '마음의 병'입니다. 동종요법 전문가를 찾아가 마음의 병을 차츰 낫게 해야 합니다.

임신 초기는 모든 것이 만들어지는 출발점이기 때문에 특히 중요합니다.

뇌와 뇌 신경, 심장과 혈액. 즉, 그 사람 자체를 만들지요. 사람을 만드는 작업을 하는 산모가 미숙한 마음가짐으로 있어도 될까요? 사람의 중요 기관들을 만들면서 약을 복용해도 괜찮을까요? 잘 생각해 봐야 할 문제입니다.

마음의 병은 만족하지 못했거나 해결하지 못한 감정들이 계속 마음속에 남아 생기며, 그 사람의 성격 형성에도 영향을 끼칩니다. 과거와 관련이 깊으므로 마음의 병 치유엔 내면의 어린아이 치유를 추천합니다. 임신 중에 슬프고 우울했던 어머니의 아이에겐 시나Cina와 시클라멘Cyclamen이, 큰 충격을 받거나 놀란 적이 있다면 오피움Opium이나 베라트룸Veratrum이 좋습니다. 화를 억눌렀던 경험이 있는 어머니에게는 스타피사그리아Staphysagria나 콜로신스Colocynth가 좋겠지요.

난산으로 태어난 아이에게 좋은 레메디

난산을 하면 인생의 고난이라는 사명이 완성됩니다. 어려웠던 출산 과정을 사는 동안 계속해서 반복하게 되지요. 아이의 성격 형성도 사명과 연관되어 있습니다.

공포를 견뎌내는 것이 아이의 사명이 되어 공포를 곧잘 겪는 삶을 살게 됩니다. 터널에 들어가면 심장이 두근거리고 창문이 없는 곳에서는 지내기 힘들어하고, 신선한 공기가 들어오지 않으면 무서워서 견디지 못하는 상태가 되죠. 이럴 때는 스트라모니움Stramonium이라는 레메디를 씁니다. 태아 때 산도에 막혀서 이러지도 저러지도 못하는 경험을 하면 패닉 상태가 됩니다. 이런 경험을 통하여 폐쇄공포증이나 군집공포증에 시달리게 된 사람에게는 알젠툼 나이트리쿰Argentum nitricum이 아주 좋습니다. 딱 출구에서 막힌 난산 이후 온갖 일에 두려움을 느껴 덜덜 떨게 된 경우에는 젤세미움Gelsemium이 좋습니다.

진통촉진제, 머리 손상, 조산

진통촉진제는 인공 옥시토신(뇌하수체 호르몬의 하나)으로 출산을 촉진하는 것인데, 자발적으로 자연스레 분비된 옥시토신이 아니므로 뇌하수체나 송과체[1]에 영향을 주어 신부전을 일으킬 가능성이 있습니다. 어린아이의 네프로제[2] 등도 그렇습니다. 소변이 억류하다 결국 요독증을 일으키는데, 그 전에는 고열을 냅니다. 이때는 아사푀티다Asafoetida가 좋습니다. 외부에서 태아의 머리를 잡아당기는 겸자분만[3]을 하면 머리에 손상이 생기기 쉽습니다. 그럴 땐 아르니카Arnica, 하이페리컴Hypericum, 카볼릭 액시드 Carbolic acid 등의 레메디가 좋습니다. 헬레보러스Helleborus나 시큐타 Cicuta를 써도 좋고요.

아이가 너무 일찍 나오면 사시가 되는 일이 많은 듯합니다. 내사시나 외사시 말입니다. 사시는 슬픔을 숨기고 있죠. 조산아는 침을 지나치게 많이

---

1 좌우 대뇌 반구 사이 셋째 뇌실의 뒷부분에 있는 솔방울 모양의 내분비 기관. -옮긴이

2 콩팥의 사구체에 병이 생겨 혈액에 포함된 단백질이 오줌으로 배출되며 몸이 붓는 병. -옮긴이

3 자연분만이 어려울 때 집게로 태아의 머리를 집어서 끌어내는 분만. -옮긴이

흘리게 될 확률이 높습니다. 체내에 생긴 고름, 즉 노폐물을 침으로 배출하는 거지요.

사시에 좋은 레메디로는, 젤세미움Gelsemium, 시클라멘Cyclamen 등이 있습니다. 침을 많이 흘리는 침흘림증은 엄마 배 속에 있을 때 받은 독을 밖으로 배출하고 있는 것뿐이니, 머큐리어스Mercurius가 맞습니다.

조산아는 본인도 조산을 하게 되는 경향이 있어서 로도덴드론Rhodo-dendron이라는 레메디를 사용해 고쳐야 합니다. 탯줄이 꼬여서 태어난 아이도 마찬가지로 탯줄이 꼬인 아이를 낳게 되는 경향이 있습니다. 이런 경향은 라케시스Lachesis라는 레메디를 복용하기 전까지는 지속되지요. 제왕절개로 태어난 사람은 본인이 임신하여 아기를 낳을 때 제왕절개를 하게 되는 일이 많습니다. 이런 연쇄 작용을 막으려면 마이아즘 치료처럼 근본부터 고쳐나가야 합니다.

조산이라는 것은 산모의 상태나 환경이 나쁘거나 탯줄로부터 충분한 영양을 받지 못하는 것과도 관련이 있습니다. 이런 상황에서 태아가 스트레스를 받으면 양수가 초록색을 띠게 될 수 있죠. 이렇게 양수가 초록색을 띠게 될 경우는 자궁 내 산소가 부족하다는 것을 의미하며 위험하므로 태아는 본능적으로 서둘러 자궁 밖으로 나오고 싶어 합니다. 조산은 태아에게 나쁘다는 생각에 자궁경부를 묶으면 조산은 막을 수 있지만, 태아는 더 허약해집니다.

이럴 때는 카르보베지Carbo-veg나 라우로세라서스Laurocerasus, 케브라코Quebracho를 쓰면 좋습니다.

의학의 폭주, 아이의 비극

저희 동종요법 전문가들은 자연의 순리대로라면 살아남지 못할 아기들을 억지로 살리는 것이 과연 옳을까 생각하는 경향이 있습니다. 의학이 진보함으로써 가능해진 일이니까요. 의사 입장에서는 살리지 않으면 법적 문제도 있어서 어쩔 수 없을 겁니다.

그렇게 태어난 아이들이라도 살아남을 운명이라면 죽지 않겠죠. 제가 아는 어떤 아이는 숨을 쉬지 않는 상태로 태어났습니다. 피부도 생기가 전혀 없었죠. 사산이라 판단되어 이틀 정도 내버려 뒀지요. 그런데 이틀 뒤 "응애~!"하고 울기 시작했답니다. 허약하지만 잘 적응하며 살고 있지요.

제 상담자 중, 배란 유도제를 사용해 체외수정으로 태어나 무균실 인큐베이터에 들어가 있는 아이를 둔 어머니가 있었습니다. 엄청난 저체중으로 코와 입에 호스를 꽂고 연명하고 있었죠. 어머니가 손을 넣어 아이를 쓰다듬어 주면 아는 것 같았답니다. 평온한 얼굴이 되는 거죠. 하지만 의사가 손을 넣으면 싫어했다고 해요.

여기저기에 호스를 꽂고 있는 모습을 보면 너무 불쌍했지만, 그분은 그렇게 해서라도 아이를 살리고 싶었던 겁니다. 아이에게 레메디를 먹이고 싶다고 해서 레메디를 먹어도 살 수 있을지 모른다고 했지만, 그래도 달라고 하더군요. 아이가 어머니 손길에만 반응하는 걸 보니 엄마를 많이 사랑하고 있단 생각이 들어 그에 관한 넘버원 레메디인 타렌튤라**Tarentula**를 줬습니다.

레메디를 가지고 병원에 도착하자마자 아이가 죽었다고 합니다. 엄마에 대한 사랑과 애태우는 마음만으로 연명하는 상태였기 때문에 아마도 이제 됐다, 할 만큼 했다는 느낌이었겠지요.

그 아이도 편해졌겠죠. 살아남는 것만이 옳은 것은 아닙니다. 만약 이 아이를 의학의 힘으로 억지로 살렸다면 계속 링거와 인공영양을 맞아야 했겠죠. 그것이 진정한 의미의 삶이라 할 수 있을까요?

ADHD · 자폐증 아동을 위한 레메디

부자연스러운 현대생활의 희생자로 ADHD 아동, 자폐아, 항상 불안해서 어쩔 줄 모르는 아이들이 있습니다. 뇌의 신경전달에 문제가 있는 것이죠. 가장 큰 원인으로 돌 전에 맞는 예방 접종을 들 수 있습니다.

미엘린초라는 신경세포를 덮는 지방막을 통해 신경 전달이 매끄럽게 진행됩니다. 출생 후 뇌는 단계를 밟아가며 발달합니다. 처음에 신경세포 분화가 일어나고 미엘린초가 형성되며 시냅스가 형성돼 뇌 회로가 완성됩니다. 이렇게 중요한 미엘린초는 만 1세에 뇌의 대부분에서 거의 다 형성되지만, 장소에 따라 만 2~3세에 형성이 완료되기도 합니다.

모든 장기의 영양인 혈액은 오염시키면 안 됩니다. 될 수 있으면 만 3세까지는 예방 접종 같이 혈액에 독을 집어넣는 일은 하지 않으면 좋겠습니다. 그게 어렵다면 적어도 만 1세까지는 예방 접종을 하지 않아야 합니다. 예방 접종을 하는 시기가 빠르면 빠를수록 뇌에 장애가 생길 위험이 높습니다. 독이 들어가 미엘린초가 파괴되고 신경전달이 잘 안 되어 여러 문제가 발생하기 때문에 돌이킬 수 없는 일이 됩니다.

예방 접종 백신 대신에 노조드Nosode 레메디를 사용하면 동종요법으로도 예방이 가능합니다. 자폐, ADHD, 주의력결핍에는 백신 레메디를 투여, 예방 접종으로 깨어난 마이아즘이 치료되는 효과를 보고 있습니다. DNA, RNA, 하이드로젠Hydrogen이나 헬륨Helium 등 중금속 계열 레메디 역시 자폐증이나 ADHD 아동에게 아주 좋은 효과를 내기도 합니다.

ADHD 아동이나 자폐아를 고치는 데는 적어도 5년은 걸립니다. 왜냐하면, 뇌신경은 심장과 함께 재생하기 어려운 장기이기 때문입니다. 5년 동안 동종요법 전문가의 치료를 받지 않으면 개선하기 어렵다고 할 수 있겠지요.

동종요법 전문가를 믿어 주세요

벌써 2년이나 동종요법 치료를 받고 있는데, 자기 아이의 ADHD가 낫지 않는다, 자폐증이 낫지 않는다는 어머님들이 계십니다.

저는 치료를 거부한 적이 있습니다. 레메디 장기 복용 후 상태가 아주 좋아지고 있던 아이였는데요, 고개를 가누지도, 몸을 일으키지도 못하던 아이가 스스로 일어서서 벽을 짚고 걷더니 어머니 손을 잡고 유치원에도 갈 수 있게 되었습니다. 그러다 ADHD에 걸렸는데, 게걸스럽게 식사하는 모습이 흡사 야생동물 같았죠.

레메디로 ADHD도 좋아지고 안정되던 중 어머니가 자연식품회사의 고단백·고미네랄 식품을 아이에게 먹이기 시작했습니다. 그 뒤, ADHD가 더 심해졌습니다.

증상이 다시 심해진 원인은 무엇일까요? 이야기를 듣자마자 원인이 무엇인지 짐작이 가서 자연식품을 끊었으면 좋겠다고 말했습니다. 하지만 어머니는 이건 나쁘지 않다며 거절했습니다. 현실을 보시라고 해도 좋은 식품이라며 딱 잘라 말하더군요. 이렇게 되면 저희 동종요법 전문가는 아무것도 할 수 없습니다.

이 어머니가 정화의 레메디 세트[1]를 복용했더니 5cm 이상 되는 핏덩어리가 나왔다고 하더군요. 그 정도로 큰 핏덩어리가 나왔다면, 어머니의 장내에 악성종양 같은 게 있다는 증거입니다. 그녀는 그것도 모르겠지요. 알려 주는 편이 더 좋을지도 모르겠다는 생각이 들기도 합니다. 동종요법이라는 치료법에 대해 좀 더 일깨워 줄 필요성을 느꼈습니다.

아이의 상태가 조금이라도 나아지면, 방문 상담이나 전화, 통신 상담을 하지 않는 어머니들이 많습니다. 그러다 상태가 나빠지면 다시 상담하기 시작합니다. 정말 난처하죠. 이러면, 아무리 동종요법 전문가라 해도 책임지고 치료할 수 없습니다. 그래서 치료를 거절했습니다. 죄송하긴 하지만 어쩔 수 없는 일입니다.

이처럼 미네랄이 부족한 아이에게 필요한 인공 미네랄을 먹였더라도 도리어 해가 될 수 있으니 동종요법 치료를 받을 땐 전문가의 말을 들어 주면 좋겠습니다.

동종요법은 단계에 따라 치료하기 때문에 어느 정도 좋아졌더라도 방심하면 안 됩니다. 병이 다 나았더라도 병이 나기 쉬운 성향. 즉, 마이아즘을

---

1 정화의 레메디 세트는 지금은 일본에서도 절판된 세트입니다. 다만 그 구성은 간담낭서포트(보조제), 신장서포트를 오전과 오후로 나누어 복용하고 일주일간 Nux-v. Carb-v. Thuj. Puls. Asaf. Op. Cur.를 순서대로 매일 한 알씩 복용하게 되어 있습니다. Nux-v.는 각종 약물의 해와 체독을 배출하고, Carb-v.는 신체 대사를 높여 배출을 쉽게 만들어 주며, Thuj.는 백신 해독, 특히 비뇨 생식기를 정화시켜 줍니다. Puls.는 인공 호르몬이나 피임약 해독에 좋고, Asaf.는 마취제, 진통촉진제, 인공 호르몬 해독에 좋습니다. Op.는 진통제 등을 해독하며, Cur.는 약물로 인해 탁해진 혈액에 산소를 공급하고 배출을 도모해 몸 전체를 깨끗하게 해 줍니다. -옮긴이

1년 정도 치료하지 않으면 같은 이유로 다시 병에 걸리고 맙니다. 그러니 좋아지더라도 멈추지 말고 꾸준히 치료받았으면 좋겠습니다.

스스로 동종요법을 공부하는 자세가 필요하다

아이에게 무엇이 좋고 나쁜지는 어머니들 스스로 공부해야 합니다. 자기 아이나 자신의 몸에 관한 일이니 어느 정도 스스로 공부하지 않으면 진척이 없습니다. 동종요법 치료에도 자발적으로 공부하는 힘이 필요합니다.

저희는 '동종요법으로 살아가는 법' '임신과 출산' '환경과 영양' '레메디 실천' 등의 세미나를 열어 정보를 제공하고 있습니다. 문의 전화에 답하는 것도 한계가 있고, 조금이라도 더 많은 분들에게 동종요법을 알리고 싶어 열심히 세미나를 열고 있습니다. 세미나를 꼭 듣고 공부하시면 좋겠습니다.

불임증

불임증의 원인 중 하나로 전자파를 들 수 있습니다. 제가 방송국에서 근무할 때 안 사실인데, 남자 직원의 아이는 대부분 딸이었습니다. 아들을 만드는 데 필요한 Y염색체는 방사능의 영향을 잘 받는다고 합니다. 타격을 받은 Y염색체는 사라지고 X염색체만 남아 결국 여자아이만 태어나는 거지요. 자손을 남기기 위해 여성의 유전자가 더 강하게 만들어진 듯합니다.

전자파의 영향으로 정자 수가 감소하기도 합니다. 아연 연고나 스테로이드 사용도 마찬가지입니다. 이때는 엘렉트리시타스**Electricitas**, 엑스레이**X-ray** 그리고 지구 자기장 레메디 등이 잘 맞습니다.

성병이 불임증의 원인이 되기도 합니다. 성병을 약으로 억압해 병이 체내에 남아 있으면 태아가 제대로 만들어지지 않습니다. 마음의 문제가 해결되지 않아서 불임증이 생기기도 합니다. 어떤 사람은 철이 들었을 때부터 어머니한테 맞아 한 달에 한 번은 뼈가 부러져 병원에 갔다고 합니다. 아주 괴로운 인생이었지만 좋은 사람과 결혼해 아이를 갖길 원했는데 좀처럼 생기지 않았습니다. 깊이 상처받은 마음을 치유하지 않으면 아이는 생기지 않습니다.

영양 부족에는

    영양 부족에는 시케일리Secale나 알세니쿰Arsenicum, 생명조직염이나 뼈의 영양 보조제 등이 맞습니다.

    클라미디아 감염증, 칸디다증, 임질 등 성병에 잘 걸리는 이유는 매독 마이아즘, 임질 마이아즘이 강하기 때문입니다. 머리가 크고 수두증[1]이 되기 쉬운 건 결핵 마이아즘이 강한 탓입니다. 루돌프 슈타이너의 저서『건강과 병에 대해서』에서는 임산부가 무료한 나날을 보내면 머리가 큰 아이가 생긴다고 했습니다. 결핵 마이아즘은 변화하고 싶고, 만족을 잘 느끼지 못하며, 새로운 것을 하고 싶어 하는 특징이 있는데 그런 생각들이 머리를 크게 만드는 듯합니다. 조상들의 결핵 성향도 수두증을 만들죠. 수두증에는 아피스Apis, 칼캐리아 카르보니카Calc-carb, 실리카Silica가 좋습니다.

    제 상담자 중에도 수두증이나 뇌가 없는 아이가 있었습니다. 태어날 때부터 뇌가 없었던 한 아이의 어머니는 처녀 적에 자살을 생각할 만큼 괴로

---

1 뇌실이나 거미막 밑 공간에 수액이 지나치게 많이 괴어 그 부분이 확대된 상태. 어린이는 머리 둘레가 커지고 지능이 늦어지며 호흡 곤란, 전신 경련, 의식 장애가 일어나기도 합니다. -옮긴이

운 나날을 살아왔다고 합니다. 언제 죽어도 상관없다는 생각으로 어쩌다 마주친 사람과 성관계를 했고, 매독을 옮았습니다. 운이 없었죠.

그래도 어느 착한 남자를 만나 제대로 산다는 것이 무엇인지 배웠다고 합니다. 그 남자와 정식으로 결혼해서 아이를 낳았는데, 전에 걸린 매독 때문인지 머리가 큰데도 뇌가 없었습니다.

선천성 매독은 치유하기 어려운 황달을 일으킵니다.

고관절이 굳어 있는 사람은 지압 등을 통해 고관절을 교정 받아야 합니다. 고관절은 순환과 관련이 있는데, 손발이 차고 혈액순환이 잘 되지 않으면 아이가 생기기 어렵습니다. 몸이 차면 안 됩니다. 혈액순환이 잘 안 될 때는 세피아Sepia나 큐프럼Cuprum, 혈액 보조제 등의 레메디를 복용하면 좋습니다. 동종요법 전문가가 혈액 정화 보조제나 정맥 보조제 등을 처방해 주기도 합니다.

예방 접종을 하거나 호르몬제를 사용하면 문제가 생기기도 합니다. 호르몬제를 사용하면 다운증후군 아이가 태어나기 쉽습니다. 다운증후군은 임질 마이아즘, 암 마이아즘, 매독 마이아즘과 관계가 있습니다. 우울증이나 자기비하 성향이 강하면 건강한 아이가 태어나기 어렵습니다. 우울증이나 자기비하의 원인으로 리튬이라는 원소가 부족한 경우가 있는데, 그럴 땐 세포활성 티슈솔트 중 리튬 뮤어Lithium-mur를 복용하게 합니다.

환경독소나 중금속이 관련된 문제에는 머큐리어스Mercurius, 플럼범 아이오드Plumbum-iod, 플럼범Plumbum, 알루미나Alumina 등의 레메디를 복용해야 합니다.

임신 중의 질병 = 태아가 보내는 신호

임신 중에는 피부발진 같은 여러 가지 질병이 나타나죠. 질병은 태아가 힘들어 하고 있다는 신호입니다. 태아가 중독되면 산모도 중독증에 걸립니다.

태동으로 인한 통증은 태아가 긴장하고 있다는 의사 표시입니다. 긴장이 지속되면 불안함을 느끼고 자궁 안에서 빙글빙글 돌아, 탯줄이 꼬이고 맙니다. 라케시스Lachesis를 복용한 뒤 배에 손을 대고 칭찬해 주면 태아가 안정을 되찾아 탯줄이 꼬이지 않습니다.

큰 충격을 받으면 태아가 태변을 보게 됩니다. 그 뒤 태변이 든 양수를 마시고 가사상태에 이르기도 합니다. 이럴 때에는 카르보 베지Carbo·veg나 라우로세라서스Laurocerasus, 머큐리어스Mercurius 등이 좋습니다.

태아도 배출을 합니다. 태어나자마자 지루습진, 돌발성 발진이 나는 이유는 태반에서 얻은 독소를 배출하기 때문입니다. 거기에 아연 연고를 바르면 큰일 납니다. 아연 연고를 바른 탓에 아기의 성장이 멈추거나 지능 발달이 늦어지는 것은 동종요법에서 잘 알려진 이야기입니다. 혈액 응고를 막기 위해 비타민K를 주사하기도 하는데, 동종요법에도 비타민K 레메디

Vit · K가 있으니 사용하면 좋겠지요? 아기의 출혈을 예방하기 위해서는 어머니가 임신 중에 비타민K를 풍부하게 함유한 녹색 채소나 해초를 섭취하고, 동종요법에서 쓰는 양질의 기름을 섭취하여 혈관 벽을 튼튼하게 만들어야 합니다.

치아에 관하여

치아가 나는 시기에 통증이 있거나 열이 나죠? 그것을 약으로 억누르면 안 됩니다. 약으로 억누르면 적절한 시기에 치아가 나지 않거나 에나멜질이 얇아져서 치아가 약해질 가능성이 커집니다. 그렇다고 불소를 쓰진 말아 주세요. 불소를 쓰면 충치는 줄어들지만, 암 마이아즘을 깨우므로 치아가 더 약해지거나 골수암이 될 위험이 높아집니다. 신생아인데 치아가 있는 상태로 태어났다는 것은 매독 마이아즘이 강하다는 뜻이니 그리 좋은 일은 아닙니다. 또 유치에서 영구치로 바뀌기 위해서는 제대로 영양을 섭취해야 합니다. 열 살이 되었는데도 치아가 다 나오지 않았다면, 미네랄 세트나 알팔파Alfalfa 마더팅크처를 사용해 영양을 보충하면 좋습니다.

아이의 성격

아이의 성격 이상은 잘못된 태교나 출산 트라우마에서 오는 일이 많습니다. 태아 때 엄마의 불안이나 공포가 컸거나 머리를 쾅쾅 부딪히는 난산을 경험하게 되면, 머리를 벽에 쾅쾅 박는 아이로 자라게 될 수도 있습니다. 이럴 때 스타피사그리아Staphysagria라는 레메디가 잘 맞습니다. 스트라모니움Stramonium도 좋고요.

어머니에게 버림을 받을까 두려워하는 것은 어머니가 낙태를 하려고 했던 것이 원인일 수 있습니다. 다른 사람과 접촉하는 일에 공포를 느끼는 것은 출생 시 난산이 영향을 미쳤을 수 있고요. 아무한테도 사랑받지 못한다고 생각하는 것은 아기 때 받았던 학대 때문일 수 있습니다.

어머니의 보살핌을 잘 받지 못한 사람이나 다른 사람을 격하게 차고 때리는 아이에겐 카모밀라Chamomilla가 좋습니다. 애정결핍인 사람에게 좋은 레메디죠.

시나Cina라는 레메디는 다른 사람에게 상처를 주거나 물고 싶어 하는 성향이 있습니다. 콧구멍 등 구멍이 나 있는 곳이라면 어디든 손을 집어넣으려 합니다.

저의 지인이 키우는 미국너구리는 사람 눈이나 콧구멍 등 구멍이 나 있는 곳이면 어디든 손을 집어넣으려고 했답니다. 그 친구가 코나 귀는 참겠는데 눈은 곤란하니 어떻게 좀 해줄 수 없겠냐고 해서 너구리에게 시나를 주었습니다. 그랬더니 더는 손을 집어넣지 않더군요. 레메디를 먹고 개선된 거죠. 시나는 임신 중 엄마의 슬픔을 이어받아, 안기고 싶어 격렬하게 우는 아기에게도 잘 맞습니다.

아이의 과잉 행동, 주의력 산만은 예방 접종이 가장 큰 문제지만 그 밖에도 난산이나 불안, 공포 등이 원인이 되기도 합니다. 이럴 땐 타렌튤라 **Tarentula**, 튜야**Thuja**, 스트라모니움**Stramonium**, 베라트룸**Veratrum** 등의 레메디를 사용해 동종요법으로 해결할 수 있습니다.

화병이 있거나 어떤 일에도 만족하지 못하는 건, 칼슘 부족 때문이기도 합니다. 칼슘이 부족하면 인내심이 줄어드니까요. 이럴 때는 칼크포스 **Calc · phos**를 쓰면 좋습니다. 뼈 보조제도 좋죠. 미네랄이 충분하면 모든 일에 만족할 수 있게 됩니다. 칼슘이 부족하면 항상 변화를 추구하고 더 많이 일하고 싶어 하는 성향이 강해집니다. 항상 다른 일을 하고 싶어 할 경우에는 이미 결핵 마이아즘이 깨어나 있다는 증거이니, 결핵 마이아즘 레메디를 먹지 않는 한, 화병이나 불만족스러운 상태는 좋아지지 않습니다. 즐거운 일만 하고 싶고 괴로운 일은 하기 싫어하는 아이들은 임질 마이아즘이 깨어났기 때문이지요.

철분제

병원에서 혈액 검사를 하면 헤모글로빈 수치가 떨어졌다며 철분제 복용을 권합니다. 오래전부터 WHO(세계보건기구)에서 헤모글로빈 수치가 10 미만으로 떨어지면 빈혈이라고 정했기 때문입니다. 하지만 헤모글로빈 농도로는 태반의 정상 기능 여부를 알 수 있을 뿐, 빈혈이나 철분 부족을 조사할 수는 없습니다.

임신 중 헤모글로빈 농도 저하가 일어나는 이유는 임신을 하면 혈액량이 서서히 증가하는데 헤모글로빈 양은 증가하지 않기 때문입니다. 그러니 당연히 혈액량보다 헤모글로빈 농도가 낮아지지요. 혈액 흐름을 좋게 하려고 혈액을 묽게 만들어 양을 늘리기 때문에 헤모글로빈 수치가 낮더라도 좋은 현상입니다. 임산부가 건강하다면 일부러 철분제를 섭취할 필요는 없습니다. 출산 시 출혈을 염두에 두고 철분제를 권하기도 하지만 임산부의 혈액량은 자연스럽게 늘고 있으니 조금 피를 흘려도 괜찮습니다.

하지만 얼굴이 창백하고, 심장이 두근거리며, 숨이 차고, 어지러움을 느끼는 등 빈혈 증상이 나타나면 식이요법 등으로 대처해야 합니다. 레메디 중에는 생명조직염 중 페럼포스Ferr-p.가 음식에 든 철분 흡수율을 높이는

데 도움을 줍니다. 또 알팔파 마더팅크처도 좋고 혈액보조제도 좋습니다.

그래도 나아질 기미가 보이지 않는다면 다른 원인(마이아즘)일 수 있으니 동종요법 전문가를 찾아가길 바랍니다.

헤모글로빈에 관한 연구 결과에 의하면 헤모글로빈 수치가 높은 임산부는 출산 시 자간[1]을 일으키거나 미숙아, 저체중아를 낳을 가능성이 높다고 합니다.

철분제는 변비, 빈혈 악화, 속 쓰림, 유산, 조산 등의 증상을 일으킬 수 있고 과잉 섭취 시 발달에 필요한 미네랄인 아연 흡수를 막습니다. 출산 시 과다 출혈과 관련이 있기도 하지요. 여성에게 빈혈은 철분 부족뿐만 아니라 몸 전체의 문제이기도 합니다. 혈액순환 보조제는 몸의 균형을 잡아줍니다. 철분은 밖으로 내보내는 성질이고 구리는 붙잡고 놔주지 않는 성질입니다. 그러므로 진통이 올 때는 철분이 중요하고 임신 중에는 구리가 중요합니다.

---

1 의식불명과 전신의 경련을 수반하는 임신중독증. -옮긴이

어머니와 신생아의 애착 관계

어머니와 갓 태어난 아기는 출산 직후 1시간 동안 다양한 호르몬을 분비해 신뢰 관계를 만듭니다.

어머니는 애정 호르몬인 옥시토신을 분비합니다. 어머니와 아기는 동시에 욕구를 충족시키고 기분이 좋아지는 엔도르핀이라는 호르몬을 분비해 서로 행복을 공유합니다.

옥시토신은 애정이나 그에 따른 행동에 영향을 줄 뿐만 아니라 진통 시 자궁 수축, 모유 분비를 위한 가슴 근육 수축, 남성의 사정과도 연관이 있다고 합니다.

모자의 신뢰 관계는 이런 호르몬이 분비되는 출산 직후 1시간 동안에 만들어야 합니다. 조산이나 미숙아로 태어난 아이들은 인큐베이터에 들어가기 때문에 모자의 신뢰 관계가 충분히 형성되기 어렵습니다.

최근, 모자 관계가 나쁘거나 아이를 학대하는 이유는 신뢰 관계를 형성하는 단계를 제대로 밟지 않은 탓이 아닐까요? 옥시토신은 긴장한 상태에서는 나오지 않기 때문에 늘 편안하게 지내며 아드레날린을 배출하지 않는 게 좋습니다.

사례 하나를 소개하겠습니다. 아이 둘을 키우는 분의 둘째 출산 이야기인데요, 첫째를 친정에 맡기고 둘째를 낳으러 갔답니다. 순산을 하고 병원에서 친정집으로 돌아갔더니 첫째가 밥을 먹지 않고 있어서 친정엄마에게 첫째를 돌보는 게 좋겠단 이야기를 들었죠. 둘째는 아직 어려서 신경 쓰지 않아도 아무것도 모를 거라고요. 그래서 모유를 먹이는 시간을 제외하고는 울어도 달래주지 않았답니다. 그렇게 목이 잠긴 채 잠들길 2주, 둘째는 울고, 울고, 또 울어서 퉁퉁 부은 개구리눈이 되었습니다. 그 뒤 자기 집으로 돌아가 안아 주고 달래주었지만, 어머니를 보지도 않고 말을 걸면 미간을 찌푸렸으며 만지면 만지지 말라는 듯 손을 쳐냈답니다. 병원에선 엄마를 찾고 다정한 눈빛을 보내던 아이가 집에서는 그렇지 않으니 이 분은 당황해서 저를 찾아왔습니다.

안티모니움 크루덤Antimonium crudum은 모자 관계가 식었을 때도 사용할 수 있습니다. 알고 보니 이 분도 본인의 어머니에게 서운한 대접을 받고 사랑받지 못했답니다. 아이뿐만 아니라 어머니에게도 안티모니움 크루덤은 잘 맞는 레메디였습니다.

알코올과 담배

임신 중 음주와 흡연은 될 수 있는 한 삼가는 게 현명한 일입니다.

어머니가 술을 마시면 혈액을 통해 태아의 몸과 뇌로 들어갑니다. 태아가 알코올을 배출하는데 드는 시간은 어머니의 알코올 배출 시간의 두 배나 더 걸립니다. 임신 중, 지속적인 음주는 아이의 지능이나 몸에 문제를 일으킬 수 있습니다. 담배도 마찬가지입니다. 태아의 발육에 영향을 줘서 병에 걸리기 쉬워집니다. 어머니 뱃속에서 알코올을 접한 아이는 알코올 의존증이 되기 쉽습니다. 아기를 생각한다면 역시 위험한 일은 피해야겠죠. 술이나 담배를 오랜 기간 접한 사람의 아이는 반드시 저체중으로 태어나더군요.

아무리 노력해도 안 되는 사람은 알코올 의존증이나 담배 중독을 의심할 수 있으니 동종요법 전문가에게 상담하세요. 콜라나 커피와 같은 자극적인 것도 조심합시다. 임신 중 다이어트 탄산음료를 1L씩 마셨다던 분의 아이는 ADHD와 아스퍼거 증후군을 앓고 있었습니다. 물론 예방 접종 때문에 그렇게 됐다고 생각할 수도 있겠죠. 하지만 다이어트 탄산음료 속에는 아스파탐[1]이 들어간답니다. 그래서 예방 접종 레메디와 아스파탐 레메디를 둘 다 복용하게 했습니다. 반년이 지나자 아이는 안정을 찾았습니다.

---

1 설탕보다 2백 배의 단맛을 내는 인공감미료. 각종 연구를 통해 뇌, 간, 신장, 위장 등에 이상을 일으킬 우려가 있으며 알레르기, 불임, 암 등을 유발할 가능성도 높다는 우려가 있는 물질입니다. ―옮긴이

분만 유도제

일본뿐만 아니라 전 세계에서는 41주가 지나도 출산 기미가 보이지 않으면 분만 유도제를 씁니다. 하지만 41주 지났으니 인공적인 분만 유도제를 쓰자는 건 좀 안이하고 이기적인 방식이 아닐까 합니다. 아기가 아직 나올 준비가 안 되어 있을지도 모르고, 각자 성장차가 있으니 좀 더 기다리며 상황을 지켜봐야 합니다. 또한 어머니도 출산 준비를 해야 합니다. 체력을 키우고 몸 안에 쌓인 독소를 배출하며 출산을 두려워하지 않도록 마음을 다잡는 것입니다. 출산 예정일이 다가오면서 불안한 마음이 든다면 아코나이트Aconite, 알세니쿰Arsenicum, 시미시푸가Cimicifuga 등의 레메디를 먹으면 좋습니다.

그렇다고 마냥 기다리며 아무것도 하지 말라는 이야기가 아닙니다. 매일 태아의 건강을 확인해야 합니다. 태동 횟수나 자궁 크기도 점검합니다. 자궁이 작아졌다 싶으면 양수 감소나 태반 이상을 의심할 수 있으니 병원에서 초음파 검사를 받는 것도 좋겠죠. 그러나 큰일이 아니라면 초음파 검사는 하지 않는 게 좋습니다. 일본은 초음파 검사를 너무 자주 합니다. 초음파 검사 소리 때문에 불안해진 태아는 장차 잠을 잘 못 이루는 아이가 되기 쉽고, 소리에 민감해집니다. 이럴 때는 코큘러스Cocculus를 씁니다.

초산 때 분만 유도제를 사용하면 제왕절개를 할 확률이 높아집니다.

양수가 빨리 터지면 당장 아이가 나오지 않을까 겁부터 나죠? 아이는 양수가 터지고 하루나 이틀 뒤에 나오니 겁내지 않아도 됩니다. 양수가 터진 시간과 양수의 색을 확인해 보고 양수가 투명하다면 잠시 상황을 지켜봐도 괜찮습니다. 곧바로 병원에 가면 검사를 받게 되고, 마음이 더 불안해져서 출산이 늦어지는 일도 있으니 출산 직전까지 평소처럼 지내야 합니다.

제 생각에는, 철분제 복용 → 조기 진통 촉진 → 자궁 수축 억제제 → 진통이 잘 일어나지 않게 된다 → 분만 유도제 사용 → 제왕절개 순으로 상황이 진행되는 것 같습니다.

이런 인공적인 임신과 출산은 행해지지 않아야 합니다.

2장

조산사 겸 동종요법 전문가의 임상 현장에서

시기하라 마사오의 2004년 9월 12일 오후 강연 기록

저는 조산원에 근무하면서 가정 분만도 도왔습니다. 가정 분만하는 사람은 1년에 20명 남짓, 평균을 내면 한 달에 2명이 될까 말까 합니다. 통계로 만들기엔 수가 너무 적어서 조산원 출산 기록을 더해 통계 자료로 만들었습니다.

2003년 조산원에서 순산한 산모는 모두 64명으로 34명이 초산, 그렇지 않은 사람이 30명이었습니다. 다섯째를 낳은 최다 출산자도 있었습니다.

순산하지 못한 산모도 7명 있었는데, 이들은 36주 이후 즉, 임신 10개월 차에 들어가는 단계에서 상태가 좋지 않아 더 큰 병원으로 옮겼습니다.

순산하지 못한 7명의 산모 중 2명이 초산이 아니었고 나머지 5명은 초산이었습니다만, 2002년에는 모두가 초산이었습니다.

초산이 아닌 산모는 출산이 시작될 시기가 되어 몸이 나빠지는 일은 거의 없고 그 전에 혈압이 올라가는 등, 다른 증상을 겪게 되는 일이 많습니다. 그러면서 임신한지 수개월 지나서야 조산원에서는 낳기 어려울 테니 병원으로 옮기겠다는 경우가 대부분이죠. 그러므로 출산이 임박해 진통이 온 뒤 상태가 안 좋아진다면 초산이라 생각해도 무방합니다.

한 해 출산의 반 이상이 초산입니다. 첫 출산 자체가 위험한데다 어떤 일이 생길지 모르므로, 초산인 산모의 분만을 돕는 것은 위험부담이 큰 일입니다.

오히려 초산인데 가정에서 순산할 수 있다는 소리가 이상하게 들릴 정도입니다. 조산사는 정상 분만만 도울 수 있기 때문에 산모에게 조금이라도 이상이 생기면 산부인과에 부탁할 수밖에 없습니다.

제가 근무하던 조산원처럼 내원자의 반 이상을 위험부담이 큰 초산부로 받는 건 흔치 않은 일입니다. 도쿄 조산원에서는 첫 출산이라고 하면 초진 단계에서 거절하는 곳이 많습니다.

그렇기 때문에 조산원에서 병원으로 이송되는 일이 많아질 수밖에 없습니다. 64명에 7명을 더해 70여 명의 산모 중 7명 이송이니 약 10%를 병원에 보냈다는 결과가 나옵니다. 초산부로만 계산하면 거의 2배가 되죠.

약 20%의 초산부는 자연분만을 하려고 애쓰더라도 막바지에 병원으로 이송될 수 있다는 사실을 염두에 두셨으면 합니다.

소라이넘Psorinum과 콜로파일럼Caulophyllum 사용법

저희는 항상 임신 7개월째 되는 임산부에게 소라이넘 200C를 이틀치 줍니다. 이틀 연속으로 복용하도록 말이죠. 유이 선생님도 말씀하셨듯 카르마(조상의 영향)를 제거하기 위해서입니다. 하지만 동종요법을 모르는 일반인에게 카르마를 제거하기 위해 복용하는 거라 말해도 잘 이해하지 못합니다. 이해하기 쉽게 말하자면 이렇습니다. 아기가 이 세상에 나왔을 때 그곳이 택시 안이든 종합병원 분만대든 어디서든 건강하게 울고, 첫 호흡을 스스로 할 수 있게 도와주는, 태어나자마자 입 주변에 닿는 건 모조리 빨라고 알려 주는 레메디라고 말합니다.

어째서 임신 7개월째냐고요? 임신 7개월째가 생사의 경계선이기 때문입니다. 보통, 아기가 7개월 전에 세상에 나오면 살아남지 못할 확률이 높습니다. 물론 인큐베이터에 넣지 않고 링거도 맞지 않을 경우입니다. 하지만 7개월 이후에 나온 아이들은 살아남을 확률이 제법 높다고 합니다.

그러므로 7개월을 기준으로 소라이넘을 투여하면 좋겠다 생각합니다. 초산이든 아니든 관계없이 7개월째에 말입니다. 그 뒤 36주를 꼭 채운 출산 단계의 초산부들에겐 콜로파일럼이라는 레메디를 일주일에 한 알씩 줍니다.

36주, 37주, 38주, 39주, 40주. 총 다섯 알을 주고, 예정일의 요일에 맞춰 매주 그 요일에 복용하라고 설명합니다. 만약 예정일이 화요일이라면 매주 화요일이 복용일이 되겠지요. 그 전에 진통이 온다면 당연히 한두 알이 남겠죠.

그 결과 39주 0일부터 40주 6일 사이, 즉 예정일 전후 2주 안에 무사히 태어난 수치가 68.7%나 된답니다.

예정일보다 너무 일찍 나오거나 늦게 나오지 않도록 신경을 쓰는 이유는 조산원에서는 정상 분만만 도울 수 있기 때문입니다. 37주 0일부터 41주 6일, 5주 안에 양수가 터졌다든가, 출혈, 자연 진통 등이 일어나면 정상 분만입니다.

예정일 전에 출산하는 것엔 비교적 너그럽지만 예정일을 넘기는 것엔 엄격합니다. 의사는 촉진제를 투여해 분만을 유도하자고 하죠. 출산 1주 전, 아직까지 아기가 건강하다면, NST(Non Stress Test)라는 자동으로 아기 심장소리를 기록할 수 있는 기계를 써 아기가 나올 때까지 조금 더 기다릴 수 있을지 없을지 판단합니다.

아기 심장이 건강하니 일주일만 더 기다리자고 하면, 불평을 하면서도 기다려 줍니다. 그래서 예정일 전후 일주일이 중요합니다.

아기가 무사히 태어나면 항의는 들어오지 않습니다. 순산하기 위해서는 콜로파일럼이 효력을 발휘해야 합니다. 콜로파일럼을 복용하면 대부분 예정기간 내에 순산할 수 있습니다. 자연적으로 진통이 옵니다. 39주 0일부터니까 38주, 37주까지 포함하면 더 많은 수의 사람들이 자연 진통을 느끼는 거죠.

예정일을 5일 넘긴 뒤 병원에서 겨우 첫아이를 낳은 분이 있었습니다. 예정일이 넘어가자 조산원이 아닌 병원에서 낳아야겠단 생각을 갖고 계셨지요. 병원에 가니 예정일 초과로 분만을 유도해야 한다며 자궁 수축제를 사용하자고 했답니다. 자궁 수축제를 넣기 위해선 사전 절차가 필요합니다. 우선 임산부의 자궁경부 크기에 맞춰 라미나리아¹를 3~5가닥 넣습니다. 대부분 이때 양수가 터집니다. 그 상태로 하룻밤 자고 나면 라미나리아가 경관정액, 수분을 흡수해 두꺼워지지요. 라미나리아를 제거하면 자궁경부가 벌어져 있어 링거로 자궁수축제를 넣습니다. 인공적으로 출산한 경험이 있는 분은 아시겠지만 자연 진통보다 불쾌하고 참기 어려운 진통이라고 해요.

의사는 임산부가 소란을 부리면 경막외마취를 합니다. 그러면 하반신에 감각이 없어져 배에 힘을 줄 수 없게 되고 별 수 없이 흡입분만을 하게 되지요. 이게 바로 인공분만 풀코스입니다.

40주 5일에 3088g의 아이를 겨우 출산한 초산부가 있었습니다. 친정이 치과의사 가문으로 아버지 역시 치과의사였습니다. 이 분은 초등학교 저학년 때부터 극심한 두통에 시달렸다고 합니다. 처음에는 일반 진통제를 사용했는데 고학년이 됐을 때쯤에는 볼타렌을 복용했습니다. 진통제를 산더미처럼 먹어 두통을 이겨냈던 경력이 있는 분이었습니다.

---

1 해초 뿌리를 건조해 면봉 크기의 굵은 막대로 만든 자궁 경부 확대기. -옮긴이

진통제에 내성이 생겨 아무 효과를 보지 못하게 되자 동종요법 상담회를 찾게 되었고, 레메디를 복용해 두통이 거의 다 나아 두통 발작이 거의 오지 않게 되었습니다. 횟수가 극적으로 줄었죠.

두 번째 출산 때는 레메디도 복용하고 있고 병원 아닌 곳에서 출산을 하고 싶다며 저를 찾아오신 건데, 예정일이 지나도 아이가 나오지 않더군요. 첫째가 3088g이었고 예정일이 조금밖에 지나지 않아 일단 콜로파일럼과 함께 부모는 부모대로 아이는 아이대로 자립시키는 효과가 있는 펄사틸라 **Pulsatilla** 레메디를 주었습니다. 아이에게 이제 나가자고 말해 주고 싶어서요.

호르몬제를 제거하기 위해 세피아Sepia도 주고, 경막외마취도 했었기 때문에 신경을 회복하는데 좋은 하이페리컴Hypericum도 주었습니다. 여러 가지 레메디를 주어도 진통이 오지 않더군요. 배는 남산만큼 불러 있었지만요.

어떤 레메디를 줘도 진통이 오지 않아 또 어떤 레메디를 주어야 하나 고민이 되었습니다. 삼음교(다리에 있는 경혈 중 하나)에 뜸도 떴습니다. 피마자유도 먹게 했고요. 피마자유 30cc를 먹여 배탈까지 났는데도 진통은 오지 않습니다. 피마자유까지 먹었는데 진통이 오지 않았던 사람은 없었습니다. 이제는 뭘 더 할 수 있을까요? 시도할 수 있는 건 다 해 봤습니다. 마지막이란 심정으로 지압까지 받으러 갔습니다. 지압으로 골반을 풀어 주면 진통이 오지 않을까 해서요.

곤혹스러움을 느낀 저는 '경산부인데 진통이 오지 않아 내일모레는 병원에 데려가야 하게 생겼다'며 일본 호메오파시센터 도쿄본부 담당 호메오파스에게 상담을 했습니다. 상담 결과, 오랫동안 진통제로 통증을 막아서 통증이 오지 않는 건 아닌가라는 결론에 도달했죠. 저 역시 자궁수축이 강하게 오고 있는데도 자궁경부가 제대로 열리지 않을 때 위장약인 부스코판을 주사하면 30분 안에 열리는 경험을 몇 번이나 해 봤기에 진통제로 만든 레메디와 부스코판 레메디를 조합해 1시간마다 복용하라 했습니다. 그러나 진통은 오지 않았습니다.

혹시 예전에 복용했던 진통제인 볼타렌이 통증을 막고 있는 것이 아닐까 해서 볼타렌 레메디를 주었습니다. 그랬더니 진통이 왔습니다. 진통제를 오랫동안 사용하면 아무리 기다려도 진통이 오지 않습니다. 진통제의 레메디로 겨우 진통이 와서 4분, 2분 간격까지 왔습니다.

하지만 운이 나쁘게도 아이가 나오지 않아서 결국 제왕절개를 했습니다. 칼렌듈라Calendula나 아르니카Arnica, 그리고 벨리스 페레니스Bellis-perennis나 하이페리컴을 주었습니다. 제왕절개는 경막외마취이기 때문에 하이페리컴을 반드시 복용시켜야 하고 수술 후에 복용하는 레메디가 추가로 필요합니다. 똑같이 레메디를 사용하여 회복을 돕더라도 자연분만과는 방법이 전혀 다릅니다.

자연 진통이 중요

자연 진통인가 아닌가가 저희 조산사들에게는 매우 중요하다는 사실을 여러분이 기억해 주셨으면 합니다. 콜로파일럼을 미리 복용해 두면 36주부터 꽤 높은 확률로 자연 진통이 오게 되지요.

콜로파일럼의 또 다른 장점은 출산 시 출혈을 줄여준다는 것입니다. 저희는 초산부의 분만 시 출혈량과 1시간 뒤 출혈량, 2시간 뒤 출혈량을 종합해 통계를 내 보았습니다. 콜로파일럼을 미리 복용한 경우 31%가 200g 이하의 출혈량을 보였고 80%가 500g 이하의 출혈량을 보였습니다. 출혈량이 많아 놀란 기억은 거의 없습니다. 최소 95g이니까요.

출혈량이 최고 많은 사람이 1266g. 분만 시 출혈량은 1000g이었습니다. 아기가 나와서 끝났다고 생각하자마자 피가 확 솟구쳐 나왔죠. 태반을 급히 꺼내 조치하며 레메디를 주었습니다. 1시간 뒤와 2시간 뒤 출혈량을 합쳐 260g. 경산부였습니다. 셋째를 낳았을 때였을 겁니다. 임산 중 약간의 빈혈은 있었지만 그다지 심하진 않았습니다.

분만 시 출혈 중 가장 떠오르는 것은 경관열상[1]입니다. 하지만 저희는 산

---

1 자궁의 아래쪽 끝에 좁아지는 부분이 찢어지는 것. -옮긴이

모 스스로의 힘으로 자궁경부를 열 때까지 기다립니다. 손가락을 넣는 등의 인위적인 자극을 절대 하지 않기 때문에 경관열상을 일으키지 않죠.

그렇다면 어디서 출혈이 생긴 걸까요? 의심되는 건 태반 박리입니다. 태반은 보통 지름 20cm 크기에 무게가 500g 정도 나가며 평평한 원반 같은 크기를 하고 있습니다. 그러나 이분의 태반은 약간 컸습니다. 같은 무게의 태반이라도 평평하니 넓고 얇은 태반은 자궁에 닿는 면적이 커 떼어낸 부분의 면적도 커지게 되고 출혈량도 늘어나게 됩니다.

태반 박리 출혈이다 싶을 때 복부 출혈을 멈추게 하는 레메디는 벨리스 페레니스입니다. 동종요법에서는 출산을 사고 같은 급성 증상이라 생각합니다. 급박한 일에는 아르니카Arnica를 주어야 합니다.

아르니카와 벨리스 페레니스를 번갈아가며 복용하게 합니다. 출혈이 제법 많을 때는 1시간마다 복용하면 부족하니 입속 레메디가 다 녹으면 바로 다음 레메디를 줍니다. 이분은 출혈량이 1200g정도 나왔지만 레메디를 주니 출산 후 후유증이 아주 적었습니다. 피를 많이 쏟았는데도 사흘 뒤 퇴원했습니다.

보통은 출혈 당시보다 시간이 흐른 뒤에 헤모글로빈 수치가 떨어집니다. 사흘 뒤쯤 현기증이나 빈혈이 생기는 경우가 많습니다. 그러나 그러지 않아도 빈혈기가 있던 사람이 모유까지 많이 분비하는 경우도 있었습니다. 이 사람은 버려야 할 만큼 모유가 많이 나왔는데, 이것은 모유로도 꽤 많은 영양분을 배출해 버린다는 의미가 됩니다. 출산 과정에서 이미 출혈을 했는데 그 후 혈액으로 만들어지는 모유까지 많이 분비해버리니 당연히 혈액의 적혈구가 줄어들 수밖에 없습니다. 식사를 많이 드시라고 하고 돌려보냈습니다.

퇴원할 때는 바이탈솔트나 뼈 보조제나 혈액보조제 등을 복용하시라고 했습니다. 건강검진 차 만난 아기는 한 달 만에 포동포동하게 살쪄 있었습니다. 그 뒤 모유수유를 위한 가슴마사지를 받으러 왔는데 우울증에 걸렸다고 말하더군요. 직업이 어린이집 선생님이라 아침부터 해가 질 때까지 일한다고 했습니다. 어린이집은 유치원보다 아이들을 돌보는 시간이 길죠. 게다가 한 살 난 아기도 있으니 정말 끝없이 일하게 됩니다. 첫째를 어린이집에 보내고 둘째에게 모유를 먹이고 나면 집안에 정적이 찾아옵니다. 집안이 조용해지면 그분도 우울해지는 것 같았습니다. 첫째가 돌아와 둘째를 깨우면 다시 소란스러워지며 기운이 나는 거죠. 보통은 그 반대거든요. 아이가 시끄럽게 울어대 잠을 못 자 힘들다고 합니다. 그런데 이분은 집안이 조용해지면 우울해지고 눈물이 나는 겁니다. 혹시나 하는 마음으로 건넨 아피스Apis라는 레메디가 이분에게 잘 맞았습니다. 레메디를 복용하고 우울증이 나았지요. 레메디라는 건 참 재미있습니다.

본론으로 돌아갑시다. 콜로파일럼이라는 레메디는 적절한 시기에 진통을 일으키게 해주는 것뿐만 아니라 진통이 오면 빨리 아기를 낳을 수 있게 도와줍니다. 분만 시 소요 시간이 짧아지는 거지요. 일반적으로 경산부는 콜로파일럼을 복용하지 않아도 출산에 필요한 시간이 길지 않지만, 초산은 다릅니다.

저희 통계로는 초산부의 58%가 10시간 이하로 진통을 겪습니다. 15시간 이내로 진통을 겪은 사람까지 합치면 약 80%의 초산부가 점심부터 밤까지, 하루가 채 안 되는 시간 내에 출산을 합니다. 고마운 일이죠. 이상이 있을 확률이 아주 높은 초산부가 저 정도의 진통으로 출산이 끝나니까요.

요 몇 년 동안 진통시간이 가장 짧았던 분은 가정 분만한 분이었어요. 1시간 55분, 산모가 젊고 초산이었는데 콜로파일럼을 36주부터 복용하게 했습니다. 그러나 이 분은 둘째를 가졌을 때는 짧고 강한 진통이 힘들었는지 레메디를 복용하지 않겠다고 하시더라고요. 그랬더니 장장 8시간에 걸쳐 여유롭게 출산하셨습니다.

진통시간이 가장 길었던 분은 73시간. 이 분의 경우, 특별히 출산이 길어질 만한 요소는 없었습니다. 별 이유 없이 천천히 진행되는 느낌이었죠. 아기는 3kg 조금 넘는 정도였지만 어머니가 워낙 작은 체구여서 조금 컸던 듯합니다. 그래서 천천히 진행해야 골반이 부드럽게 열릴 수 있었을 겁니다. 일수로 사흘이 걸렸기 때문에 조산사들이 번갈아가며 옆에 있어야 했죠. 사흘째가 되니 남편 분은 피곤해서 곯아떨어질 지경이 되었습니다. 슬슬 담판을 지어야겠다 싶더군요.

입원했을 때는 자궁경부가 6cm 열려 있었습니다. 진통은 3분 간격이었고 일찍 입원 시켰다는 생각은 하지 않았습니다. 집에서 6시간이나 참았고, 거의 모든 레메디를 먹게 했으며 눕혀도 보고 목욕도 시켜 보고 좋아하는 과일이나 아이스크림도 먹여 보았던 데다가 조산사를 동반해 산책까지 갔었으니까요.

그래도 아무런 효과가 없어서 지압을 받으러 가보라고 했습니다. 진통이 10분마다 있고 자궁경부가 거의 다 열렸는데 아이가 좀처럼 나오질 않으니 지압 좀 해주면 좋겠다고 말하라고요.

좀 있다가 돌아오기에 지압 선생님이 어떻게 해 주었냐고 물어보니 "조산사들이 계속 뭐라 그랬죠? 빨리 낳아야 한다. 빨리 낳아야 한다고 했죠? 그런 말을 듣다 보니 스트레스가 쌓였어요. 스트레스를 없애지 않으면 편히 아기 낳기 힘들 겁니다."라며 몸을 이완시켜 주었다고 하시더군요.

'뭐야, 그것뿐이야?' 싶었죠. 지압 선생님이 몸을 이완시켜 주셨으니, 우리도 이완에 도움이 되는 레메디인 오피움opium을 먹였습니다. 그랬더니 얼마 지나지 않아 곧 자궁경부가 열렸고 1시간 동안 힘을 주니 아기가 나왔습니다.

그 때 태어난 아이는 예방 접종을 하나도 받지 않았고 병에 걸려도 레메디만 복용했습니다. 지금까지 큰 병 한 번 걸리지 않고 열이 나도 레메디의 힘으로 잘 극복해냈죠. 그 아이에게 무슨 레메디를 주면 열이 내리는지 아세요? 오피움이에요. 왜 그런지는 모르겠는데 벨라돈나Belladonna를 먹어도 내리지 않는 열이 오피움을 먹으면 내려갑니다. 여러분, 키즈키트는 손에서 놓을 수 없다니까요.

다시 본론으로 돌아가서, 이 분은 오피움을 복용한 뒤 출산했습니다. 아기는 무사히 나왔고 태반도 나오려 했죠. 그런데 냄새가 나 이상하다 싶어 잠시 상황을 지켜봤습니다. 태반이랑 같이 나온 건 무엇이었을까요? 산더미 같은 대변이었어요. 인간 뱃속에 이렇게 많은 대변이 있었나 싶을 정도로 굉장한 양의 숙변이 죄다 나온 것 같았답니다.

회음열상

2003년 통계로는 초산부의 70~80% 정도가 회음부가 자연스레 찢어져 열상이 생겼다고 합니다. 열상은 길면 1cm 정도고, 나머지는 찰과상이라 할 수 있을 만큼 작은 상처기 때문에 칼렌듈라와 하이페리컴을 아침저녁으로 번갈아 복용합니다.

회음부의 찢어진 자리는 잘 맞닿게 하여 겸자로 지지해준 후 습포를 해줍니다. 칼렌듈라, 하이페리컴 마더팅크처를 솜에 적셔 통에 넣어두었다가 산모패드를 갈 때마다 같이 갈아주는 거죠. 그러면 통증이 쉬이 없어집니다. 상처 치유 속도도 아주 빠르지요.

겸자는 이틀째에 빼는데 그 후에는 찢어졌던 자리가 딱 붙어 있으므로 아프지 않습니다. 대부분 산후 2시간이 지나면 걸어서 화장실에 가는데, 첫 소변 때는 얼얼하다고 하지만 그 뒤로는 아프다고 하지 않습니다.

경산부라고 해도 30% 정도는 자연스레 열상을 입습니다. 대부분 전에 병원에서 출산하며 회음절개를 했던 산모들이지요.

IUGR이 뭔지 아세요? '자궁 내 태아의 발육 지연(Intrauterine growth restriction)', 즉 아기가 자라지 않는다는 말입니다. 37주 6일인데 몸무게는

2238g입니다. 같은 시기의 태아 평균 몸무게보다 적습니다. 엄마 키가 150cm 정도라면 흔히 있는 일이지만, 2400g 정도가 되지 않으면 자연분만이 어렵습니다.

병원에서 낳을 경우에는 작은 엄마에게서 큰 아기가 나오더라도 겸자나 흡입분만, 제왕절개 등의 최후수단이 있습니다. 하지만 작은 엄마가 자연분만하려면 아기가 엄마 골반에 맞는 크기여야 하죠. 아기가 작더라도 단지 체중이 적다는 정도라면 별로 이상이 있는 것이 아니라는 말입니다.

이런 일은 엄마와 아이의 균형 문제이기 때문에 병원에서 잔소리를 듣지 않을 정도까지는 태아를 잘 키웠으면 좋겠습니다. 엄마에게 맞는 크기까지 아기를 성장시키되 너무 크지 않으면서도 IUGR 판정을 받지 않을 정도까지는 키워야 합니다. 이렇게 적절하게 아기를 성장시키고자 할 때 복용하는 레메디가 바이탈솔트와 시케일리Secale 6C입니다. 이것을 최대 석달 정도 계속 복용합니다.

아이가 기형인지 아닌지 초음파로 살피면서 두 가지 레메디를 지속적으로 복용하고 맞춤 식단을 섭취해 아기의 몸무게를 조금씩 늘려갑니다. 이런 것들을 제대로 해도 초음파에서 이상이 발견되면 어쩔 수 없이 병원에서 출산해야 합니다.

제왕절개를 통해 통증 없이 꺼내어진 아이는 아무리 우량아라도 헝그리 정신이 부족하달까, 근성이 부족한 느낌입니다. 살기 위한 욕구, 생존 본능이 좀 약한 것 같아요. 자연분만으로 좁은 산도에 눌리고 머리가 퍼져서 나온 아기는 강인합니다. 사소한 위기 상황에 지지 않습니다.

파수

양수가 터져도 진통이 오지 않을 때가 있습니다. 레메디를 많이 주었더라도 24시간 내에 진통이 오지 않으면 병원으로 이송해야 한다는 규정이 있을 경우는 일이 잘 풀리지 않습니다. 사흘만 시간을 주면 산모의 진통을 유발하는 것도 가능하지만 의사는 24시간 이상 기다려 주지 않습니다.

양수혼탁은 태아가사의 징후 중 하나입니다. 자궁 속에 있는 아기의 항문괄약근이 괴로움에 느슨해지는 바람에 태변을 보게 되어 양수가 오염된 것입니다. 원래 뱃속의 아기는 변을 보지 않기 때문에 정상 상태의 양수는 무색투명합니다. 약간 죽은 세포 같은 것이 떠 있는 경우도 있지만요.

계류 유산

엄마 뱃속에서 아기 심장 박동이 들리지 않습니다. 의식하지 못하는 사이 상태가 나빠지고 성장도 멈췄습니다. 의사는 낙태수술을 하는 게 좋겠다고 합니다.

배도 아프지 않고 출혈도 없으니 의사가 유산이라고 해도 오진한 게 아니냐며 필사적으로 버팁니다. 혹시라도 살아있지 않을까 싶어서요. 초음파 영상을 보여 주며 "심장 박동이 들리지 않죠?"라고 해도 자신의 몸에 아무 변화가 없으니 납득 하지 못하죠.

"조금만 기다려 주세요. 조금만 더요."라며 계속 고집을 부리는데, 의사가 뱃속에서 아이가 부패하고 있다고 하면 엄마도 두려워지기 시작합니다.

계류 유산인데 수술을 원치 않고 유산된 태아를 스스로 배출할 수 있을 거라 생각하는 사람들도 있습니다. 계류 유산인데 레메디로 해결하고 싶다고 온 사람들 중 실패한 사람은 겨우 두 명뿐이었습니다.

어떤 분은 레메디를 먹고 출혈이 시작된 뒤 배가 아프더니 핏덩어리가 나왔습니다. 나왔다며 기쁘게 핏덩어리를 들고 병원에 갔지만 태아가 나온 게 아니었습니다. 그냥 핏덩이가 나온 거였죠. 태아가 출구 가까이 걸려 있어 바로 소파수술을 했습니다. 사실 거의 다 나온 거나 마찬가지였죠.

그 일이 있은 뒤로는 핏덩어리가 나온 걸로 다가 아니라고 말합니다. 전부 다 나올 때까지는 병원에 가면 안 된다고요. 핏덩언지 태아인지 확인하려면 생리대 위에 핏덩어리를 두고 반으로 접어 문질러 봅니다. 하얀 막 같은 게 보이면 그것은 단순 핏덩어리가 아니라 아기를 싸고 있던 막이 나온 거지요. 병원에 가서 그걸 보여 주면 무리하게 소파수술을 하려 하진 않습니다.

배출되어 나온 태아는 주꾸미만 하고 감촉도 살아 있는 주꾸미 같습니다.

또 다른 분은 병원 검진 때, 출혈이 많거나 한 달 지나도 나오지 않으면 반드시 병원에 오라는 말을 들었다고 합니다. 그래서 레메디를 1시간마다 3알씩 복용하라고 했습니다. 다음 날에도 나오지 않으면 다른 레메디를 같은 방식으로 복용하라고 했지요. 그 다음 날에도 나오지 않으면 또 다른 레메디. 이런 식으로 총 4종류의 레메디를 처방했고 결국은 다 먹었습니다.

아무 변화가 없다가 9일째 밤이 되니 출혈이 시작됐다고 집으로 전화가 왔습니다. 병원에 가지 말라고 당부하며 이제 곧 배도 아파 올 테니 그 때까지 기다리라고 했습니다. 11일째 밤에 다시 출혈이 시작됐습니다. 배도 아프기 시작해서 전화로 아파서 잠을 잘 수가 없다고 하더군요. 곧 나온다고, 조금만 더 기다리라고 격려하며 12일째가 되었습니다. 하루 종일 아프더니 밤늦게 줄줄 흘러나왔습니다. 나온 것이 핏덩어리와 달리 뭔가 말랑말랑한 주머니 같아 "이거다!" 싶었다고 합니다. 아무것도 없던 곳에 이렇게 6~7cm나 되는 큰 주머니를 만들어서 아기를 지킨다니, 인간의 위대함과 신비로움을 느꼈다고 편지를 보내 오셨더라고요.

나올 것이 나왔기 때문에 다음 날에는 출혈도 줄어들고 배도 아프지 않았습니다. 14일에 병원에서 초음파 검사를 받아 보니 뱃속에 아무것도 남아 있지 않은 것 같다고 했답니다. 하지만 자궁내막은 아직 두껍다고 했죠. 임신하면 자궁내막이 두꺼워지는데 그 흔적이 약간 남아 있었습니다. 임신 시 체온이 높아져 있는 상태도 그대로 지속되고 있었습니다. 의사 왈, 이 두 가지가 해결되면 언제 임신을 해도 전혀 영향을 주지 않는다며 반드시 해결하자고 했답니다.

유산된 태아가 나오는 데 걸리는 시간은 사람마다 다르니 조급해 하지 않는 것이 중요합니다. 29일이나 걸린 사람도 있었으니까요. 계류 유산 판정도 조급하게 내리면 안 됩니다. 유산되었단 소리를 듣고 2주 뒤 심장 박동을 들은 사람이 여럿 있으니까요.

이렇게 스스로 배출하는 것은 그리 어려운 일이 아닌데, 병원이 아니면 다른 선택지가 없다고 생각하는 게 이상합니다. 병원은 바로 인공적인 수단을 선택해버려서 인간 스스로 살아갈 힘을 앗아가는 느낌이 든다고 위 사례의 주인공은 이야기하더군요.

자주 유산을 하는 사람은 조산원에 오지 않습니다. 유산된 아이는 반드시 병원에 가서 긁어내야 한다고 착각하죠. 계류 유산은 매우 아프기 때문에 무마취 수술을 하지 못합니다. 마취약으로 해를 입고 자궁 속을 긁어낸다는 단점이 있죠.

동종요법에서는 낙태 수술을 한 사람에게는 벨리스 페레니스나 아르니카라는 레메디가 필요하다고 합니다. 유산으로 인한 마음의 상처를 치유하기 위해서는 칼렌듈라, 마취제의 독소를 배출하기 위해서는 포스포러스 **Phosphorus** 등, 레메디를 제대로 준비하고 처방합니다. 그러므로 후유증이 남지 않죠. 엄마의 몸이 죽은 수정란을 이물질로 인정하도록 레메디가 도와주면 스스로 배출할 수 있습니다. 이물질로 인정하지 않으면 배출되지 않습니다. 또, 본인이 아기를 포기하지 못하면 레메디가 적절하더라도 좀처럼 효과를 볼 수 없습니다.

전치태반

 아기가 나오는 부분을 태반이 완전히 막고 있는 상태를 전체 전치태반이라고 합니다. 태반을 제거하지 않는 이상 아기는 나올 수 없습니다. 태반이 분리되면 대 출혈이 일어나 큰일이 나죠. 이럴 때는 반드시 제왕절개를 해야 합니다. 배를 갈라 아기를 꺼낸 뒤 태반을 꺼내야 하죠. 이 순서대로 하지 않으면 출산을 할 수 없습니다.

 전체 전치태반이 아니라 끝이 조금 걸려 있는 가장자리 전치태반이나 부분 전치태반, 낮은 부분에 있는 하위태반 같은 태반위치 이상의 경우에는 에리제론Erigeron이라는 레메디를 두세 달 복용하면 태반이 위쪽으로 올라옵니다. 병원에서는 태반위치를 제일 먼저 보기 때문에 태반이 입구를 막고 있으니 제왕절개를 할 수 밖에 없다고 말할 겁니다.

 저희 조산원에선 에리제론을 쓴 뒤 태반이 올라가지 않아 제왕절개를 한 사람은 단 한 명밖에 없습니다. 전치태반은 서서히 올라갑니다. 레메디 작용이란 그런 거죠. 30주를 넘어서야 레메디를 먹기 시작하면 어쩔 수 없이 제왕절개를 하게 됩니다.

 제가 첫아이를 받았던 A씨가 둘째를 임신했을 때였습니다. 태반 위치가 낮아 이번에는 여기서 출산을 할 수 없다며 정말 죄송하다고 사과를 하기에, 부작용도 없고 밑져봐야 본전이니 한 번 먹어 보라고 레메디를 주었습니다. 그래서 복용하기 시작했는데 병원 검진 때 의사가 태반에 대해 별 말이 없기에 물었답니다. 처음에 태반 위치가 낮아 제왕절개를 해야 한다고 했는데 어떻게 되었냐고요. 그랬더니 의사가 현재 환자분의 태반 위치는 정상이라고 답하더래요. 그래서 서둘러 저희 조산원으로 돌아왔답니다.

레메디 덕분에 태반이 올라가 순산할 수 있었습니다. 아기 몸무게가 3.3kg에 산모 출혈량은 100cc 정도였습니다. 레메디는 에리제론 6C를 석 달 간 복용하게 했습니다. 임신 중에는 에리제론 뿐만 아니라 뼈보조제나 바이탈솔트, 페럼포스Ferr-phos 등 여러 레메디를 복용하는 것이 중요하며 한두 달만 먹어도 효과가 있습니다. 레메디를 먹어두면 출산이 빨라지는 사람이 많아요.

B씨라는 분은 둘째를 임신했는데 하위태반이었습니다. 진통이 시작된 후 바로 조산원으로 향하는 차 안에서 아기를 낳고 말았죠.

다음은 배꼽 관련 에피소드입니다. 이 분은 탯줄길이가 160cm정도로 길어 탯줄이 꼬여있었죠. 배꼽이 늘어나 꼬였는지, 길어서 말렸는지 잘 모르겠지만, 목에 두 번 감기고 열십 자 형태로 몸에 두 번 걸쳐져 있는 느낌이었습니다. 멜빵을 두 개 맨 상태인 거죠. 그리고 허리에 한 번. 아기가 나왔을 때 푸는데 고생했습니다. 이 아기의 배꼽은 평균보다 더 가늘었어요.

제가 생각하기에 배꼽의 부피나 탯줄의 부피는 대개 일정하다고 해야 하나, 아이마다 다르지 않습니다. 짧은 탯줄은 두껍고 긴 배꼽은 가늘어질 수

밖에 없죠. 정말로 실처럼 가늘어요. 조금만 끌어당기면 찢어질 것 같은 느낌. 그 안을 혈관이 세 가닥이나 통과하고 있어서, 아기에게 영양을 보내고 있는데요. 탯줄이 몸에 돌돌 말려 있으면 영양과 산소가 잘 가지 않을지도 모릅니다.

아이는 2.5kg이었습니다. 게다가 경산부이고 예정일 초과상태였습니다. 이 분은 침과 뜸을 하시던 분이고 출산직전까지 다른 임산부를 돌보고 계셨습니다. 스트레스를 받을 거라 예상할 수 있었죠. 그래서 아기에게 탯줄이 꼬였고, 예정일을 초과했음에도 성장이 잘 되지 않았으며, 태반이 노화했다는 것을 의미하는 석회 침착 현상이 나타났고. 탯줄은 찢어질 것처럼 가늘었던 것이 아닐까 추측합니다.

역아(골반위)

역아일 경우 쓰는 레메디로는 펄사틸라Pulsatilla가 가장 유명하지만, 이것만으로 교정이 되는 경우는 별로 없습니다. 아기가 역아가 되는데는 각각의 이유가 있게 마련입니다. 역아체조를 하거나 배 바깥에서 태아를 돌리는 외회전을 해줄 경우, 산모와 태아의 상태가 좋으면 교정이 가능합니다. 하지만 배가 당기기 쉽다거나 아기의 방향이나 크기에 따라서는 어려워지기도 합니다. 뭘 해도 돌아오지 않는다면 역아인 상태로 자연분만을 시도할 수도 있겠지만 현재는 제왕절개를 할 가능성이 높습니다.

흔하진 않지만 레메디 복용만으로 역아 교정을 한 분도 계십니다. 뵌 적도 없고 모르는 분인데 어느 날 갑자기 전화가 왔습니다. 간토 지방[1]에 사는 23살의 초산부였죠. 그 분의 이야기를 잠시 소개합니다.

"병원에서는 역아라서 제왕절개를 해야 한다더라고요. 인터넷으로 찾아보니 역아를 고치는 설탕알을 갖고 계시다고 해서요. 좀 얻고 싶어요."라고 말하더라고요.

그래서 제가 "펄사틸라 말씀이시죠? 역아는요, 이유가 있어서 아이가 거

---

1 도쿄를 중심으로 한 16개 현이 모인 지역. -옮긴이

꾸로 돈 거라 상황에 맞는 설탕알, 즉 레메디를 복용해야 해요. 말씀하시는 펄사틸라만으로는 별로 변화가 없을 거라 싶어요. 시기도 너무 늦었고요. 그리고 역아가 되는 이유는 여러 가지가 있는데요. 예를 들어 남편이 폭력을 휘둘렀거나…"라고 말을 하니 수화기 너머로 엉엉 우는 소리가 들렸습니다.

"저, 정말 불타는 연애를 하고 결혼했지만 같이 살게 되고 나서야 남편이 시스터 콤플렉스라는 사실을 알게 되었어요. 내 동생은 엄청난 미인에다가 착하고, 배려심도 있고 머리도 좋은 최고의 여자라고 생각한다, 그런데 넌 뭐냐, 글러먹었다고. 매일 저랑 비교하며 그런 말을 하는 거예요. 더는 못 참겠어서 얼마 전 이혼한 참이에요."

그 이야기를 듣고, "레메디가 효과 있을지 모르겠어요. 아이가 너무 자라서요. 결과가 어떻게 될지 모르지만 일단 보내드릴 테니 복용해 보세요." 라며 바로 레메디를 보냈어요. 임신 7개월인데도 소라이넘Psorinum을 복용하지 않고 있었고 카르마도 꽤 있는 편이라 소라이넘을 주고, 얼마 전에 이혼했기 때문에 이별 레메디도 필요할 것 같아서 이그네시아Ignatia와 상처와 화를 풀어 주는 스타피사그리아Staphysagria, 금으로 만든 오럼Aurum과 백금으로 만든 플래타이나Platina도 좋을 것 같아 복용하게 했습니다. 실패해도 어쩔 수 없다는 생각으로 순서대로 복용하라 했습니다.

그런데 역아가 고쳐졌어요. 병원에 정기 검진을 하러 가니까 아기 위치가 돌아왔다고 하더랍니다. 이 일을 통해 이분은 깨닫게 된 거죠. 내가 싫어하는 남편의 핏줄을 아기가 이어받았다는 그 자체가 고통이었던 것입니다. 하지만 레메디를 복용하고 나서 마음을 고쳐먹었답니다. 절반은 내 핏줄을 이어받은 아기다, 남편 핏줄 따위에 지지 않겠다 생각하니 역아가 돌아왔다고 하더군요.

또 다른 분을 소개할게요. 홀어머니 밑에서 자라 예의범절 문제로 체벌을 받으며 사춘기를 지냈던 분입니다. 아이 둘을 낳았는데 첫째는 인공수정을 2번이나 해서 겨우 가진 아기였습니다. 임신하는 데 고생한 대신 낳을 때는 편했죠. 병원에 도착한 지 10분 만에 낳았답니다. 출산을 하자마자 아기는 신생아실에 가서 엄마와 떨어져 있어야 했습니다. 시간이 흐른 뒤에야 면회를 할 수 있었죠. 그때 아기가 눈을 맞춰주지 않아서 걱정을 했다고 합니다. 저는 눈 맞춤 같은 걸로 고민하는 타입이 아니라 이해는 잘 되지 않았지만, 아마 여러 가지 고민이 많아 그런 거겠지요.

그 뒤 둘째가 자연 임신되었는데, 무슨 이유에서인진 모르겠지만 기쁘지 않더랍니다. 게다가 역아였죠. 역아를 고쳐 보려고 침도 맞고 최면 치료도 하고, 지압과 마사지도 받았지만 잘 되지 않았습니다. 저를 찾아와 레메디로 고칠 수 없겠냐고 하기에 레메디를 주었습니다. 출산 직전인 37주에 역아가 돌아와 가정 분만으로 순산하였습니다.

모유

초산부 중 예정일이 지났는데 갑자기 임신중독증이 되는 바람에 급히 제왕절개를 한 분이 있었습니다. 아이는 아들이었습니다.

제왕절개로 트라우마가 생긴 건지 출산한 지 4년이나 지났는데 다음 아이가 좀처럼 생기지 않아 곤란하다고 하더군요. 큰일이라며 계속 이야기를 듣고 있는데 아이에게 4년째 젖을 먹이고 있다고 하더군요. 게다가 산후 생리를 한 번도 하지 않았다는 거예요!

"생리를 안 하니까 아이가 안 생기죠."라고 말씀드렸습니다. 첫째 임신 기간을 포함해서 5년 간 생리를 하지 않은 거죠. 유이 선생님께 QX-SCIO[1]로 에너지 측정을 해 달라고 부탁했는데, 골다공증 증세를 보이며 벌써 몸이 갱년기 상태에 들어간 것 같다고 하더군요.

엄마는 모유 수유로 칼슘을 다 빼앗겼는데, 아이는 모유를 엄청 많이 먹고 밥도 어른처럼 먹어 통통하게 살이 올랐습니다. 이건 영양 문제뿐만 아

---

1 퀀텀 제로이드 기술을 사용하여 양자에너지를 몸에 흘려보내 인체의 에너지파동을 측정한 후 그 파동을 통하여 생체정보를 측정하는 기기. 의학자, 교수이자 NASA에서 아폴로 13호를 지구로 귀환시키는데 큰 역할을 한 빌 넬슨 박사가 만든 기기입니다. -옮긴이

니라 부모 자식 간의 정신적인 문제로서도 이상한 겁니다. 유이 선생님은 당장 수유를 끝내야 한다고 화를 내며 말씀하시더군요. 젖을 떼려고 했지만 아이가 젖 먹는 습관이 들어 좀처럼 뗄 수가 없더군요.

낮에는 젖을 빨지 않지만, 밤이 되면 엄마 잠옷을 헤쳐서 스스로 젖을 빨았습니다. 유이 선생님이 여러 가지 레메디를 주어 겨우 생리를 했지만 까만 피가 나왔습니다. 조금씩 배란도 하고 갱년기 상태였던 몸도 서서히 회복되었습니다. 둘째도 임신했는데 바로 유산되었죠. 몸은 임신할 정도까지 회복되었지만 호르몬은 태아를 키울 만큼 회복되지 않았던 겁니다.

다음 사례를 말씀드리겠습니다. 이분은 둘째를 낳고 10개월 정도 지난 뒤에 갑자기 젖을 떼고 싶다고 하더군요. 저는 14개월부터 18개월 사이에 젖을 떼는 게 좋다고 생각하기 때문에 서두르지 않아도 되는데 왜 그러냐고 물어봤습니다. 엄마가 신경안정제를 먹어야 한다고 하더군요. 약 영향이 아이에게 갈 수 있기 때문에 모유 수유를 그만둔다는 거예요.

이분이 왜 이렇게 된 것일까요? 일부 조산사들은 자연스럽게 아이가 그만둘 테니 억지로 젖을 뗄 필요가 없다고 말합니다. 이분은 그런 조산사의 말을 따랐고, 큰아이가 자연스럽게 젖을 뗄 때까지 기다렸더니 무려 4년이 지났다는 것이었습니다.

출산 1년 뒤, 간격은 길지만 다시 생리를 하기 시작했습니다. 둘째를 임신했습니다. 임신한 후 마음을 모질게 먹고 젖을 뗐습니다. 젖을 뗀 첫째는 괜찮았는데 엄마가 자율신경실조증[2]으로 우울증에 걸려 신경안정제를 복

---

2 자율신경계와 관계되는 교감, 부교감 신경계의 이상으로 발생하는 증후군. -옮긴이

용해야 하게 된 것이죠. 거기에는 이유가 있었습니다.

늦게 젖을 뗀 첫째는 말을 매끄럽게 하지 못했습니다. 엄마와 모유를 통해 대화를 하고 있는 건지는 모르지만, 말로 확실한 자기 의사를 전하지 않아도 모유로 어떻게 달래지는 것이었죠. 분노, 슬픔, 뭔가 마음에 들지 않는 일이 있어서 아이가 화를 내면 엄마가 젖을 주어 아이 입을 막았던 거죠. 젖을 주는 것으로 모든 감정을 해결하려 했기 때문에 제대로 된 소통이 이루어지지 않았습니다. 아이는 젖과 밥을 같이 먹어서 몸은 큰데 말이 잘 나오지 않아 다른 아이들과 놀다가 마음에 들지 않으면 손이 먼저 나갔습니다. 그러니 다른 아이들과 친해질 수 없죠. 이러한 상황들에 이분은 정신적으로 지쳐 있었던 겁니다.

아이 문제는 다양합니다. ADHD나 갑자기 미친 듯이 화를 내는 아이는 자신의 신체 능력을 써서 하는 운동은 잘하는데, 규칙을 지키는 데는 서투릅니다. 축구나 야구에도 역할 분담이 있지 않습니까. 그래서 운동을 잘하고 좋아해도 좀처럼 친구가 생기지 않는 거지요. 최근에는 사회생활이 잘되지 않는 아이들이 많습니다.

또 다른 분 이야기입니다. 이분도 생판 모르던 분이었는데 저희 집으로 전화를 했더군요. 조산원에서 아기를 낳았고 두 달 동안 완벽하게 모유만 주었다고 합니다. 꽤 오래전부터 자기 아이는 반드시 모유로만 키울 거라고 결심한 분이었죠. 그러나 출산 두 달 뒤, 난치병에 걸려 아기를 부모님께 맡기고 바로 입원 치료를 시작했습니다. 그렇게 한 달 정도 지나니 몸도 조금씩 좋아지고, 복용하는 스테로이드 양도 꽤 줄었습니다. 그 동안 젖은 열심히 짜서 모아 두었답니다. 중병에 걸렸는데도 모유 수유를 중지하지 않도록 노력한 거죠. 퇴원할 때가 되어 면회를 하러 온 부모님이 아기를 데리고 와서 모아둔 젖을 주려고 했는데 아기가 거부하더랍니다. 충격을 받아 그 뒤로는 젖이 전혀 나오지 않게 되었대요. 그러니 레메디로 어떻게든 고쳐서 아기가 다시 젖을 먹으면 좋겠고 충격으로 마른 젖을 다시 나오게 해달라고 했습니다.

그래서 저는 어머니가 착각하시는 거라며 '처음 두 달 동안 모유를 주었어도 지금 아기는 한 달이나 분유를 먹으면서 지냈고 태어난 지 넉 달째에 들어가 목도 자리를 잡았다, 그런데 아기가 먹기 싫다는 모유를 다시 줘야 하겠냐'고 물었습니다. 엄마는 변하지 않아도 아이는 매일 성장하니 지금 당신이 변하지 않으면 앞으로 모유 수유뿐만 아니라 다른 문제로 매일 힘드실 거라고 잔소리를 좀 했습니다. 그랬더니 너무 심한 말을 한다며 엉엉 울어서 저도 당황했습니다. 아이에게 모유를 주면 그걸로 모든 게 해결된다고 생각하는 엄마들이 많아요.

또 다른 사례를 이야기하겠습니다. 이분은 첫째와 둘째를 모두 병원에서 낳았습니다. 첫째 때는 산모와 아기가 떨어져 있는 병실에 있어서 아기는 신생아실에 갔다가 분유를 먹고 나왔다고 합니다. 이미 분유를 먹인데다 젖도 거의 나오지를 않아서 결국 거의 분유만 먹었습니다. 첫째가 병에 걸리지 않고 건강했기 때문에 둘째도 똑같이 해도 되겠다 싶어 똑같이 했다고 합니다. 그런데 셋째 출산 때는 무슨 깨달음을 얻었는지 조산원에서 자연분만을 했습니다. 사이타마 현에 있는 그 조산원은 모유 수유를 시키는 곳이어서 임신했을 때부터 유방케어를 해 주고 출산 뒤 바로 아기에게 젖을 빨게 하여 모유만 먹이고 키웠다고 합니다.

그런데 그렇게 신경을 쓴 셋째만 지루성 습진에 걸렸습니다. 그래도 모유를 먹이고 있으니 아토피는 걸릴 일이 없을 거라고 생각했죠. 현실은 그 반대였습니다. 분유를 먹여 키운 아이는 아토피가 없었고 열심히 모유를 먹여 키운 아이에게만 아토피성 피부염이 생겼습니다. 모유에 문제가 있다고 생각할 수밖에 없었습니다. 생후 한 달 미만인 아이에게 먹인 건 모유뿐이었으니까요.

아기가 태어남과 동시에 마이아즘이 깨어났구나 싶을 정도로 극심한 아토피로 전신이 뒤덮였지만 아이와 같이 엄마에게도 레메디를 먹여 약 1년 만에 다 나았습니다.

모유에 어떤 나쁜 성분이 들어있었을까요? 여러 가지 레메디를 복용시켜 가며 이걸 먹으면 이렇게 되고, 저걸 먹으면 저렇게 된다는 식으로 반복한 결과, 엄마의 염색이 문제였단 사실을 알아냈습니다. 이분은 젊을 때부터 흰머리가 나서 매달 한 차례도 빠짐없이 흰머리 염색을 했습니다. 아마 모유로 염색약 성분이 배출됐겠죠. 그것을 아기가 다 먹고 있었던 겁니다.

아기를 낳을 때 피도 나오죠. 이 때 태반이 엄마 체내를 정화해서 더러운 것을 다 정리한 후 아기와 같이 나옵니다. 매달 하는 생리도 좋은 아기를 낳기 위한 일종의 정화 작용이라 볼 수 있습니다. 여성은 매달 생리를 하며 몸이 정화되고 있는 겁니다. 태어난 아기도 엄마를 정화시키기 위해 한동안 큰 역할을 합니다. 피부 등을 통해 밖으로 나오지 못하는 독소가 모유를 통해 나올 수 있도록 열심히 젖을 빠는 거지요.

아기는 열심히 엄마를 치료했습니다. 엄마는 레메디를 복용해 피부가 매끄럽고 깨끗해졌고, 아기도 레메디를 복용해 아토피를 치료했습니다. 그 뒤, 넷째를 임신했고 셋째와 같은 조산원에서 자연 분만을 해 모유 수유를 하며 열심히 키웠습니다. 넷째는 처음부터 피부가 매끄럽고 건강한 아이였습니다.

모유란 단순히 아기를 낳으면 나오고 그렇게 나온 것을 아기에게 주는 것만은 아니라고 생각합니다. 모유에 대한 다양한 사례를 들으니 어떠세요? 사람마다 몸 상태가 다르니 일괄적으로 모유가 좋다고 할 수도 없고, 오래 주지 않는 게 좋다고 할 수도 없겠죠.

부모 자식 간의 정신적 연결을 생각하면, 아이는 매일 성장하니 엄마도 그에 맞춰 성장하지 않으면 안 됩니다. 엄마만 항상 같은 레벨에 멈추어 있으면 이르면 몇 달, 늦어도 대여섯 살부터 다양한 문제가 생길 겁니다. 때로 엄마는 신경과민이나 우울증이 되기도 하고 아이에게 자폐증의 낙인이 찍히게 될 수도 있기에 모유에 대해서는 세심한 고려가 필요하다고 생각합니다.

비타민 K2시럽

아이가 태어난 다음날, 퇴원 날, 1개월 검진일. 이렇게 세 차례 병원에서 비타민 K2시럽을 먹이게 되어 있습니다. 이것은 두개골출혈 등 출혈을 예방하기 위한 것입니다[1]. 그래서 저는 비타민K로 만드는 비타민K 레메디를 사용하고 있습니다[2].

비타민K 레메디는 아기용이라 양귀비씨앗만큼 작습니다. 무의식중에 대여섯 알이 한꺼번에 확 들어가 버리기도 하지요. 태어난 지 얼마 안 된 아기는 혀 위에 올려놓는 것보다 아랫잇몸과 아랫입술 사이에 레메디를 넣어 주면 목이 막히지 않고, 에너지도 제대로 얻을 수 있습니다.

참, 태변이 어떤 모양인지 아세요? 김 조림과 정말 비슷하게 생겼답니다.

---

1 비타민K가 결핍되면 출혈경향을 보이는데 신생아의 경우 장내세균총이 미숙하기 때문에 비타민K를 체내에서 합성할 수 없습니다. 특발성 영아 비타민K 결핍성 출혈증은 모유로 키우는 아기에게 많이 발생하는데, 모유 속 비타민K 함유량 부족이 원인이라는 설이 있습니다. -옮긴이

2 비타민K 레메디는 동종요법의 원리에 따라서 희석진탕한 것이므로 인공적인 비타민K(원물질)를 주입하는 것과 달리 비타민K가 필요한 신생아에게 한해 작용하기 때문에 보다 안전하다고 할 수 있습니다. -옮긴이

가정 분만을 한 분이 전화로 아기가 빨간 똥을 쌌다고 하기에 깜짝 놀라 찾아갔어요. 소화관 출혈이 있는 것 같았죠. 소화관 출혈은 보통 태어난 지 얼마 안 된 아기에게 생기는 출혈로, 피를 토하거나 하혈을 하죠. 소화관 출혈은 멜레나(Melena)라고 해서 바로 병원에 보내야 하는데 이 아기는 토하지 않았습니다.

토하지도 않고 활발하며 모유도 잘 마십니다. 안색도 나쁘지 않은데다 키도, 몸무게도 문제없는 상태로 태어났습니다. 진성 멜레나[3]는 미숙아에게 많습니다. 정상아에게는 별로 일어나지 않는 일이거든요.

상태가 좋은데도 출혈이 있으니 비타민K 레메디를 처방했습니다. 그 뒤 세 차례 정도 변을 본 뒤 출혈이 멈췄습니다. 비타민K 레메디의 효과가 있었는지, 저절로 출혈이 멈추었는지 정확히 알 수는 없었지만 붉은 똥도 싸지 않고 모유도 잘 먹더군요.

저희는 병원에 보낼지 안 보낼지를 마지막에 판단하는데 레메디를 줘 보고 반응이 좋으면 본인의 자연치유력이 움직였다고 생각해 병원에 보내지 않습니다. 이때 병원에 보내면 각종 검사에 튜브를 단 상태로 적어도 일주일은 보내게 되죠. 이상이 없더라도 일주일 동안은 집에 돌아오지 못할 겁니다. 엄마와 아이가 떨어져 지내게 되면 또 다른 트라우마가 생길 수 있습니다. 아주 골치 아파지는 거죠. 그러니 가급적 병원에 보내지 않도록 노력

---

3 출생시 비타민K 결핍으로 인한 일과성 혈액응고장애 때문에 생기는 신생아출혈성 질환입니다. 이에 반해 분만 중 또는 출생 후, 모체의 혈액을 삼켜서 생기는 것이 가성 멜레나입니다. -옮긴이

합니다.

　동종요법 레메디란 병원으로 보낼지 안 보낼지, 본인의 자연 치유력으로 괜찮을지 아닐지를 판단하기 위한 기준으로도 쓸 수 있다는 생각이 듭니다.

3장

약물학

유이 토라코, 시기하라 마사오, 미야자키 히데코

[유이]

　오후에는 저와 시기하라 미사오 조산사, 미야자키 히데코 조산사가 같이 이야기를 진행할 예정이니 기대해주시기 바랍니다.

　오전에는 꽤 듣기 싫은 말만 했죠? 하지만 중요한 이야기예요. 편한 일만 있는 인생이 아니거든요. 슬픈 일, 괴로운 일, 그리고 즐거운 일이 다 같이 있어야 인생이죠. 지금은 다들 미움 받기 싫어서 독한 말을 하는 사람이 없습니다. 그러니 저, 유이 토라코는 아주 희귀한 존재일 겁니다. 독설가인데다가 듣기 싫은 소리만 하니까요. 하지만 듣기 싫은 소리가 아니라 진실을 말하고 있는 것뿐인데 미움을 살 때도 있답니다.

　"아저씨 같은 아줌마고 목소리도 아저씨 같다. 게다가 듣기 싫은 말만 해."라고 해요. 제가 하는 말에 기분이 나빴거나 괴로운 생각이 들었거나 마음이 동요했다면 저를 통해 과거에 얽매이는 자신이 보였을 겁니다. 부모님께서 항상 비슷한 소리를 하셨을 거고요. 그런 부분이 마음을 흔들어 놓는 겁니다. 자신의 내면에 있는 진실에 공명한다는 거죠. 항상 편하고 듣

110

기 좋은 말만 하면 안 됩니다. 또 무조건 모른다고 해서는 문제를 해결할 수 없는 경우도 있습니다. 어떻게 살아갈지, 어떻게 건강해질 지, 스스로 진실을 파악하기 위한 노력이 필요합니다.

예를 들어, 병에 걸려 갖은 정보를 수집하고 고가의 건강식품이나 치료법에 몇 백만, 몇 천만 원을 들였는데도 결국 병이 낫지 않아서 결국 돈이 별로 들지 않는 동종요법을 했는데 나았다는 사람도 있습니다.

사물의 본질을 파악하지 못하니까 그렇습니다. 처음부터 바로 동종요법을 했으면 좋았을 텐데요. 자신에게 편한 것만 추구하다 보면 동종요법을 찾기는 힘들 겁니다. 자신에게 편한 환경만 추구하고 스스로의 편의만 고려하면, 결국은 자기 자신에게 필요한 것을 놓치고 맙니다. 자신의 단점, 나쁜 버릇을 알고 평생에 걸쳐 고치지 않으면 인간은 성장하지 않는답니다. 관에 들어가게 되어서야 이렇게 할 걸 저렇게 할 걸 하고 깨닫게 되지요.

여러분이 살아가는 길에는 타인이 개입할 수 없고 아무도 도와주지 않습니다. 여러분 스스로 나아가야 합니다. 두려울 일은 아무 것도 없습니다. 스스로 할 수 있게 되어 있습니다. 출산도, 육아도. 인생에 큰 역경이 닥쳐도 이 파도를 넘을 수 있게 됩니다.

제가 하고 있는 동종요법 전문가도 꽤 힘든 직업입니다. 저 같은 경우, 다른 일도 같이 하고 있어서 일 년 365일은 아니어도 350일 정도는 일하고 있습니다. 이렇게 일하려면 사소한 것에 얽매여서는 안 됩니다. 어떤 일이 있더라도 필요 없는 고민은 하지 않는 태도가 중요합니다. 그런 태도로 살아왔기 때문에 이렇게 일할 수 있는 것이죠.

예를 들어 우리 집에 불이 났다고 해도 어쨌든 살아남았으니까 다행이다, 그렇게 생각하는 것이 좋습니다. 당연히 불이 나지 않는 게 좋기는 하지만요. 그러나 불이 날 경우도 있는 거죠. 괴롭다고 해봐야 시간을 되돌릴 수 있는 것도 아니고, 인생이란 앞으로 나아가야 하는 것이니까요.

인생에서 가장 힘든 일은 자신의 자식이 죽는 일이죠. 내가 죽는 것보다 자식이 죽는 것이 가장 괴롭잖아요. 눈에 넣어도 아프지 않을 귀여운 자식이 죽는 것은 참을 수 없는 일. 왜 젊은 사람이 먼저 죽는 거지? 그렇게 생각하게 되죠.

자식의 죽음은 인생에서 가장 고통스럽고 가장 힘든 시련이라고 생각합니다. 하지만 여러분이 살아가면서 한 번쯤은 그 만큼 괴로울 때가 있습니다. 게다가 물욕의 세계에 얽매이고 있으면 금전 문제로 힘들어집니다. 요컨대 남의 죽음을 보거나 소중한 사람과 헤어지거나 또는 소중한 재산을 내놓는, 이런 일들이 가장 괴로운 수행일지도 모릅니다.

예를 들어, 자식이 10대 때 죽거나 사춘기에 죽는 경우가 있는데 그런 일이 제일 힘들 것입니다. 아기 때 죽는 것은 그나마 마음을 내려놓을 수 있습니다. 그러나 십여 년을 살아서 추억도 많이 남아 있다면 추억이 쌓이면 쌓인 만큼 힘듭니다. 이성과의 추억도 만들지 못한 채 10대 때 죽어버려서 불쌍하다, 아깝다, 괴로워. 이렇게 괴로운 사람이 시미시푸가Cimicifuga를 복용하면 한 달 정도는 울겠지만 그 후 앞으로 남은 인생을 잘 살자고 생각할 수 있게 됩니다.

제가 아는 사람의 아이가 자살했습니다. 원래 죽고 싶다, 살고 싶지 않다,

112

어디를 가도 자기 존재감이 없다고 생각하는 아이였습니다. 어쩌다가 이렇게 되었을까요? 가정이 붕괴되어서 아이도 자기 인생을 어떻게 살면 될지 부모님에게 물어볼 방법이 없었습니다. 그런 환경 속에서 아이가 죽지 않도록 부모님 외 주변 사람들이 이것저것 시도해 보았지만 결국 죽고 말았습니다. 아직 20대인데 말이죠.

주변 사람들이 뭔가를 해 주더라도 그 아이가 가는 길을 막아서지는 못했구나 생각이 듭니다. 그 길로 못 가게 할 수 있는 유일한 방법은 부모가 바뀌어서 새로운 가정을 만드는 것이었습니다. 무리였겠죠. 엄마는 알코올 중독이 되어 아이를 때리고 있었으니까요.

이런 가정의 붕괴는 자꾸 늘어나고 있습니다. 그래서 더욱 키즈키트가 필요한 겁니다. 이런 키트를 일본 전역에 널리 알려야 한다고 절실하게 느낍니다. 세계적으로도 그렇고요.

어제 NHK에서 부모에게 버림받은 고아원 젊은이들에 관한 다큐멘터리를 방영했습니다. 그들에게는 명절 때 돌아갈 집이 없습니다. 그 시설 안에서 그들 스스로 마음 편하게 언제든지 돌아갈 수 있는 장소를 만든 것입니다. 다 같이 운영에도 참여하고 서로 협조하던 중에 이상과 현실 사이에서 갈등하면서 그들 사이에 균열이 생기기 시작합니다. 한쪽에서 이 방식 말고 다르게 하는 것이 좋지 않으냐고 솔직한 의견을 제시했더니, 그 말을 들은 여성 리더가 무척 화를 냈습니다. 그들은 머리부터 발끝까지 거절당하고 부정당한 상처가 치유되지 않았기 때문에, 다른 사람이 자기 의견을 말하면 그것을 거절이나 부정으로 받아들이는 경향이 있습니다. 아무한테도 다시는 거절당하기 싫다는 것처럼요.

마지막에는 모두 울면서 서로를 인정하고 다시 협력하게 되었지만 저는 그들의 마음을 뼈저리게 느꼈습니다. 부모에게 버림받고 거절, 부정당한 인간은 스스로 가치 있는 인간이라고 마음으로부터 생각할 수 있도록 스스로를 해방시켜야 합니다. 동종요법은 그렇게 하도록 도와줄 수 있습니다. 레메디를 먹음으로써 마음의 부르짖음에 눈을 돌릴 수 있게 되고, 스스로를 객관적인 시선으로 보게 됩니다.

당연히 임신 출산 키트부터 시작합니다. 왜냐하면 임신에서 모든 것이 시작되고 그 다음에 출산이 있으니까요. 또 건강의 기초는 미네랄, 영양부터 시작합니다. 우울증이 되는 경향에는 리튬Lithium이나 브롬Bromium이 부족하거나, 필요 이상으로 많이 들어가 있어서 우울해지는 경우도 있습니다. 미네랄이 부족하거나 너무 많아서 그렇게 되기도 하는 겁니다.

그럼 이제부터 임신 출산 레메디의 사용 방법을 설명하겠습니다.

Aconite

아코나이트 · 투구꽃: Acon.

무서워! 죽을 것 같아!

출산의 공포, 난산 때문에 오는 공포

큰 특징

· 출산 중에 산모 본인이나 아이가 죽을지도 모른다는 예감이 들 때

· 고통으로 몸부림치고 마음을 가라앉히지 못한다

· 피부는 건조하고 붉고 뜨겁다

· 큰 소리를 지른다

· 아이가 일찍 나올 것 같을 때, 격렬한 체험, 공포로부터 오는 절박유산

· 임신 중의 불안, 공포

· 눈은 유리처럼 한 점을 응시하고 있다. 걱정스럽고 불안하고 겁먹고
  충격 받은 표정

· 동공이 커져 있다

· 증상이 급격하게 발생한다

· 너무 이른 출산 (겁을 먹은 후) 출산의 공포

· 아픔이 두려워서 부들부들 떨고 있다

· 공황 발작

· 맥박이 증가하고 강하게 뛴다

· 태어났는데 울지도 않고 움직이지도 않는 신생아 (출산의 충격)

※소생의 No.1 레메디로 카르보 베지**Carbo-veg**가 있다.

특징

· 불안한 꿈

· 공포로 인한 불면

· 공포로 인한 출산 지연

· 자궁 문이 뜨겁고 건조하고 얼얼하여 열리지 않는다

· 강하고 격렬한 출산

· 너무 이른 출산으로 인한 산후 충격(엄마와 아이 둘 다)

· 산후, 아기가 배뇨를 힘들어 할 때

· 참을 수 없는 통증, 그 때문에 절망적인 기분에 빠진다.

· 아코나이트를 필요로 하는 아이는 쉽게 잠들지만 밤 12시쯤 기침이나 귀의 통증 때문에 잠에서 깬다. 누가 만지거나 진찰 받는 것을 싫어하지만 바깥바람을 쐬면 기분이 좋아진다.

· 발열 중 불안. 발열 중에 운다.

· 출산 때 죽는 것을 무서워했었는데 '죽고 싶다'고 말하기 시작한다.

· 아이의 유치가 나오는 시기의 발열. 볼이 빨갛게 되거나 푸르스름해진다. 일어날 때 얼굴에서 핏기가 가신다. 혹은 한쪽 볼은 빨갛고 한쪽은 푸르스름하고 차가울 수도 있다. 이불을 덮은 부분에 땀이 나서 이

불을 차낸다. 열이 나면서 참을 수 없을 만큼 목이 마르다.

· 유치가 나올 때 위와 같은 발열이 함께 오고 통증 때문에 잘 못 자고 뒤척인다. 자신의 손을 물고 울부짖는다.

장소: 정신, 뇌, 신경, 심장, 내장, 오른쪽

악화: 밤(한밤중), 누군가가 만진다, 소리, 격렬한 감정(섬뜩한 공포, 충격), 오한, 추워진다(한랭, 건조한 바람), 빛

호전: 바깥공기

[유이]

어머니가 "무섭다, 죽는다."라고 분만 중에 말합니다. 자기나 아이가 죽을 거라는 확신을 갖고 있고, 이렇게 아프면 반드시 "죽을 거야."라고 말하면 아코나이트입니다.

또 고통 때문에 몸부림치고, 안절부절 못합니다. 출산이 점점 가까워지면 아무리 자려고 해도 잠을 못 잡니다. 이것이 아코나이트의 특징으로, 통증과 죽음에 대한 공포가 있습니다.

출산 때 (자궁 경부가) 갑자기 5센티미터나 열린 것에 공포를 느낍니다. 그렇게 되면 기껏 열린 자궁 경부가 4센티미터, 3센티미터로 수축됩니다. 그때까지 진행되던 것이 다시 돌아갑니다. 그럴 때는 아코나이트가 중요합니다.

이럴 때 조산사이자 동종요법 전문가인 시기하라 선생님은 결코 "아까

까지는 열려 있었는데….”라고 하지 않습니다. 왜냐하면 그런 말을 듣자마자 그 어머니는 출산을 못하게 되거든요. 출산할 때도 마음가짐이 중요합니다. 그러나 그것을 모르는 병원 의사는 “아까까지는 5센티미터나 열려 있었는데 어째서….”라고 합니다.

그리고 충격으로 아이가 내려올 경우, 예를 들어 어머니가 배를 부딪쳤거나 넘어져서 공포로 인해 절박유산이 된 사람에게는 이 레메디가 좋습니다. 임신 중의 불안과 공포. 이 사람들의 특징은 동공이 열려 있습니다. 눈이 유리처럼 보입니다.

『동종요법 가이드북』에 제가 그린 아코나이트 얼굴의 여성이 있습니다. 속옷을 입은 채 나락으로 떨어지려는 듯한 얼굴을 하고 있습니다. 다급한 표정이죠.

증상은 항상 급격하게 일어납니다. 급박한 불안이나 통증이 밀려옵니다. 출산이 너무 빠릅니다. 늦는 것도 좋지 않지만 빠른 것도 좋지 않습니다. 갑자기 나오는 것도 곤란하죠. 출산이 너무 빠르니, 통증도 격렬하고 계속해서 옵니다.

또한 아코나이트는 태어났는데 울지 않거나 가사 상태인 아이에게도 좋습니다. 이 아이는 산소가 부족해서 가사 상태가 된 것이 아니고, 출산의 공포와 불안 때문에 이렇게 된 것입니다.

그리고 신생아의 황달에도 잘 들어서, 황달에 쓰는 혼합 레메디와 함께 먹으면 좋습니다.

아무튼 ‘사고나 충격으로 진통이 시작된 경우는 아코나이트’라고 기억해 주세요. 진통이 자연스럽게 일어난 것이 아니고, 넘어져서 배나 꼬리뼈를 부딪쳤거나 남편하고 싸우다가 맞는 등 사고나 충격으로 일어난 경우에는 아코나이트가 최고입니다. 또한 그런 경우는 난산이 되기 쉽기 때문에 바로 아코나이트를 먹어야 합니다. 특히 사고일 경우는 아르니카와 함께 복용하는 것이 중요합니다. 난산으로 태어난 아이는 자라서도 여러 모로 무서움을 타는 경향이 있습니다. 그 아이가 자라서 임신하면 공포심이 강한 아코나이트 경향의 아이를 낳게 됩니다. 그래서 아코나이트 레메디로 임신 중이나 출산 때의 공포를 줄이는 것이 중요합니다.

[시기하라]

보통 진통이라 함은 초산일 경우는 이슬이 비치고 10분 간격으로 오면서 조금씩 진행되기 때문에 어머니도 마음의 준비를 할 수 있습니다. 그런데 갑자기 3분 간격으로 진통이 시작될 때가 있는데, 그렇게 되면 공황 상태가 될 경우가 많아서 아코나이트를 줍니다.

일단 아코나이트를 주면 다들 정신을 차립니다. 정신을 차리면 보통의 진통이든 충격으로 온 진통이든 자신이 그 통증을 지나치게 느끼고 있었음을 알아차릴 수 있어서 좋습니다. 진통이 진행되면서 힘을 주어야 할 때 상반신에만 힘을 주는 사람에게 이 레메디를 주면 정신을 차리고 아래에 힘을 줄 수 있게 됩니다. 그러면 진행이 수월해지니 시도해 보세요.

[미야자키]

저한테는 유선염에 걸렸거나 젖이 잘 나오지 않는다고 찾아오시는 분들이 많습니다. 그럴 때는 아기가 잘 웁니다. 젖을 못 먹어서 울기도 하겠지만, "엄청 난산이었어요."라고 어머니가 말할 때면 아기도 같이 비장한 얼굴을 하고 있습니다. 그렇게 피곤해 보이는 아이한테는 아코나이트를 줍니다. 그러면 바로 울음을 그치고 조용해집니다.

Arnica (임신출산 키트 1)

아르니카/국화과 약용 식물: Arn.

'손대지 마!'

출혈, 울혈의 No.1 레메디, 출산 때 꼭 필요한 레메디

큰 특징

· 짜증을 내고 혼자 있고 싶어 한다.

· 심신의 충격(특히 몸), 피로, 과로, 체력 약화

· 치유를 앞당기는 기능(상처 치유 등)

· 태아의 위치가 나쁘거나 태아가 발로 차서 배가 얼얼한 느낌이 있을 때, 혹은 타박상

· 출산 후 자궁 내에 상처를 입었을 때

특징

· 출산에 대한 부정이나 거부

· 자궁이나 관절 통증

· 임신 중에 온몸이 찌릿한 통증

· 태아가 비스듬히 걸쳐져 있는 느낌

· 태아가 움직이는 것을 참을 수 없다. 구역질과 구토

· 어머니가 임신 중에 성관계를 해서 아기가 충격을 받았을 때

· 진통이 약해서 진행이 잘 되지 않을 때

· 넘어져서 충격으로 조산

· 침대가 너무 딱딱하게 느껴진다

· 난산으로 자궁 내 출혈이 멈추지 않는다

· 아이의 어깨가 걸려서 안 나온다.

· 제왕 절개, 척수 마취

· 겸자 분만

· 분만 때문에 쇼크 상태가 된 신생아, 그 후 소변이 나오지 않을 때

· 극심한 후진통[1]

· 난산을 한 어머니와 아이에게(아코나이트 다음으로 사용)

· 산욕열

· 소변을 보기 어렵다

· 수유 중에 통증이 증가

· 수유할 때 유두가 얼얼하다

· 신생아 성기의 염증(특기 음경)

· 아이의 푸른 멍, 혈종, 두개내출혈

· 유두 손상으로 인한 유선염

---

1 출산 전 늘어났던 자궁이 출산 후 원래 상태로 수축되면서 나타나는 통증으로, 훗배앓이 또는 아침통이라고도 한다. -옮긴이

장소: 혈액(출혈), 혈관, 신경, 근육, 소화기, 오른쪽, 왼쪽

악화: 누가 건드린다, 몸을 진찰 받는다, 다른 사람이 상처를 만진다, 손상, 충격, 진동, 진통, 알코올, 휴식, 습기

호전: 옆으로 눕는다, 자세를 바꾼다, 똑바로 앉는다

[유이]

출산에 관한 레메디에는 국화과 식물이 많습니다. 국화과 식물은 다산의 상징이고 꽃 하나하나에 암술과 수술이 있어 식물 레메디 중에서도 약효가 가장 강력합니다. 아르니카, 벨리스 페레니스(데이지), 칼렌듈라(금잔화), 카모밀리아(카모마일) 등 국화과는 출산에 매우 좋습니다.

아르니카가 필요한 사람이 하는 말은 "손대지 마!"입니다. 아파서 누가 조금이라도 만지면 이런 말이 나옵니다. 그 정도로 아픕니다. 그래서 환부를 감싸려고 합니다. 그리고 자기는 괜찮다고 합니다. 또 얼굴만 빨개질 때도 좋습니다.

사고나 부상, 유산에도 좋습니다. 사고나 부상의 충격으로 출산이 시작된 경우에도 아르니카가 매우 좋습니다. 아무튼 출산 키트에 들어 있는 레메디는 갑작스럽다고 할까, 급성인 느낌이 들면 사용하세요. 출산은 만성이 아니니까요.

그리고 태아가 아주 크고 양옆이나 위아래로 배가 팽팽해지면 아르니카를 메인 레메디로 하여 펄사틸라Pulsatilla, 젤세미움Gelsemium, 콜로파일럼Caulophyllum, 시미시푸가Cimicifuga를 한꺼번에 복용합니다. '한꺼번'

이라는 말은 한 알씩이 아니고, 모두 한 번에 먹는다는 말입니다. 또 태아의 위치가 나쁘거나 태아가 어머니 배를 차서 아픈 이유는 태아에게 스트레스가 있거나 모태에 질환이 있기 때문인데 이럴 때도 아르니카를 드세요.

아르니카는 내부의 부드러운 조직에 적합합니다. 이런 사람들은 침대가 아주 딱딱하게 느껴집니다.

다시 말해 타박상을 입어 몸을 다쳤다거나 넘어져서 태아는 괜찮을까 염려될 때는 아코나이트, 넘어져서 푸른 멍이 들었을 때는 아르니카, 어느 쪽인지 모를 때는 둘 다 복용하면 됩니다.

몸이 충격을 받았을 때나 피로가 쌓였을 경우에도 아르니카입니다. 난산으로 인한 피로를 푸는 데도 좋고, 출산 후에도 아주 좋습니다. 또 진통이 미약하고 충분하지 않을 때 아르니카를 주면 근육에 힘이 생기고 혈액순환이 잘 되어 진통이 잘 진행됩니다. 그러나 정말 근육의 힘을 높이기 위해서는 복근을 훈련시켜야 합니다. 출산 때 "힘을 주세요."라고 하면 복근을 사용하면 됩니다.

또 모세혈관이나 일반 출혈에도 좋습니다. 출혈하기 쉬운 사람이나 중노동을 해온 사람은 아르니카를 자주 드시는 게 좋습니다. 출혈한 그 순간 바로 먹는 게 최고입니다. 너무 지쳐서 쓰러질 것 같을 때도 잘 맞습니다.

그리고 아이를 겸자로 당겨 머리에 혈종이 생긴 경우나 흡인기로 빨아들여 그 언저리가 푸르게 멍들었을 경우가 있죠. 그럴 때 아르니카가 잘 맞습니다.

뇌 안에 혈종이 생긴 경우에도 아르니카가 좋습니다. 출산의 트라우마가 있는 아이에게도 잘 맞습니다. 급성 상태에서 보다 심각하게 진행되어 치매나 무의식 상태가 되었을 정도로 심각할 때, 누가 만지는 것을 너무 싫어할 때 아르니카를 주면 효과가 좋습니다.

아르니카를 주면 아드레날린을 분비시켜 소생시킵니다. 이 레메디는 생명을 구합니다. 그래서 늘 가지고 있어야 할 레메디가 바로 아르니카입니다. 아르니카는 인생을 복잡하게 만드는 매독 마이아즘을 진정시키는 레메디입니다. 머리를 부딪쳤을 때, 산후 울혈, 잔류 태반, 만성 피로, 통증, 근육통 등에 좋습니다.

또 아르니카는 비행기를 탔을 때 이코노미 증후군일 때도 먹으면 혈액 순환을 좋게 만들어주는 한편, 출혈할 때는 지혈의 역할을 합니다. 레메디는 그때그때 필요한 작용을 하니까 기억해 주세요.

그리고 아르니카 크림을 흔히 파는데, 아르니카 크림은 상처에는 바르지 않는 게 좋습니다. 아르니카 크림을 상처 난 곳에 바르면 상처가 벌어지고 오히려 출혈이 심해질 수 있기 때문입니다.

[시기하라]

아르니카는 출산 때 꼭 필요합니다. 믿기 어려울 만큼 출혈을 잘 멎게 해 주거든요.

또 회음 열상과 출혈이 있을 때도 자주 사용합니다. 우리는 절개를 하지 않는 출산을 하기 때문에 가끔 회음부가 찢어집니다. 늘어날 때까지 기다리기 때문에 그렇게 심하지는 않지만, 가운데에서 갈라지거나 예쁘지 않게 찢어지는(예전 출산 때 절개한 부분이 찢어져서) 정도입니다. 특히 위 요도구 옆의 점막에 상처가 나서 소음순이 쐐기 모양으로 갈라져 버릴 때가 까다롭습니다. 그럴 때 우리는 열 바늘 정도 꿰매는 대신에 스테이플러로 두 번 찍습니다. 그 외에는 이 레메디를 주면 대부분 치료됩니다. 또 자연적인 열상은 저절로 좋아지기 때문에 일부러 봉합할 필요가 없습니다. 특히 가위나 바늘처럼 이질적인 것은 세포에 닿는 것 자체가 좋지 않습니다. 그렇게 하면 낫는 속도가 느려진다고 생각하기 때문에 되도록 자연스럽게 낫기를 기다립니다.

상처가 있는 경우에는 아르니카와 칼렌듈라를 번갈아 가면서 줍니다. 아침에 아르니카, 저녁에 칼렌듈라를 사흘 동안 줄 때도 있습니다. 일반적인 경우보다 더 심하게 찢어져서 스테이플러로 세 번 봉합해야 하는 사례가 1년에 한 번 정도 있는데, 그럴 경우에도 사흘 정도면 좋아집니다. 또 레메디를 묻힌 거즈를 상처에 대주어도 좋습니다. 칼렌듈라 원액(Mother tincture)[2]이 좋지만, 없을 때는 레메디를 물에 녹인 것을 사용합니다.

출혈에 대해 말씀드리겠습니다. 우리 같은 개업 조산사들은 다 비슷하리라 싶은데, 시간이 걸리는 출산을 하기 때문에 피부가 찢어지는 열상으로 출혈이 멈추지 않는 일은 거의 없습니다. 일찍부터 힘을 주도록 시키지 않기 때문에 경관 열상은 이제까지 한 번도 없었습니다.

---

2 이 책에는 나오지 않지만 마더팅크처를 환부에 묻히거나 바를 때는 반드시 적절히 희석한 후 발라 주세요. -옮긴이

그렇다면 출혈로 생각할 수 있는 것은 태반 박리 정도입니다. 자세히 보면 출혈 시기가 다릅니다. 열상의 경우는 아이가 나온 지 얼마 안 되었을 때나 아이의 머리가 보이기 시작했을 무렵부터 조금씩 출혈이 시작되는데 반해, 아이가 나와서 1~2분, 혹은 몇 분 지난 다음에 피가 나오는 것은 박리 출혈의 경우가 많아서 구분할 수 있습니다. 출혈할 때는 아르니카와 벨리스 페레니스를 번갈아 가면서 주되, 자주 반복하면 꽤 빨리 출혈을 멈출 수 있습니다. 또 회음열상이 있을 때는 아르니카, 칼렌듈라, 하이페리컴 이 세 가지를 한꺼번에 주기도 하고, 상처 상태에 따라서는 아르니카를 단독으로 사용할 때도 있습니다.

아르니카는 비교적 표면적인 상처입니다. 예를 들어 타박상을 입었거나 회음부가 아이의 머리로 눌려서 파랗게 된 사람은 아르니카가 필요합니다. 반면 벨리스 페레니스는 (칼렌듈라도 그렇지만) 깊은 곳에 상처가 있습니다. 박리부나 자궁 안 등입니다. 중절 수술을 받았을 경우나 용수박리[3]를 한 경우는 벨리스 페레니스가 필요합니다. 그리고 심장이 진정되면 줄 수 있도록 카르보 베지**Carbo-veg** 레메디를 키트에서 꺼내 주머니에 넣어두었다가 산모에게 바로 줄 수 있도록 해두면 좋습니다.

[미야자키]
출산할 때마다 1,200~1,400cc씩 출혈하는 어머니가 있었습니다. 셋째

---

3 태반이 완전히 박리되지 않을 때, 소독 장갑을 낀 손을 자궁에 넣어 내막을 훑어 내듯이 하여 제거하는 것. –옮긴이

는 낳을 생각이 없었는데 아이가 생겼습니다. 그분은 유선염이 있어서 계속 상담을 해왔던 환자였습니다. 임신한 상황에서도 가끔 들러서는 출산할 때 출혈할까 봐 너무 걱정이라고 하기에, 진통이 시작되어 병원에 갈 때 아르니카를 하나 먹고 가라고 했죠. 그리고 출산할 때에도 가끔 먹으라고 했습니다. 그랬더니 출혈이 500cc로 그쳤다고 합니다. "너무 편한 출산이었다."라고 하더군요. 셋째 때는 유방 마사지도 필요 없었습니다.

출산한 엄마들이 피곤한 얼굴을 하고 있으면서도 아기를 열심히 돌볼 때, 아르니카 30C를 몇 알씩 줍니다. 그러고 나면 "많이 좋아졌어요."라고 하고, 수유 상태도 좋아집니다. 동종요법을 하기 전에는 여러 가지로 품이 들었습니다. 체조나 붕어 운동도 그 중 하나입니다. 붕어 운동은 비장의 움직임을 좋게 하고, 출혈을 멎게 해 주며, 등뼈를 똑바로 만들어 줍니다. 또 림프선도 강화시켜 주죠. 다만 기계로 하는 붕어 운동은 좋지 않습니다. 남편의 도움을 받거나 스스로 해 보세요. 등뼈나 골반을 바로잡아 줍니다. 여러분도 150회 정도씩 해 보세요.

[유이]

시기하라 선생님이 회음 절개 이야기를 했는데, 9개월 때부터는 칼렌듈라 크림(C크림)이나 튜야 크림(Tu크림)을 바르고 회음이 좌우로 늘어나도록 남편에게 마사지를 받았으면 합니다. 이것을 한 달 정도 하면 회음이 떡처럼 늘어나 찢어지지 않는 경우가 많습니다. 또 남편이 해 주면 남편과의 소통이 좋아집니다. 영국 부부들과 달리 의사소통에 약한 일본인들에게 도움이 될 거라 싶습니다. 동종요법 레메디가 들어간 크림을 발라 회음부를 늘려주는 거죠.

특히 중요한 레메디가 인체에 필요한 12가지 미네랄인 생명조직염(Vital Tissue Salt)입니다. 12가지 중에서도 특히 조직을 늘어나게 해 주는 칼크플로어Calc-fluor라는 것이 있는데, 이 레메디는 피부를 탄력 있게 만들어 줍니다. 찰떡 같은 피부를 만들기 위해서는 칼크플로어 12X를 임신 중에 복용할 필요가 있습니다. 칼크플로어는 뼈 보조제 안에도 들어 있습니다.

Bellis-perennis (임신출산 키트 2)
벨리스 페레니스/데이지: Bell-p.

'살이 찢어질듯 아파!'
힘줄의 조직이 절개, 균열

큰 특징

· 임신 중의 좌골신경통(통증이 다리까지 온다)

  * 좌골신경통의 No.1 레메디로 캘라이 카브Kali-carb가 있음

· 아르니카Arnica보다 깊은 조직

· 아기의 머리가 신경을 건드려 아플 때

· 제왕 절개, 겸자 분만에 필요함.

· 맞은 것 같고 조이는 것 같고 욱신욱신 아픈 자궁의 통증

· 유방을 강하게 맞았을 때. 안쪽 깊은 조직까지 부상을 입었을 때

특징

· 임신 중에 걷지를 못한다(복부 근육의 긴장, 태아가 격렬하게 움직여서 자궁
  속이 부상을 입었을 때, 무거운 태아로 인해 서혜부가 눌려서)

· 임신 중의 확장사행정맥(하지정맥류)

· 분만 후 아래로 밀어내는 것 같은 통증, 진통 같은 통증

130

· 화가 나는 꿈을 꾼다

· 울혈, 출혈 경향

· 출산 전 불면증(오전 3시에 깬다)

· 신경 통증(자궁이나 고관절의 급성 통증)

· 산후 회복이 나쁠 때(자궁이 늘어나 있는 상태를 되돌린다)

· 산후의 자궁 통증

· 난산 후 자궁이 아래로 늘어졌을 때

장소: 혈관, 신경, 비장, 관절, 유방이나 자궁의 부드러운 부위, 왼쪽

악화: 손상, 염좌, 접촉, 따뜻한 잠자리, 출산, 젖는다, 찬 음료

호전: 연속 동작

[유이]

벨리스 페레니스의 특징은 살이 찢어질 듯 아프고 격렬한 통증입니다. 아르니카와 쌍둥이 레메디입니다. 몸속 출혈에는 벨리스 페레니스가 제일 좋고, 밖으로 보이는 출혈에는 아르니카가 좋습니다.

임신 중의 좌골신경통에도 좋습니다. 이럴 때는 캘라이카브Kali-carb가 가장 좋은데 그 다음으로 좋은 레메디입니다. 그리고 아이 머리가 엄마의 신경을 건드려서 아플 때나, 고관절이 아파 걷지 못할 때 매우 효과적입니다. 큰 아이를 출산했을 때 자궁을 원래 크기로 돌려주는데 도움이 됩니다.

그리고 아르니카보다 한층 깊은 조직에 맞습니다. 제왕 절개를 했을 때

꼭 필요합니다. 깊은 조직을 깨끗하게 만들어 주기 때문에 소파 수술을 할 때는 벨리스 페레니스가 필요합니다. 간이나 자궁, 유방이나 성기, 조금 부드러운 장기에 잘 맞습니다.

또 혈관과 섬유가 있는 근육에도 좋아 근육이 잘렸을 때는 벨리스 페레니스를 씁니다. 아킬레스건이 잘린 경우에도 좋습니다. 환부를 차갑게 하면 호전되고 격렬한 통증이 있는 경우는 벨리스 페레니스가 아주 적합합니다. 동맥 경화, 뇌혈관 경화, 울혈과 손상, 만성 피로, 아래로 늘어난 자궁, 유방이 팽팽하게 붓고 아플 때, 자궁 손상, 회음 절개, 자궁 탈출, 방광 탈출, 체내 출혈 등에도 좋습니다.

그리고 체내 출혈이 밖에서 파랗게 보이면 괜찮지만, 안 보일 경우는 곤란합니다. 나중에 고열이 나서 힘이 듭니다. 그래서 그렇게 되지 않도록 미리 벨리스 페레니스를 복용하는 것이 중요합니다. 어떤 산모가 제왕 절개를 하고 나서 오랫동안 아랫배에 통증이 있었습니다. 피부를 가르고 봉합한 자리가 부풀어 올랐는데, 안은 부패한 느낌이 들었고 힘을 주면 거기가 찢어질 것 같아서 너무 기분이 안 좋다고 했습니다. 출산하고 2년이 지났는데도 통증이 있고 아르니카로도 좋아지지 않아 벨리스 페레니스를 주었는데 많이 좋아졌습니다.

몸 안에 크림을 바를 수도 없으니, 이럴 때 레메디가 큰 도움이 됩니다. 침구사는 침을 밖에서 안으로 찌르잖아요? 동종요법은 몸속에 침구사를 들여보내는 것과 같습니다. 그렇게 치유가 됩니다. 정말 굉장하죠.

정신적으로는 오전 3~5시에 깨는 경향이 있고, 화를 내는 꿈을 꿉니다.

이런 꿈은 몸의 상처가 치유되지 않는 데서 꾸게 되는 일이 많습니다.

[시기하라]

자주 사용할 경우는 낙태 수술 후와 제왕 절개 수술 후, 자연 분만일 때는 태반이 안 나와서 용수박리를 할 경우에 씁니다.

벨리스 페레니스는 진통 촉진에도 사용합니다. 자궁이 많이 늘어나 있고 진통을 시작해도 진행이 너무 느린 산모, 배가 많이 나온 산모에게 씁니다. 아이가 커서 배가 큰 것이 아니라 복근이 약하고 자궁이 많이 늘어나 있으며 아랫배를 만지면 태아까지 만져질 정도의 배입니다. 그런 사람들에게 벨리스 페레니스를 주면 자궁이 수축되어 진행이 빨라집니다. 일단 배가 큰 것 같으면 배를 수축시키기 위해 좋을 듯합니다.

또 출산 후에 배를 만져 보면 자궁 자체는 많이 수축되었고 딱딱하며 자궁저[1]도 내려왔는데, 조금씩 출혈하는 경우가 있습니다. 이것은 자궁 경부가 늘어났을 때 주로 그렇습니다. 우리처럼 '(촉진제 없이) 기다리는 출산'을 하면 분만 제2기, 자궁 문이 다 열리기까지 10시간이 걸리는데 그렇게 되면 오랜 시간 아이 머리 때문에 자궁 경부가 많이 늘어난 상태이므로 아이가 나왔다고 해도 바로 수축되지 않습니다. 이럴 경우 벨리스 페레니스가 좋습니다.

그리고 치골이개(恥骨離開), 즉 너무 큰 아이를 낳아 치골이 벌어져 산후에 걷지 못하는 증상에도 좋습니다. 예전에는 복대로 아랫부분을 세게 동

---

1 역이등변삼각형을 한 자궁의 저변에 해당하는 곳. -옮긴이

여매게 했죠. 벨리스 페레니스를 주면 치골이개를 해결할 수 있습니다.

또 태반 박리에도 쓸 수 있습니다. 박리된 태반 크기에 따라 다르지만, 납작하고 면적이 클 경우에는 출혈 부위가 크다고 볼 수 있죠. 이럴 때 출혈을 빨리 멈추기 위해 벨리스 페레니스를 쓰면 매우 효과적입니다.

[유이]

태반이 많이 커지는 원인 중 하나는 비타민E의 과잉 섭취입니다. 비타민 E가 많으면 성장호르몬을 촉진합니다. 서양 사람들이 먹는 영양제를 그대로 따라서 먹으면 당연히 과다해지죠. 인공적인 것을 먹는 것보다 자연적으로 먹는 게 좋습니다. 그렇지 않으면 태반만 커지고 태반에 독을 쌓게 됩니다.

그리고 태반이 크다고 해서 배꼽이 크고 태아에게 영양을 많이 주는 것도 아닙니다. 인공적으로 비타민E를 먹으면 거대해진 태반이 분리되기 어려워지므로 팽팽해져서 대량 출혈을 일으킵니다.

[미야자키]

저는 거의 쓰지 않는데요, 간혹 쓸 경우는 아르니카를 주어도 피로가 사라지지 않을 때나 속에 뭉친 게 있는 느낌이 들 때입니다.

Calendula (임신출산 키트 3)

칼렌듈라/금잔화: Calen.

'나는 상처를 입었어.'

습한 상처의 No.1 레메디

큰 특징

· 모든 상처, 수술 후 소독(레메디, 마더팅크처, 연고)

· 제왕 절개, 회음 수술

특징

· 회음부 통증

· 고름, 감염 예방

· 출혈, 격렬한 통증 때문에 체력이 소진됨.

· 감기에 걸리기 쉽다

· 몸이 차갑다

장소: 부드러운 부위, 척추, 간

악화: 습한 기후, 흐린 날씨, 저녁, 오한을 하는 동안

호전: 따뜻함, 걸어 다닌다, 움직이지 않고 가만히 눕는다, 따뜻한 음료

[유이]

칼렌듈라도 국화과 식물입니다. 대체로 향이 강한 식물은 모두 약초입니다. 금잔화 꽃을 뜯으면 쓴 냄새가 납니다. 쓴 것은 간에 좋습니다. 금잔화나 민들레는 간에 아주 적합한 레메디로, 간을 정화시켜 줍니다. 칼렌듈라가 소독제 역할을 하는 이유는 쓴 맛과 냄새에 있습니다.

칼렌듈라는 찰과상, 베인 상처, 상처 부위가 습한 경우(혈액이 고름으로 축축해져 잘 낫지 않을 때)에 잘 맞습니다. 칼렌듈라의 장점은 습기 찬 곳의 상처에 잘 맞는다는 것입니다. 습기 찬 곳의 상처는 치료하기 어렵죠. 예를 들어 가랑이, 귓속, 항문 주변 등이 모두 습하고 상처가 생기기 쉬운 점막입니다. 그런 부분들이 깨끗하게 치료될 수 있도록 해 줍니다.

그리고 상처를 입거나 수술을 받았을 어떤 경우에도 이 레메디와 마더팅크처, 연고를 사용할 수 있습니다. 입 속, 가랑이, 항문, 수유 시 유두의 상처 등에 모두 바를 수 있으니 꼭 써 보세요. 상처 치유를 촉진시키고 염증을 방지해 줍니다. 우리 동종요법 전문가가 쓰는 소독제입니다.

마더팅크처는 물을 끓여 세면기에 붓고 어느 정도 식힌 다음 10~20방울 정도 떨어뜨려 문제가 생길 때마다 그 물로 손을 씻고, 몇 번 쓰면 버리고 또 만듭니다. 칸디다나 구내염에도 잘 듣습니다. 마더팅크처를 희석해서 마시면서 레메디도 같이 복용하면 좋고, 연고를 발라도 좋습니다. 욕조에 넣으면 혈액 순환이 좋아지고 몸이 따뜻해집니다.

연고는 점막에도 사용할 수 있습니다. 물론 회음 절개, 제왕 절개, 유두, 유선이 막힌 자리에 발라도 괜찮습니다. 고름에도 잘 듣습니다. 저도 들은 이야기인데, 발트린선염[1]으로 붓고 성기에 궤양이 생기고 헤르페스가 생겨서 걷지 못하게 된 사람이 이 연고를 바르고 많이 좋아졌다고 합니다. 발트린선염이 있다는 것은 대개 성병에 걸렸다는 증거입니다. 칼렌듈라는 녹농균이나 연쇄구균, 농가진 등에도 좋습니다. 또 감기에 잘 걸리는 사람이나 몸이 차가운 사람에게도 좋습니다.

강간을 당한 사람에게 여러 레메디를 주었는데 좀처럼 좋아지지 않아서, "당신은 어떻게 느꼈나요?"라고 물었습니다.

그랬더니 "상처 입었다."고 하더군요.

"어디가요?"

"마음이요."

"마음만 상처를 입은 건가요?"

"성기도요."라고 해서 칼렌듈라를 주었습니다. 그랬더니 정신적으로 많이 좋아졌습니다.

[시기하라]

칼렌듈라는 외음부 상처에 습포한다고 했는데 오로, 즉 자궁이나 질에서 나오는 분비물이 나오는 산후 2~3일 정도까지는 음부가 축축해져 있으므로 칼렌듈라를 희석한 물로 습포를 해 주고 건조해지면 칼렌듈라 연고

---

1 발트린선은 질 입구 항문 쪽 좌우에 있어서 성교 때 윤활제 역할을 하는 점액을 분비하는 분비샘을 가리키며, 발트린선 입구에 세균이 들어가 감염돼서 염증을 일으킨 상태가 발트린선염입니다. -옮긴이

를 바르라고 합니다. 그리고 젖을 물리면 항상 유두가 갈라져 굉장히 아픈데, 이 연고로 충분히 치유할 수 있습니다. 다만 아래(외음부)에 바르는 손가락과 위(유두)에 바르는 손가락은 달리해 주세요. 이 연고가 있으면 아주 편합니다.

아토피 피부염 때문에 건조해질 때는 다른 것을 사용하지만, 짓무른 경우에는 연고가 좋습니다. 또 유이 선생님도 말씀하셨듯이, 벨리스 페레니스는 깊은 상처에 좋지만, 아로마를 하시는 분은 아실지도 모르겠는데 칼렌듈라는 치유를 줍니다. 그러므로 마음의 상처에도 잘 맞습니다.

어느 30대 여성이 4년제 대학을 나와서 회사에 다니다가 해외 유학을 갔어요. 그 분은 아픈 사람을 치료하는 일을 하고 싶다며 간호 학교에 들어갔습니다. 그러니까 서른 살이 되어 대학에 다시 들어간 셈이죠. 부모가 부자라서 학비와 생활비를 대주었다고 합니다. 그 분은 우울증과 월경전증후군이었는데 저희 조산원에 실습하러 왔습니다. 그때 도호쿠에 있는 집으로 날마다 전화하지 않으면 불안하고 초조해서 잠을 잘 수 없다고 했습니다. 그 때문에 다음날 아침이면 실습에 나올 수 없는 상태가 반복되었죠. 그래서 "유이 선생님께 가보세요."하고 보냈습니다.

동종요법 전문가들이 많이 쓰는 QX SCIO라는 에너지 측정기로 그 분을 검사했더니 가장 중요한 레메디로 칼렌듈라, 어떤 면으로 봐도 칼렌듈라가 나왔습니다. 그래서 "수술을 한 적이 있습니까?" "어렸을 때 사고를 당했습니까?" 등 여러 가지를 물어봤는데, 그녀는 부상을 입은 적이 없다고 해요. 그래서 유이 선생님께서 "당신은 왜 어머니를 떠날 수 없습니까?"라고 물었습니다.

　그녀의 아버지가 개업 의사였고, 어머니는 물질적으로는 유복했지만 남편의 배려가 없으면 참지 못하는 사람이었습니다. 하지만 아버지는 환자를 보느라 바빴고, 밤에도 의사 모임 등이 있어서 어머니에게 신경을 써주지 못했죠. 그래서 그녀가 어렸을 때 어머니는 손목을 세 번이나 그었으며, 피가 흐르는 손목을 그녀에게 보여주었다고 합니다. 그것을 본 그녀는 '내가 없으면 엄마는 죽을 것 같다.'고 생각한 것입니다. 그 때부터 어머니를 떠나지 못하게 되었죠. 그런 그녀를 보고 걱정한 아버지가 어른이 되었으니 집에서 떠나라고 도쿄에 보냈지만, 전화를 안 할 수 없어서 일하기도 힘든 상태였습니다. 그래서 칼렌듈라가 나왔던 거죠. 어머니는 손목을 그었지만, 딸은 마음을 잘린 것입니다.

　결국 그 분은 꽤 많은 레메디를 처방 받았고 결혼을 했습니다. 전화를 해서 "시어머니가 예뻐해 주셔서 매일 행복해요."라고 하길래, "친정어머니는 어떻게 지내세요?"라고 물으니 "어머니는 저를 대신할 것을 찾은 것 같아요."라고 하더군요.

[미야자키]

　그런 일상적인 이야기를 들을 때마다 동종요법에 매우 감탄하게 돼요. 처방한 레메디 하나가 딱 맞아떨어질 때면 저희가 놀라게 되죠.

　저는 유두에 상처가 많이 있는 사람에게 가끔 칼렌듈라를 쓸 때가 있습니다. 그런 사람들은 대개 유선이 막혀 있어서 배출 작용을 하는 실리카

12X도 씁니다. 실리카 30C는 사용법이 조금 까다로워서 12X를 보통 쓰는데요. 그래도 좋아지지 않을 경우에는 칼렌듈라를 사용합니다. 하지만 상처가 많지 않을 때는 잘 쓰지 않아요.

Carbolic-acid (임신출산 키트 4)

카볼릭 액시드/석탄산: Carb-ac.

'머리가 아파'

격렬한 두통과 구토

큰 특징

· 전신 쇠약

· 심신이 다 기력이 없다

· 후각이 민감하다, 구역질이 멎지 않는다

· 돌발적으로 시작된 강렬한 아픔, 불타는 것 같은 통증

· 악취가 있는 분비물이 나오는 출산열

· 뇌압을 내린다

특징

· 자궁의 위치 이상

· 식욕 감퇴, 자극적인 음식이나 담배를 갈망한다

· 입 냄새가 심하고 변비가 있다

· 임신 중의 구토 · 구역질, 토사물은 진한 녹색

· 입에서 위에 걸쳐 불타는 것 같은 느낌

· 액체를 마시면 토한다, 악취가 나는 분비물
· 앞이마의 강렬한 두통을 수반한 임신 중 구토

장소: 점막, 심장, 혈액, 호흡, 중추신경
악화: 진동, 독서, 임신, 머리를 빗을 때

[유의]

카볼릭 액시드는 많이 쓰이지 않는 레메디지만, 체독을 배출한다는 큰 목적이 있습니다. 까만 소변과 설사, 긴장으로 인한 소화 불량, 무감각, 운동 신경 마비가 왔을 때 사용합니다. 마취를 하면 이런 증상이 나타납니다.

자궁 경부가 썩어 문드러졌을 때나 산욕열에 효과가 좋아서, 여러 체독이 쌓여 있을 때는 카볼릭 액시드를 줍니다. 수두증이나 뇌부종에도 카볼릭 액시드를 사용합시다. 중추 신경에 빠르게 반응하기 때문에 아이가 움직이지 않는 등 운동 마비 증상이 있을 때는 일단 큐프럼**Cuprum**과 번갈아 가며 이 레메디를 투여해 봅시다.

자궁, 난소에서 독소가 많고 엄청난 양의 악취 나는 분비물이 나옵니다. 이것은 자궁 경부가 부패했거나 궤양이 있다는 증거입니다. 또는 아이에게서 엄청난 냄새가 나는 냉이 나올 때 사용합니다. 그 냉은 나오면 환부가 얼얼합니다. 아이의 뇌압이 높으면 아이들은 이를 악물고, 밤에 잘 때는 이를 갑니다. 그럴 때 이 레메디를 사용하면 뇌압을 내려 줍니다. 고창, 복부 가스에도 카볼릭 액시드를 써 보세요.

Carbo-veg (임신출산 키트 5)
카르보 베지/목탄: Carb-v.

"……." (말이 없음)

만성 피로인 현대인들에게 가장 필요한 레메디

큰 특징

· 소생의 레메디, 태어나자마자 숨을 쉬지 않는 아이(지금까지 이 레메디
　로 많은 사람이 도움을 받았다)

· 생기가 없고, 활기도 없으며, 축 늘어져 있고 차가운, 거의 죽어가는 아
　이

· 양수 혼탁 (모체의 산소 결핍으로 인한)

· 몸은 차갑고, 기력이 없고, 빈혈로 창백한 얼굴

· 배에 가스가 가득차서는 나오지 않고(수술을 한 뒤 등) 통증을 동반한다

· 호흡 곤란

· 산소 결핍 때문에 쓰러졌을 때

· 산소 결핍으로 찬 공기를 마시고 싶어 한다, 위를 보고 싶어 한다

특징

· 온몸이 차갑고 숨까지도 차갑다

· 얼굴 표정이 절박하고 창백하며 전체적으로 늘어져 있다

· 조금만 움직여도 피곤해한다

· 항상 구역질을 하고 입 냄새가 난다

· 혈액 순환이 나쁜 사람

· 소화 불량

· 치질(탈항되고 검푸르게 부은 치질), 점액이 나오고 가렵다

· 설사인데 잘 나오지 않는다

· 너무 살이 쪄서 몸이 무겁다, 먹은 것이 소화되지 않은 채 내장에 쌓여 있다

· 배가 너무 커서 산소 결핍이 되고 숨이 차며 안색이 좋지 않은 임산부

· 정맥류(외음부 바깥쪽에 생긴다)

· 과거에 중병을 앓았고, 목욕을 하면 현기증이 나는 사람.

· 밤에 이불을 덮고 잘 때 나는 종아리 경련(쥐)

· 산달에 일어나는 천식 · 호흡 곤란(태아의 성장으로 복부에 압력이 커져서)

· 출혈은 소량, 검은 피와 핏덩어리가 있고, 근육은 늘어져 있으며, 냄새 나는 출혈

· 복고 부전[1]

· 수술할 때 의사로부터 부당한 취급을 받고, 그로 인해 분노함으로써 상처 부위의 접합이 늦어지고 배에 가스가 찬다

---

1 출산 후 자궁수축이 제대로 되지 않아 자궁이 커진 상태 그대로 질 출혈이 계속되는 현상. -옮긴이

· 수술 후 충격으로 무반응이 된다

· 의식 불명

· 수유를 오래 해서 체력이 소모되었을 때

· 산후 탈모

· 아기가 쇠약하고 청색증이며 반사가 느리지만 자기 힘으로 호흡이 가
  능할 때

장소: 점막, 소화관, 위, 심장, 정맥 순환, 혈액, 후두부, 왼쪽

악화: 온기, 누울 때, 아침과 저녁, 피로, 무더운 날씨, 몸을 식힐 때, 탈수
  (체액 상실)

호전: 트림, 시원한 공기, 창문을 연다, 바람을 쐰다, 눕는다, 발을 올린다,
  허리 부분의 옷을 풀어 준다

[유이]

카르보 베지는 숯으로 만들었고 소생의 레메디입니다. 그래서 말이 없
습니다. 왜냐하면 가사 상태로 태어나 죽어가고 있기 때문입니다. 많은 사
람을 구해낸 레메디죠.

산소 결핍 상태로 태어난 아기, 담배를 너무 많이 피우거나 연기가 많은
곳에서 사는 사람들에게는 카르보 베지가 필요합니다. 몸이 차갑고 기력
이 없으며, 피부가 파랗거나 창백하고 호흡 곤란이 있을 경우에도 이 레메
디가 한몫합니다.

출산 중에 카르보 베지를 정기적으로 복용하면, 아이가 호흡 곤란으로 질식사하는 것을 막을 수 있습니다. 태어났는데도 전혀 울지 않는 아이에게는 이 레메디를 입술과 잇몸 사이에 넣어 주고, 그래도 울지 않을 때는 등을 두드려 주세요. 가장 먼저 먹어야 할 레메디입니다. 인도의 한 동종요법 전문가는 '죽음의 입구에서 되돌아오게 하는 레메디'라는 긴 이름을 붙였습니다.

산소 결핍인데 왜 탄소를 넣느냐고 생각하시겠죠. 우리의 호흡이 어떻게 이루어지는지 아세요? 깊이 호흡하려면 산소의 5배에 해당하는 이산화탄소가 있어야 합니다. 그래서 이산화탄소의 역할이 매우 중요합니다. 숯은 이산화탄소는 아니지만, 산소가 하나도 없습니다. 산소 결핍이라는 점은 똑같죠. 카르보 베지를 주면 산소가 하나도 없다고 느껴 숨을 쉬기 시작합니다.

생기가 없고 활력이 없는 카르보 베지 같은 사람의 특징은, 겨울에도 부채질을 하고 싶어 합니다. 산소가 부족하기 때문이죠. 몸이 차가워졌는데도 밀폐된 실내 공기는 싫고, 바깥공기를 들어오게 하기 위해 창문을 열고 싶습니다. 그 정도로 산소가 결핍되어 있습니다. 어디를 가도 피로가 풀리지 않고 정신적인 스트레스가 많은 현대인들에게는 카르보 베지가 필요합니다. 많이 지친 여성이나 남성도 카르보 베지를 복용하는 것이 좋습니다.

예를 들어, 팝콘을 먹으면서 텔레비전을 보고 콜라를 마시면서 햄버거를 먹고 있는 아이가 있습니다. 정리는 전혀 하지 않습니다. 이런 아들을 보고 엄마는 왜 이런 아이를 키웠나 생각합니다. "왜 너는 치우지를 못하느냐?"고 화를 내는데, 아이는 "몸이 무거워." 그럽니다. 그 아이는 제왕 절개로 태어났고, 최근 키가 많이 컸습니다. 몸이 너무 나른하고 항상 어깨로 호흡하면서 큰 한숨을 내쉽니다. 아이는 산소가 결핍된 상태여서 카르보 베지를 적극 처방했습니다. 그 결과 게으름은 사라졌지요.

아무리 화를 내도 이런 아이들은 카르보 베지를 복용하기 전까지는 아무 것도 하지 않을 겁니다.

생명력이 없는 것이 카르보 베지의 주된 특징입니다. 그러므로 유산이 됩니다. 검은 피가 조금씩 나옵니다. 빈혈인 사람, 전부터 출산이 복잡했거나 유산하기 쉬운 사람은 카르보 베지를 복용하는 것이 아주 중요합니다.

그리고 전에 겪은 난산 등으로 체력이 회복되지 않은 사람이 또 출산할 경우에는 반드시 카르보 베지가 필요합니다. 체력 부족에는 시케일리**Se-cale**, 정신적으로 피곤할 경우에는 칼리포스**Kali-phos**가 좋습니다.

첫째, 둘째를 계속 난산으로 출산한 분이 있었는데 이 분의 셋째 아이는 1시간 정도의 진통으로 아주 수월하고 건강하게 태어났습니다. 왜 그런지 짚어 보니, 그녀가 임신 중에 복용했던 것은 카르보 베지와 바이탈 솔트였습니다. 카르보 베지는 일주일에 1회(아침 · 점심 · 저녁), 바이탈 솔트는 아침 · 점심 · 저녁 하루 3회씩 복용했습니다. 그걸로 충분했죠.

또 카르보 베지는 정맥 · 동맥 · 혈관에 도움이 되는 레메디로, 혈전이 잘 생기는 사람, 그리고 출혈이 잘 멈추지 않는 사람에게 좋습니다. 예를 들어 잇몸, 생리, 출산 후에 출혈이 있는데 멈추지 않을 경우입니다.

하지만 잇몸의 경우는 당뇨병 또는 간염과 관련이 많습니다. 잇몸에서 출혈이 있는 경우는 이 두 가지를 기억해 두세요.

간염인지, 당뇨병인지를 생각해야 하고 칸디다증으로 잇몸에 곰팡이가 있거나 아메바가 있는 건지도 고려해야 합니다. 간염, 당뇨병, 칸디다증으로 잇몸에서 피가 나는 사람들은 덥고 습한 여름 날씨에 탈진 상태가 됩니다. 6월, 7월, 8월에 좀처럼 맥을 못 추는 사람에게는 카르보 베지나 머큐리어스Mercurius가 잘 맞습니다.

위를 포함한 소화기관이 처져 있는 하수증 상태가 카르보 베지입니다. 산달에 산소가 부족해 양수가 녹색으로 탁해질 때, 아기가 자신의 태변을 먹었을 때에도 적합합니다.

[시기하라]

출산 중에 아이의 심장 박동이 줄어들면 일단 어머니에게 카르보 베지를 줍니다. 그런데 이 레메디가 맞지 않을 경우에는 일찌감치 병원에 보내는 게 좋습니다. 조산원에서 오랜 시간 있다가 아기가 약해진 상태로 병원에 가는 것보다 카르보 베지를 복용하고 회복되지 않으면 바로 보내는 게 좋습니다.

카르보 베지 자체에 산소가 있는 것은 아니기 때문에, 입 속에 레메디를 넣고 어머니에게 심호흡을 시키거나 만약 산소가 있으면 주입을 하고 창문을 열어 깨끗한 공기가 들어오게 해 줍니다. 그렇게 해서 회복될 기미가 보이면 아직 자연 치유력이 있다는 뜻이고, 조금 더 버틸 만하다고 판단합니다. 회복 상태가 나쁜 것 같으면 어머니를 설득시켜 병원에 보내는 것이 좋습니다.

아울러 태어난 아기의 울음소리가 좋지 않거나 안색이 나쁠 때도 카르보 베지를 씁니다. 기도가 열려 있지 않으면, 카르보 베지를 아무리 주어도 아기는 회복하지 않습니다. 아기의 첫 울음소리는 일단 숨을 들이켜고 내쉴 때 나오는 것이기에, 들이마실 때 양수를 마셔 버리면 울음소리가 나빠지므로 소리를 내기 전에 양수를 빼주는 것도 중요합니다.

그리고 카르보 베지를 주고 탯줄을 자르지 않으면 꽤 오랜 시간 아기를 회복시킬 수 있는 가능성이 있기 때문에 서두르지 않아도 됩니다. 먼저 탯줄을 잘라 버리면 자력으로 숨을 쉬지 않는 한 서둘러야 하지만, 몇 분 정도는 탯줄로부터 산소가 가기 때문에 서두르지 않고 아기를 회복시키면 됩니다.

얼마 전에 RAH 5기생이 출산을 했는데, 그분은 고령 출산이기도 하고 여러 문제가 있어서 남편이 계속 옆에서 지켜봐 주는 가운데 병원에서 출산했습니다. 출산하는 동안 "아내가 지금 이런 상태인데 어떤 것을 주면 될까요?" 하고 30분 간격으로 전화가 왔습니다. 제가 조금 떨어진 장소에 있어서 "레메디는 이걸 주고 저걸 주고…."하고 지시했더니 맨 마지막 단계에서 "아내가 너무 힘들어하는데 제가 뭘 하면 좋겠습니까?" 하더군요. "당신에게 맡기겠습니다. 저는 그 자리에 없고 남편 분은 옆에 계시니, 정말 괴로운 사람은 아내 분이니까 스스로 생각하세요."라고 했습니다.

나중에 들은 얘기인데, "선생님이 그렇게 말씀하셔서 저는 키트를 열심히 들여다봤습니다. 그리고 카르보 베지를 주어야겠다고 결심했습니다."

라고 남편이 그랬다는군요. 바로 산모에게 필요한 레메디였죠. 왜냐하면 태어난 아이는 목에 탯줄을 감고 있었다고 합니다. "위험했습니다."라는 의사의 말을 듣고, "내가 맞게 대처했구나 하는 자신이 생겼습니다."라고 남편이 말했다는군요. 어떤 레메디든 상관없을 때도 있습니다. 궁극의 상황에서는 정확하게 들어맞지 않는 레메디도 효과를 발휘합니다.

요컨대 본인의 자연 치유력을 흔들어 주는 것이기 때문에 그렇게 심각하게 생각할 필요가 없는 경우도 있습니다. 응급 상황에서는 말이죠. 그리고 본인이 레메디를 원할 경우라면 뭐든 효과가 있을 수도 있습니다. 또 감이 좋은 사람이나 아이들의 경우는 자기가 필요한 레메디를 스스로 선택합니다. 그래서 부모가 어떻게 해야 할 지 모를 때 아이에게 골라 보라고 하는 게 좋을 수도 있습니다. 아이는 필요 없으면 레메디를 거부합니다. 필요할 때는 신이 나서 좋아합니다. 아이는 자신에게 필요한 것을 잘 알고 있다고 생각합니다.

[미야자키]

저는 아기의 안색이 파랗게 질릴 때 카르보 베지를 사용합니다. 그 전에 아코니튬이나 아르니카를 사용하면 대체로 좋아집니다. 그래도 안색이 푸르고 기운이 없을 때 카르보 베지를 쓰지요. 제 경험인데요, 도쿄에서 수업을 받던 중 목이 경직되었기에 키트를 갖고 있던 친구한테 부탁해서 키트를 열었더니 바로 머큐리어스가 눈에 들어오더군요. 머큐리어스는 수은으로 만든 레메디입니다. 수은은 치아 충전재인 아말감의 원료이고, 이렇게 치아에 수은으로 만든 충전재를 한 사람은 무리하면 턱관절이 아플 수 있거든요. 내가 필요한 레메디는 이렇게 바로 눈에 들어오는 거구나 싶었습니다.

[유이]

키트를 열심히 보고 있으면 가장 중요한 한 가지가 빛나 보일 때가 있습니다. 동종요법이라는 것은 고통 속에서 인간이 은혜를 얻을 수 있는 가장 바람직한 치료법이 아닐까 합니다. 7살 아이는 주택 금융 지원 기구에 관한 일이나, 어떻게 하면 돈을 벌 수 있을지 고민하지 않습니다. 마음을 비운 사람에게는 그런 직감이 있습니다. 전달자의 역할을 할 수 있으려면 마음을 비워야 하는데, 정말 쉽지 않은 일이기는 하죠.

얼마 전 영국에 열흘 동안 출장을 갔다가 돌아오는 비행기를 탔습니다. 지난번에는 영국인 아저씨가 이코노미 증후군으로 제 앞에서 쓰러지는 바람에 레메디를 주느라 정신이 없었습니다. 또 그런 일은 없겠지 했는데, 이번에는 영국인 아주머니가 제 눈앞에서 쓰러졌습니다. 또냐……, 하고 제가 카르보 베지, 아르니카, 아코니튬 하고 읊었더니 같이 온 일행들이 일어나서 레메디를 꺼내 주더군요.

"네, 제가 가진 건 1M 포텐시인데요."

"자, 여기 있어요."

눈이 움직이기 시작했을 때 제 역할은 끝이 났습니다. 그럴 때는 카르보 베지를 입 속에 넣지 않고 입술과 잇몸 사이에 넣습니다. 왜냐하면 죽어가는 사람의 기관이 막히면 안 되기 때문입니다. 또 양귀비 씨앗만한 크기라면 막힐 위험이 없기에 좋습니다.

사람이 쓰러져서 의식이 없을 때는 바이탈 포스, 즉 생명력이 빠져 나갑니다. 완전히 빠져 나가면 아무리 레메디를 투여해도 소용없습니다. 왜냐하면 레메디는 생명력에 힘을 불어넣기 때문입니다. 만약 쓰러지면 제일먼저 강심제도 아니고 청진기도 아닌 카르보 베지를 주어야 합니다. 바이탈 포스가 다 사라지기 전에 이 레메디를 투여하지 않으면 안 됩니다. 그래서 2년 연속 카르보 베지를 사용했는데, 왜 하필 제 앞에서 쓰러졌는지는 모를 일이죠. 이번에는 JAL에서 크로스라는 브랜드에서 만든 펜과 5천 엔상품권을 보내 주었습니다(전에는 주지 않았는데요).

비행기 안에서는 무슨 일이 일어날지 모릅니다. 비행기에 의사가 없을지도 모릅니다. 그래서 저는 승무원들이 동종요법을 배웠으면 합니다. 비행기 안에서 아이들이 배가 아프다거나 귀가 아파서 우는 아이가 있으면 머큐리어스를 주면 바로 좋아집니다. 배에 통증이 있고 가스가 찼을 경우에는 카르보 베지 아니면 카모밀라Chamomilla가 좋습니다. 훈련하면 모두 사용할 수 있는데 말이죠….

아무튼 카르보 베지는 산도에 걸려서 숨을 못 쉬게 된 아이의 레메디입니다. 이런 아이는 커서 담배 피우는 사람이 될 수도 있습니다. 담배를 피워서 또 다시 산소 결핍이 되려고 하는 나쁜 버릇이 생깁니다. 난산으로 태어난 사람은 대체로 담배를 피우고 중독되는 사람이 많습니다.

Caulophyllum (임신출산 키트 6)
콜로파일럼/꿩의다리아재비: Caul.

'아래로부터 찌르듯 아파!'
출산 과정을 조정하는 출산의 No.1 레메디

큰 특징

· 진통 제1기를 촉진하는 레메디(하지만 최소한으로 복용)
· 진통이 주기적으로 오지 않는다
· 과로 때문에 진통이 늦어지거나 멈춘다
· 진통이 너무 심하다
· 출산 시간이 길고 난산일 때(과로·피로)
· 과로·피로·쇠약·떨림·경련성 통증·신경 흥분을 수반한 자궁 기능 장애
· 임신 중·분만 시·수유기 질환

특징

· 자궁경부 무력증 때문에 자궁 입구를 묶는 자궁경부 봉축술을 받아 임신을 유지한 산모
· 습관성 유산(자궁 근육이나 자궁 경부가 약해 임신을 유지하지 못하는 사람.

임신 4개월쯤 출혈이 있고 유산 전에는 진통과 같은 수축과 통증이 있다)

· 임신 중 다리 경련(쥐)

· 출혈 예방

· 자궁이 울혈된 느낌[1]

· 가진통[2]

· 진통이 늦어질 때(초산의 불안 · 출산에 대한 나쁜 이미지 · 지난 번 출산이 잘 되지 않았을 때의 불안 · 태어날 아이의 환경에 대한 불안)

· 위가 경련하듯 경직되어 분만이 늦어질 때

· 진통은 짧게 찌르는 것 같고 방광이나 서혜부 근처가 마비되어 아프지만, 아프기만 하고 진통의 효과는 별로 없다

· 수축은 미약하고 허벅지까지 느낌이 온다

· 진통 중에 목이 마르다(임산부의 목이 마르지 않고 콜로파일럼을 사용해도 효과가 없을 때는 젤세미움이 좋다)

· 자궁 상부의 수축이 없는데 자궁 하부의 수축이 있을 때 자궁 상부 수축을 촉진

· 자궁 경부가 굳어져 잘 열리지 않는다

· 걱정이 많고, 초조하며, 부들부들 떨리고, 오한도 느낀다. 몸은 차갑고

---

1 자궁이 후굴되었거나 자궁내막에 피가 고였을 때 이런 느낌이 있으며 절박유산의 전조증상이 기도 합니다. -옮긴이

2 임신 중에 일어나는 불규칙적인 자궁 수축을 말합니다. 임신 말기가 되면 빈도나 강도가 증가하여 출산 직전의 진통으로 오해되기도 합니다. -옮긴이

신경질적이며 쉽게 흥분하는 여성

· 당기는 듯한 경련성 통증으로 통증이 여기저기 돌아다니는 느낌

· 자궁 경부가 경직되어 분만 지연

· 출산 때 고열

· 태반 박리가 진행되지 않는다(이때 몸이 부들부들 떨린다)

· 참을 수 없는 후진통이 하복부 전체와 서혜부로 퍼져 나간다

· 유산이나 분만 후에 잘 회복되지 않을 때(자궁이 이상하게 커진 상태로 유지될 때)

· 출산 후 손발의 마비

장소: 여성 생식기, 신경, 점막, 목 근육, 하지, 소관절

악화: 임신, 월경이 시작되었음에도 생리혈이 좀처럼 시원하게 나오지 않을 때, 바깥공기, 저녁, 커피, 동작

호전: 온기 · 찜질

[유이]

콜로파일럼은 특히 자궁이 아플 때 씁니다. 전체적으로 아픈 게 아니라, 자궁을 밀어 올리듯 아픈 사람은 자궁의 활동만 둔한 상태죠.

진통은 위에서 일어나야 합니다. 위에서 일어나 아래로 밀어 내리지 않으면 안 되는데, 아래로부터 위로 밀어 올리듯이 통증이 있는 경우에는 자궁 경부만 진통이 일어나죠. 그러므로 진통이 일어날 때마다 아이는 점점

위로 올라오니, 당연히 태어날 수가 없습니다. 아이가 나오려 하는데 나올 수가 없는 거죠. 자궁 경부가 잘 열리지 않고, 자궁 아래쪽에 격렬한 통증이 느껴집니다.

통증은 진통의 경우에는 자궁 아래쪽에 있는데, 진통이 아닐 경우에는 통증이 여러 곳으로 옮아가 신경에 작용합니다. 자궁 상태가 나쁠 경우에는 허벅지까지 통증이 격렬하게 뻗칩니다. 침으로 찌르는 것처럼 질 안쪽의 자궁 경부가 아프면, 자궁경부암이나 자궁 경부에 심한 염증이 있을 가능성이 있습니다.

진통이 짧고 칼로 찌르는 듯 아플 때는 전체적으로 진통이 일어나지 않는다는 뜻입니다. 방광이나 서혜부가 격렬하게 아픕니다. 과로 때문에 진통이 늦어지거나 진통이 멈추었거나 할 때도 콜로파일럼이 좋습니다. 아무튼 콜로파일럼은 출산이라는 상황에서 중요한 레메디라는 사실을 잊지 마세요. 콜로파일럼은 자궁 상부의 수축을 촉진합니다. 진통이라도 진진통이 아닌 가진통이 잘 일어나는 사람, 습관적으로 유산하는 사람, 3개월이나 4개월에 유산이 일어나는 경우에도 콜로파일럼이 좋겠죠. 자궁내막증이 있는 사람은 그런 경향이 강합니다.

또한 콜로파일럼은 생리통이 심한 사람의 레메디입니다. 특히 아래에서 봉으로 밀어 올리는 듯 아픈 생리통에 씁니다. 콜로파일럼 경향인 사람은 초조하고 침착성이 없으며 화를 냅니다. 그리고 덜덜 떨며 추위를 탑니다. 말이 험하다고 해야 할까요, 심술궂습니다. 자궁이 느슨하고 빠지거나 늘어져 있죠. 왜 그렇게 되냐 하면 아이를 몇 번이나 유산했기 때문입니다. 아이를 여러 번 유산하면 자궁내막증이 되거나 생리통이 심해집니다. 그러므로 임신하려면 자궁 내막을 깨끗하게 해서 생리통을 치료하는 것이 중요합니다. 자궁내막증=생리통인 것은 아니지만 큰 관계가 있습니다. 그때 콜로파일럼을 먹으면 굉장히 편해지고 자궁이 깨끗해집니다.

콜로파일럼은 뒤에 소개할 젤세미움Gelsemium과 아주 닮았기 때문에, 콜로파일럼을 먹어도 자궁 하부의 통증이 좋아지지 않을 때 젤세미움을 먹으면 좋습니다. 진통 중에는 목이 마르는 것이 보통인데, 목이 마르지 않으면 젤세미움이 좋겠죠.

조기 출산은 자궁경부의 힘이 약하다는 뜻입니다. 그럴 경우에도 콜로파일럼을 씁니다. 아울러 자궁 경부에 문제가 있어서 열리기 쉬울 경우에는 36~37주가 되면 섹스를 하지 마세요. 하면 바로 열려 버리니까요.

진통처럼 아픈 생리통으로 몸져눕는 사람에게도 콜로파일럼은 좋습니다. 콜로파일럼은 류머티즘이나 신경통에도 잘 맞습니다.

[시기하라]

'2001년 조산원 분만'이라는 책에 실린, 1월 1일부터 12월 31일까지 저희 조산원(아직 오픈한지 얼마 안 되었던 때라 53명뿐)의 데이터를 말씀드리겠습니다. 초산과 경산, 합쳐서 53명 중 예정일 전후 일주일(39주 0일부터 40주 6일) 사이에 낳은 사람이 68퍼센트였습니다.

저희는 대체로 초산인 분은 36주부터 콜로파일럼 200C를 1주일에 1개씩 복용하도록 합니다. 예정일까지 5개죠. 봉투에 넣어 복용 날짜를 적어 주고, 예정일이 월요일이면 매주 월요일에 먹게 하면 좋습니다. 주 1회 복용하도록 하는 거죠. 그래도 예정일 전후에 딱 맞춰 출산하는 분은 68퍼센트였습니다. 콜로파일럼은 예정일만이 아니라, 출산에 딱 맞는 시기까지 아기를 성숙시켜 줍니다. 감이 다 익으면 바람이 불기만 해도 똑 떨어지잖아요? 그리고 떨어진 나뭇가지는 바래 있지 않습니까. 떨어져야만 하기 때문에 자연적으로 떨어질 때는 산들바람만 불어도 떨어집니다. 하지만 3일 후에 떨어질 예정인 감을 지금 먹고 싶다고 생각하면, 일부러 떼어내지 않는 한 떨어지지 않죠.

요컨대 콜로파일럼은 자연적으로 출산 예정일 근처의 적당한 시기에 낳을 수 있도록 해 줍니다. 그러므로 기다리면 저절로 나올 확률이 높아집니다. 하지만 병원은 예정일을 초과하면 기다려 주지 않습니다. 대학병원 등은 1주일, 41주 0일까지 기다리려면 몇 번이나 전화하고 편지 쓰고 직접 가서 태동 검사도 받아서 이상 없다는 사실을 증명하지 않으면 안 됩니다. 그래도 1주일밖에 기다려 주지 않습니다. 조금만 지나도 바로 입원해서 유도분만을 시킵니다. 그러므로 아기에게 맞는 시기에 나올 수가 없는 거죠. 그래서 콜로파일럼은 초산에 한해서는 모두 복용하도록 합니다. 그렇게 하면 반 이상의 산모들은 적당한 시기에 아기를 낳을 수 있어요.

그리고 출혈 양을 말씀드리자면, 이중에는 경산부도 있었으니 콜로파일럼을 복용한 분들이 다는 아니지만 분만 시와 그 후 1시간, 총 2시간 동안의 출혈 양이 200cc 이하였던 경우가 77퍼센트였습니다. 콜로파일럼은 불필요한 출혈을 하지 않게 해 줍니다. 그리고 경산부는 보통 분만이 빨리 진행되므로 생략하고, 콜로파일럼을 확실히 복용한 초산모 21명의 분만 소요 시간을 보면 진통 시작부터 아기가 나올 때까지 1, 2기를 합친 결과 8시간에서 10시간 이내의 사람이 52퍼센트였습니다. 콜로파일럼은 진통이 매끄럽게 진행될 수 있도록 해주므로 초산모는 36주부터 줍니다. 예정일을 꽤 넘겼다거나 출산 시작 이후 50시간 넘게 걸릴 경우는 다른 레메디를 고려해야 합니다.

[미야자키]

저희 경우는 임신 때부터 오시는 분들은 "37주부터 드세요."라고 합니다. 복잡하게 생각 말고 37주부터 먹으면 된다고요. 그러면 체조 같은 것도 병행해서인지 쉽게 태어나는 경우가 많습니다.

어떤 분은 7개월이 되었을 때 절박 유산이 되어 자궁 입구가 조금 열렸습니다. 병원에 갔더니 자궁 문이 열려서 수술해야 한다고 해서 저한테 전화를 했습니다. 콜로파일럼을 가져가서 병원에서 복용하도록 했습니다. 그렇게 했더니 그분이 "근육이 꽉 조이는 느낌이 들었어요."라고 하셨고, 나중에 내진을 했을 때는 정상으로 돌아와 있었죠. 정말 그런 신기한 일이 일어난답니다.

[유이]

제가 환자들에게 "촉진제는 복용했어요?"라고 물으면, 대체로 "안 먹었어요."나 "모르겠어요."라고 대답합니다. 하지만 의사는 '진통 촉진제'라고 하지 않습니다. "자궁을 부드럽게 해줄 뿐입니다."라든가 "이걸 복용하면 출산이 수월해집니다."라고 하죠. 그러므로 그런 말을 들으면 촉진제라고 생각하세요.

아사푀티다Asafoetida라는 레메디가 촉진제의 해에 잘 맞습니다.

Chamomilla (임신출산 키트 7)

카모밀라/독일 카모마일: Cham.

"더는 못 참겠어!"

통증에 약하고 화를 낸다

큰 특징

· 심한 <u>분노</u>, 폭발, 심한 신경과민, 조급함, 짜증
· 매우 까다롭고 뭘 해도 마음에 들지 않는 사람, 히스테리
· <u>너무 아파서 "이제 죽고 싶어!"라고 큰 소리로 외치는 경우</u>, <u>통증으로</u>
  <u>인한 절망</u>
· 치아가 나면서 아플 때
· 강렬한 통증과 악취가 나는 설사(녹색 · 계란 썩는 냄새)

특징

· 임신 중 두통
· 진통은 저리는 듯한 통증
· 분만 때 요통
· 분만 때 수축이 효과가 없고 자궁 경부가 넓어지거나 부드러워지는 것
  이 늦어질 때

- 분만 때 자궁 경부가 경직되거나 수축이 강해졌다 약해졌다 하는 것이 반복될 때
- 분만이 늦어지거나 멈추었을 때
- 분만 때의 피로는 심한 통증을 동반
- 후진통은 참을 수 없이 아프다(특히 수유할 때)
- 수유할 때 허리 근처에 경련성 통증이 있다
- 분만 중의 불면과 짜증, 이후 복용한 약의 부작용
- 가족에게 말할 때 항상 시비조에 입이 거칠다
- 이상한 짜증, 불쾌함, 시비를 잘 걸며 흥분하기 쉽다
- 생각한 대로 되지 않을 때, 아플 때 화를 낸다
- 열이 체내에 쌓여 뜨겁다
- 누군가가 말을 거는 것, 접촉하는 것에 대한 혐오
- 위(胃)에서 감정을 느낀다
- 뜨겁고 목이 마르다, 뜨거운 땀과 통증
- 한쪽 볼이 붉다
- 화를 내면 쥐가 난다
- 아이가 초조해하며 입 안에 손가락을 넣는다(이가 날 때)
- 버럭버럭 화를 내는 아기, 안아주기를 바라지만 좀처럼 기뻐하지 않는다
- 화를 내는 아기, 손발이 잘 움직이고 아주 무서운 얼굴을 하고 있다

장소: 정신, 신경, 감정, 점막(소화관), 간, 여성과 아기, 생식기, 왼쪽

악화: 분노, 커피, 냉기, 저녁, 밤, 바깥공기, 남과 이야기하거나 남을 볼 때

호전: 아무것도 안 입었을 때, 발한, 차가운 것을 댈 때, 온화한 기후, 열

[유이]

카모밀라는 국화과 레메디입니다. 카모밀라는 "이제 못 참겠어!"라고 합니다. "아, 참을 수가 없어."가 아니고, "야! 못 참겠다고!"입니다.

카모밀라가 필요한 분은 예전에 흠씬 두들겨 맞았다든가 속았던 경험을 한 사람이 많습니다. 그때의 일을 용서할 수 없다거나 정말이지 원통하다고 하죠. 그런 사람은 진통할 때 머리를 헝클어뜨리며 화를 내지 않도록 먼저 카모밀라를 주어 원통했던 지금까지의 인생에 마침표를 찍는 편이 좋습니다. 그러지 않으면 남을 때립니다. 조산사 분이 임산부 배 위에 올라타서 누르고 있으면 조산사를 때리는 분도 계시는 것 같거든요. 엄청 화를 냅니다. 분노 발작을 일으키고, 심한 신경과민을 보이기도 합니다. 아파서, 너무 아파서 참을 수가 없죠. 통증 때문에 분노가 치밀어 오르는 사람, 그리고 아주 까다로운 사람입니다.

카모밀라가 필요한 사람은 가족에게 퉁명스럽고 시비조로 말합니다. "너를 위해 주먹밥을 만들었어."라면서 주먹밥을 주면 발로 밟아버리는 사람도 있습니다. 너무 아파서 그러는 겁니다. 게다가 몸 안에 열이 쌓여서 뜨겁고, 옷을 벗으려고 합니다.

남을 보면 때리고 싶어집니다. 카모밀라 사람의 눈에 띄면 곤란하겠죠? 이런 사람은 자극물을 섭취하면 지나치게 화가 나니까 커피 등 카페인 음료는 먹이면 안 됩니다. 감정이 배로 와서 설사를 일으킵니다.

심연에 빠지는 꿈을 꿉니다. 깊은 곳으로 떨어지는 꿈입니다. 신경이 바짝 곤두서 있습니다. 그런 경향은 커피 중독, 알코올 중독, 단 것 중독, 민트 중독, 신 것 중독, 이런 경력이 있어서 그렇습니다. 카모밀라 레메디는 신경에 작용하기 때문에 중독 경향이 강한 사람에게 잘 맞습니다. 과민하고 화를 잘 내며 논쟁을 좋아하는 사람에게도 잘 맞습니다.

저는 둘째 아이 출산 때 진통이 시작된 후 8시간을 버텼지만, 38주 때 아이가 역아인 것을 알았습니다. 체중은 3.8킬로그램일 거라고 병원에서는 예상했죠. 큰 아이는 4.0킬로그램 가까이 되었습니다.

저 자신이 당뇨병이 아닐까 생각했을 정도로 제 뱃속의 아들과 딸은 컸습니다. 그렇게 큰데 역아여서 펄사틸라Pulsatilla를 주었더니 아이가 내려 갔죠. 내려는 갔지만 아래까지는 가지 않았어요. 내진을 해 보았더니 머리가 아직 위에 있는 거예요. 그때 내진한 의사가 퉁명스럽게 굴어서 화가 난 저는 의사의 등을 확 밀었습니다. 그러자 의사가 "뭐 하는 거야?" 해서 저도 "아프잖아."라고 했어요. 내진이 정말 아프기도 했지만, 그래서라기보다 그때 저는 누가 무슨 짓을 해도 화가 나더라고요.

동종요법 전문가인 친구가 레메디를 갖고 와주었건만, 네가 늦게 와서 이렇게 되었다며 독설을 뿜어냈죠. "모처럼 멀리서 토라코를 위해 왔는데…." 하며 그녀도 화가 나서 돌아갔고, 저는 "더는 못 참아! 아프니까 배째!"라고 했어요. 그래도 진통이 8시간 계속된 끝에 겨우 아래로 낳게 되었는데, 골반 지름과 아이 머리 지름이 맞지 않아서 잘 낳을 수 없다는 사실을 알게 되었어요. 의사는 "큰아이도 제왕 절개였잖아요."라고 말했고, "낳을 수 있을 것 같은데 좀 기다려줘요."라는 제 말을 들어 주지 않았습니다. 제 태도도 좋지 않았지만, 의사가 말을 들어 주지 않아 결국 제왕 절개를 하게 되었죠. 그때 좀 더 빨리 카모밀라를 먹었으면 좋았을 걸 그랬어요. 저도 예전에는 커피나 술을 좋아했으니까요. 이렇게 출산을 하고 있을 때는 동종요법 전문가인 저도 필요한 레메디를 고를 수가 없답니다. 그러니까 그럴 때는 스스로 레메디를 고르지 말고, 남편이나 다른 신뢰할만한 사람에게 부탁하는 것이 현명합니다. 단 제왕 절개를 해도 아기나 엄마나 건강할 수 있으니, 아래로 낳지 못했다고 원통하게 생각지 말고 얽매이지도 마세요.

[시기하라]

일본인은 아기를 낳을 때 거의 소란을 피우지 않죠. 토라코 선생님 같은 사람은 별로 없어요. 수건을 입에 물고 참아내는 것이 일본 여자들의 출산 방식입니다. 그래서 저는 출산에서 거의 카모밀라를 쓰지 않아요. 쓸 기회가 없는 것 같네요.

하지만 전에 병원에서 근무했을 때 임산부가 베개를 던진 적이 있어요. 지금 생각해 보면 카모밀라를 쓰면 좋았겠다 싶군요. 어쨌든 일본인은 감정을 남에게 표현하는 일이 나쁘다고 생각해서 대부분 참아냅니다.

[유이]

하지만 참아서 암에 걸리는 것보다 낫잖아요? 어느 쪽이 좋은가요? 남에게 분노를 표현하는 것과 암에 걸리는 것. 암이 되는 것보다 미움 받는 쪽이 낫겠죠? 하지만 너무 화를 내면 안 되긴 하죠.

[시기하라]

아마 국민성 자체가 그런 거라 싶어요. 제가 병원에 근무할 때는 외국인 임산부도 많았습니다. 굉장했어요. 게다가 의사도 양보를 안 하니 시끄럽죠. 암튼 서양인들의 출산은 대단해요. 투우하는 것처럼 분만실이 시끌벅적하고요. 그에 비해 일본 여성의 출산은 꽤 조용합니다. 하지만 출산 때는 아프면 아프다고 신음하는 쪽이 나을 지도 몰라요. 임산부 한 사람이 "난리쳤더니 편해졌어요."라고 했던 걸 봐서 참고 감정을 누르는 것보다 표현하는 쪽이 통증은 의외로 편해질 지도 모르겠습니다.

[유이]

소리를 내면 입이 크게 움직이잖아요. 위에 있는 입이 움직이면 아래에 있는 입인 질도 움직이니까 가수가 출산을 잘한다고 합니다. 항상 그 근육을 쓰거든요. 그러니 여러분도 항상 큰 소리를 내는 훈련을 해야 합니다.

[미야자키]

저는 출산 후 아기에게 카모밀라를 자주 씁니다. 잘 우는 아기에게 몇 알

주면 밤에 얌전해지거든요. 무슨 말인가 하면요, 신경은 3개월 사이에 발달하잖아요. 아기의 신경이 발달하는 시기에 자주 울 경우에는 카모밀라를 줍니다. 사춘기에 관절이 나른하다거나 화를 마구 내는 것은 신경이 발달하고 있어서 그런 거죠. 또 수유가 끝나면 펄사틸라를 주는데, 예정을 다 못 채우고 엄마 멋대로 모유를 끊는 경우 아기는 와앙와앙 울며 분노합니다. 그럴 때도 카모밀라가 잘 맞습니다. 어린아이들은 말을 못하니까 그럴 때 머리카락이 곤두서거든요. "역시 화가 났구나." 그러면서 줍니다. 그렇게 하면 좋아진답니다.

[유이]

『동종요법 가이드북』의 카모밀라 일러스트를 봐 주세요. 화르륵 화가 나서 머리카락이 한 가닥 서 있으니까요. 신경질에는 카모밀라입니다.

Cicuta (임신출산 키트 8)

시큐타 · 유럽독미나리: Cic.

"누가 머리를 잡아당겼어!"
흡인 분만이나 겸자 분만에 의한 사경[1]

큰 특징

· 아이의 경련 발작. 분만 때.

· 몸이 아치 형태로 휜다[2]. 머리가 뒤로 당겨지는 듯하고, 몸이 뒤틀리는
 듯한 느낌. 얼굴이 일그러진다. 거품을 문다. 그 후 축 늘어지고 쇠약해
 진다.

· 머리 습진이나 <u>간질</u>

특징

· 머리(또는 척추)를 부상 당한 이후 간질이 있다. 뒤로 몸을 젖히고 거품
 을 물며 <u>경련이나 경기를 일으킨다</u>

· 엘리베이터가 아래로 내려가는 움직임, 소리, 공포로 인하여 간질을

---

1 머리가 한쪽으로 기울어진 상태. -옮긴이

2 '후궁반장'처럼 척추가 활 모양으로 둥글게 휘면서 과신전되고 경직되는 자세를 말합니다. -옮
 긴이

일으킨다

· 머리(또는 척추)를 부상 당한 이후 건망증이 심하다

· 머리(또는 척추)를 부상 당한 이후 머리가 멍하다

· 어이없는, 어린애 같은 행동이나 몸짓을 한다

· 질타를 받으면 머리가 돌아가지 않는다

· 사경(분만 속도가 너무 빨라 자궁 경부에 머리가 끼었을 때, 그로 인한 간질)

· 이식증: 숯 · 모래 · 분필 등 이상한 것을 먹고 싶어 한다

· 머리가 뒤로 당겨지는 듯한 감각이 있다

· 명치에서 전조 증상이 있거나 위가 부담(충격)을 받고 시작되는 발작

· 남과 같이 있는 것에 대한 혐오, 혹은 월경 때

· 남에 대한 신뢰가 부족하다

· 안으면 몸을 뒤로 젖히며 우는 아기

장소: 뇌, 신경, 피부, 왼쪽

악화: (머리의) 외상, 접촉

호전: 열

[유이]

분만 속도가 너무 빨라서 일어난 상황에 의한 간질, 혀를 깨물거나 사경을 일으킬 때는 시큐타가 아주 좋은 레메디입니다. 또 시큐타는 사시의 레메디입니다.

출산 후 아기가 청색증이나 의식 불명, 경직되거나 얼굴이 파랗게 질릴 때, 혹은 그 후 간질이 일어나거나 몸을 뒤로 젖히는 등 문제가 많이 생길 경우에는 시큐타가 필요합니다. 특히 시큐타는 후두부의 소뇌나 연수에 강하게 작용하기 때문에 연수의 울혈에 아주 좋습니다.

이 레메디는 독미나리인데, 출산 때 아이들에게 큰일이 생기지 않도록 신이 예비해 주신 것입니다. 분만 진행 속도가 아주 빠르면, 자궁 경부가 아직 다 열리지 않은 상황에도 아주 격렬한 진통이 일어납니다. 자궁 경부가 많이 열리지 않은 상황에서 수축되면서 밀려 내려오니, 결국 아기의 머리가 끼이고 맙니다. 그 때문에 사경 상태로 태어나는 것입니다.

시큐타는 벌꿀 색깔처럼 노란 딱지가 입술 위에 생겼을 때나, 뇌진탕 또는 간질인 사람에게 아주 잘 쓰이는 레메디입니다. 어느 한 살짜리 남자아이는 간질을 일으키고 좀처럼 웃지 않으며 반응이 없었어요. 24시간 음식을 먹어야 하는 그 아이는 입에 뭔가 들어 있지 않으면 화가 나서 엉엉 울고 있었죠. 이런 증상이 나타나는 것은 뇌, 즉 머리가 아프기 때문입니다. 먹을 때는 엔돌핀이 나오니까 통증이 가십니다. 그래서 편해지려고 항상 먹고 싶은 것입니다.

예를 하나 들겠습니다. 이 분은 출산 예정보다 2주나 빨리 출산했습니다. B군연쇄상구균(GBS) 감염증이 있었기 때문입니다. 그래서 링거로 항생제를 맞았습니다. 그 때문에 태반을 타고 아기에게 항생제가 들어갔죠. 그러자 항생제에 의해 자궁 환경이 나빠져 태아는 자발적으로 나오려고 했습니다. 그 메시지를 어머니가 받아들여 격렬한 진통을 일으켰던 것입니다.

이 경우 항생제를 링거로 맞지 않았다면 진통은 일어나지 않았겠죠.

어머니의 몸은 이 아이를 구하려고 격렬하게 진통을 일으키고 있었지만, 자궁 경부가 조금밖에 열리지 않았습니다. 진통으로 뒤에서는 밀리고, 자궁 경부에서는 길이 막혀가며 아기는 예정일 2주 전에 나왔습니다. 그 과정에서 분만 속도가 너무 빨랐기 때문에 아기의 머리가 끼고 말았죠. 그리고 소뇌 신경이 이상을 일으켜 꿈틀꿈틀 경련을 일으켰습니다. 이렇게 소뇌 신경 이상과 사경에 맞는 레메디가 시큐타입니다. 또 그 후 BCG와 DPT를 접종했다고 합니다. 이것이 이 아이가 간질을 일으키는데 박차를 가했다고 생각합니다.

소뇌에 문제가 생겼거나, 혹은 뇌 전체에 문제가 생겼는지는 눈을 보면 알 수 있습니다. 시큐타나 BCG, DPT 해독 레메디를 투여함으로써 사시가 개선되어 눈을 맞추게 되었고, 간질도 사라져 눈이 맑아졌습니다. 지금은 아주 건강합니다. 걷게 되고, 웃게 되었으며, 어머니와의 눈 맞춤이 가능해졌습니다.

[증례]

이 아이는 2년 전 자폐, ADHD, 간질, 사시, 영아 연축[3]이었습니다. 아래에 어머니와의 대화를 기록합니다.

유이 이 아이는 무슨 예방 접종을 받았나요?

---

3 영아기에 발생하는 드문 연축. 갑작스런 근수축으로 머리, 몸통과 팔다리가 일시에 굴곡되는 발작을 보이며 마치 접이칼이 꺾이는 모양과 같은 발작. -옮긴이

어머니 BCG와 DPT입니다.

유이 언제 받았어요?

어머니 BCG는 생후 4개월이 되자마자, DPT는 생후 7개월과 1살 1개월 때 2번요. 폴리오는 안 했고요.

유이 BCG와 DPT로군요.

어머니 꿈틀거리면서 울고 소리 질러요.

유이 배를 움츠리고 그러나요?

어머니 맞아요. 처음에는 코가 막혔나 싶어 병원에 갔는데, 그 증상을 비디오로 찍어 보여 줬더니 경기라고 하더군요.

유이 이 아이는 계속 우는데, 안 울 때가 있나요?

어머니 먹을 때요.

유이 머리가 아픈 거라 싶네요. 먹을 때만 부교감 신경이 작동해서 편해지거든요. 그래서 자꾸 먹는 거예요.

어머니 자꾸 먹어요. 그것도 상담 드리고 싶을 만큼.

유이 아무튼 간질과 자폐증에 맞는 레메디를 처방해 보죠.

이 아이에게 매독 마이아즘과 항생제 레메디를 주었더니 사경과 사시가 나았습니다. 다음으로 BCG와 DPT 레메디를 주었더니, 어머니의 말에 대답해 주고 웃게 되었습니다. 이런 아이들은 터널 속에 들어가지 못합니다. 왜냐하면 터널(산도)을 지나면서 괴로움을 겪었기 때문입니다. 레메디를 먹은 후에는 터널에 들어갈 수 있게 되었습니다. 이 어머니는 둘째도 낳았는데, 약을 먹지 않고 레메디만으로 자연 분만해서 정말 좋은 출산을 했다고 합니다. 태어난 동생은 큰아이처럼 계속 울거나 하지 않고 온화합니다.

 * 겸자 분만에는 시큐타Cicuta, 아르니카Arnica, 나트설퍼Nat-sulph가 아주 좋습니다.

Cimicifuga (임신출산 키트 9)

시미시푸가 · 승마(식물): Cimic.

"인생이 잘 풀린 적이 없어!"
전에 겪었던 힘든 출산 경험에서 벗어나지 못했다

큰 특징

· 수축하면 자궁 하부에 날카로운 경련성 아픔이 있다(=Caulophyllum)

· 자궁 경부가 딱딱해서 잘 열리지 않는다

· 수축하는 곳이 차례차례 바뀐다(통증이 오른쪽 → 왼쪽, 자궁 → 엉덩이 · 허벅지로 옮아간다)

· 공포심이 커서 과장된 몸동작을 하거나 오버스럽게 노래한다

· 감정이 몸에 큰 영향을 준다.

· 예전에 겪은 출산이나 유산의 나쁜 체험 때문에 또 난산은 아닐까 하여 공포로 가득 찬다

· 더 이상 참을 수 없다고 강하게 생각한다

· 몸이 차갑다

특징

· 머리 정수리가 열렸다가 닫혔다가 하는 듯한, 머리 정수리가 날아갈

것 같은 감각

· 자궁 경부가 완전히 열려 있는데 수축이 멈춘다

· 출산 중에 부들부들 몸이 떨리는 오한을 느낀다

· 허리나 골반까지 퍼지는 수축

· 허벅지로 퍼지는 수축

· 수축이 멎으면 출혈이 시작된다

· 출산 때 상태가 나빠질 때

· 출산 때 우울

· 출산 때 심장 통증

· 사산한 어머니

· 출산 후에 느끼는 서혜부의 집중적인 통증

· 출산 후의 참을 수 없는 통증

· 출산 후의 불안감

· 태반 박리가 진행되지 않을 때. 부들부들 떨린다

· 난산 후

· 복고 부전

장소: 정신, 후두부, 신경과 근육(뇌척수 · 자궁), 여성 기관, 왼쪽, 목 근육

악화: 습하고 찬 날씨, 틈새바람

호전: 왼쪽을 아래로 하고 잔다, 몸을 감싸 따뜻하게 해 준다

[유이]

콜로파일럼은 히스테리를 일으키거나 활동적이 되지만, 시미시푸가는 나태하고 침울합니다. 굉장히 어둡죠. 이런 사람들이 하는 말은 "인생이 잘 풀린 적이 없어."입니다. "우리에게만 태양이 비치지 않아." 이러는 겁니다. 정신적인 충격이 너무 강하고 우울한 상태입니다.

이 레메디는 임신 2~3개월째에 유산이 된 사람에게 좋습니다. PMS(월경 전증후군)가 있고 히스테리를 일으키기 쉬운 경향이 있습니다. 그 히스테리는 침울한 히스테리입니다.

이런 사람의 경우, 가로 방향으로 진통이 옵니다. 옆구리로 아기를 낳을 수는 없으니 가로로 오면 곤란합니다. 또 전기 충격처럼 날카로운 통증이 자궁 경부와 자궁 속에 느껴집니다. 아픈 자리와 수축하는 자리가 자꾸 변합니다. 통증이 한쪽 엉덩이에서 다른 쪽 엉덩이, 엉덩이에서 허리, 허벅지로 간다는 식이죠. 그다지 좋은 방향성은 아닙니다.

공포심이 강합니다. 무슨 말인가 하면, 예전에 겪은 출산이 난산이었기 때문입니다. 그래서 그 현장에 가면 생각이 나는 겁니다. 시미시푸가를 먹으면 생각나지 않지만요.

시미시푸가인 사람은 과장된 동작을 하거나 오버하여 노래를 부릅니다. 감정 기복이 심해서 침울한가 싶었는데 금세 헤죽거리며 웃어요. 하지만 바로 하염없이 눈물을 흘리며 웁니다. 산악 지대의 날씨 같아요.

그리고 그 감정이 몸에 크게 작용합니다. 기분이 좋아지면 출산을 잘할 수 있습니다. 그런 사람에게 "너 말이야, 출산이란 코로 수박을 낳는 것처럼 힘들어."라거나 "할머니는 쥐고 있던 대나무 줄기를 부러뜨렸단다." 그런 말을 하면 아기를 못 낳게 됩니다. 너무 겁주지 마세요.

난산이나 유산 등 전에 겪었던 나쁜 체험을 출산 중에 떠올리죠. 아이가 기형이면 어쩌지… 등 어두운 면만 보고 걱정하는 사람은 이 레메디를 먹는 게 좋습니다. 더 이상 참을 수 없다는 생각이 강하게 듭니다. 몸이 무겁고, 습하고 어두운 날씨에 악화됩니다.

그렇습니다. 시미시푸가는 계류 유산으로 태아가 죽었던 사람의 레메디입니다. 사산한 아이의 어머니의 레메디죠. 시미시푸가인 사람은 항상 머플러를 두르고 있습니다. 그리고 정수리가 열리거나 닫힌다는 망상을 합니다. 게다가 굉장히 심한 죄책감을 갖고 있습니다. 죄책감을 가진 이상 이너차일드는 낫지 않습니다. 그러므로 이너차일드의 레메디라고 해도 좋겠죠. 새장에 갇힌 새처럼 자기 인생을 살 수 없었던 사람의 레메디이기도 하고, 빛이 비치지 않던 시기가 길었다고도 할 수 있습니다.

어쨌거나 계류 유산은 뱃속에 태아가 있지만 죽어 있는 것입니다. 심장이 움직이지 않는 거죠. 임신 2개월이나 3개월 때 그렇게 됩니다. 그런데 출혈이 없죠. 아무리 기다려도 출혈이 없어요. 이미 죽었는데 말입니다. 출혈이 있으면 유산이라는 현실에 직면할 텐데 자신이 상처받지 않도록 아이를 떼어 놓지 못해요. 이런 사람에게 시미시푸가가 중요한 레메디입니다. 시미시푸가를 먹으면 출혈을 할 수 있게 되니까요.

어머니에게 사랑 받지 못한 사람이 임신하면 출산 우울증에 걸리기 쉽고, 출산 중에도 이런 시미시푸가의 경향이 나타나기 쉽습니다. 이너차일드가 요동치기 때문입니다. 3살의 토라코, 5살의 토라코, 7살의 토라코가 요동치는 겁니다. 아이는 아이를 낳지 못하고 키울 수도 없죠. 그러므로 출산에 임박해서는 그런 부분을 정리하지 않으면 안 됩니다. 그렇게 정리하기 위한 레메디로 시미시푸가는 정말 좋습니다.

[시기하라]

저는 RAH 입학 전에 유이 선생님의 이야기를 듣고 임신출산 키트만 샀습니다. 그리고 처음 이 키트를 활용하게 된 것은 어떤 분이 사산했을 때였습니다.

그 어머니는 나이가 어렸지만 세 번째 임신이었습니다. 첫째는 병원에서 자연 분만을 했지만 둘째는 역아여서 제왕 절개. 그리고 셋째는 전에 낳은 아이가 제왕 절개여서 병원에서 낳게 되었습니다.

임신 초기에 출혈이 꽤 있어서 유산하겠구나 싶었는데, 몸을 움직여 힘을 내서 일하는 사이에 출혈이 멎고 아이도 유산되지 않았어요. 그 후 8개월인가 9개월쯤에 병원 의사가 "아무래도 건강한 아기가 아닌 것 같군." 하고 초음파를 보면서 말했답니다. 그리고 9개월째 갑자기 양수가 터지고 진통이 왔습니다.

그분이 입원했다는 이야기를 들은 저는 안 될지도 모르겠다고 생각하면서도 무엇을 해 주면 좋을까 동종요법 책을 보았더니, 시미시푸가 항목에 "사산, 어머니에게"라고 쓰여 있었어요. '키워드는 이거다!' 하고 병원에 갔지만 이미 끝난 뒤였습니다. 사산이었습니다.

어머니는 통곡하고 있었고 어떻게 할 수 없을 지경이었습니다. 입을 벌리고 엉엉 울고 있어서 '그래, 시미시푸가를 먹여 보자.' 생각하고 입에 넣어 주었습니다. 그랬더니 10분 지나서 울음을 딱 그치고는 하품을 하고 기지개를 켜면서 이렇게 말하더군요. "어제는 전혀 못 자서 졸려요." 그러고는 이불을 덮고 잠이 들었습니다.

제가 자리를 비웠다가 돌아와 보니, 그녀는 침대 위에 일어나 있었습니다. 저에게 "아까 입에 넣어준 게 뭐예요?"라고 묻기에, "동종요법 약인데 독을 가지고 독을 제압하는 방식으로…."라고 횡설수설 설명했습니다. 그녀는 "그러니까 독이 들었다는 말이죠?"라고 물어 "아니, 독은 아니고요."라고 가르쳐 주자 "뭐, 잘은 모르겠지만 굉장히 맘이 편해졌으니까 용서해 드릴게요." 그러는 겁니다.

그 후에도 과로, 사산, 중증 기형, 생후 9일째에 아기가 죽는 등 여러 가지 일이 있었습니다. 그 때마다 시미시푸가가 한 몫 했습니다. 이 레메디는 나쁜 상념을 빨리 잊기 위해서가 아니라, 그 슬픔을 빨리 극복할 수 있기 위한 것이죠. 계속 기억해도 좋지만 10년, 20년을 마음에 간직하면 본인의 몸에 나쁜 영향을 미칠지도 모릅니다. 그것을 피해가기 위해 레메디를 투여합니다.

아까 말씀드린 어머니가 "죽은 아이는 어디 있어요?" 하고 물어서 분만실에 깨끗하게 몸을 감싸서 두었다고 했더니 보고 싶다고 해서 의사와 함께 아기를 어머니에게 보여 주었습니다. 염색체 이상이지만 겉모습은 보통의 아기였습니다.

어머니가 죽은 아기 생각만 하고 있으면 다른 아이가 불쌍하지 않습니까. 어머니에게 생기가 없으면 아이를 키울 수 없죠.

그래서 그렇게 되지 않도록 슬픔은 슬픔으로 놔두고 극복한다, 내일을 위하여 아이를 키우는 것이 내 일이다. 그렇게 앞을 보고 나아가는 방향으로 생각을 바꾸고 자연스럽게 이끄는 것입니다, 레메디라는 것은요. 그래서 추천하고 있죠.

[유이]

아까 이야기한 분은 시미시푸가 들어가고 나서야 아기가 죽었다는 사실을 받아들였던 거죠. 이 아이는 죽었구나, 그런 스위치가 켜집니다. 그러니까 젖은 이제 나오지 않죠. 하지만 언제까지고 슬퍼하며 그 아이가 살아 있다면 하고 생각한다면 젖은 계속 나옵니다.

[시기하라]

임신 9개월째에 임신 중독증으로 사산한 분이 있었습니다. 병원에서 쓰러졌는데, 의사가 "무슨 일이야!" 하고 진찰실에 들어와서 급하게 검사했더니 혈압이 올라서 손을 쓸 수 없는 상태였습니다. 바로 수술해서 아기를 꺼냈지만 사산이었죠.

그런데 이 사람, 그 뒤에도 계속 젖이 나왔어요. 이분에게 "젖을 끊고 싶어요."라는 의뢰를 받았을 때는 사산 후 4개월째였습니다. 그것도 젖이 줄줄 흐를 정도로 나와요. 자세히 들어 보니, 죽은 아기 외에도 아이가 있고 그 밖에도 중간 중간 중절을 했다고 합니다. 이제 몇 번을 임신했는지 모를 정도로, 1년에 2번 임신한 적도 있던 모양입니다.

이분은 결국 임신했을 때가 가장 행복했던 겁니다. 그러니까 젖이 멎지를 않죠. 그래서 젖을 끊는 처치를 했습니다. 레메디를 꽤 많이 주었는데, 가장 맞았던 레메디는 락카나이넘Lac caninum이었을 거예요. 덧붙이자면 젖 끊는 약으로 젖을 끊으면 안 됩니다. 젖을 끊어야 할 때도요. 레메디의 힘을 빌리면 자연히 멈추니까요.

[유이]

시미시푸가인 사람은 자기가 유산했다는 사실에 이상할 정도로 죄책감을 느낍니다. 이미 끝나 버린 일을 이래저래 들춰 봐도 소용없죠. 저 같은 경우는, 엄마가 저를 아무리 떨어뜨리려고 해도 태반에 달라붙어 떨어지지 않았거든요. 반드시 태어나야 될 아이는 몇 번을 낙태하러 병원에 가도 병원 문이 닫혀 있기 마련입니다.

제 환자 중에는 "처음 병원에 갔더니 상중이라 닫혀 있었고, 다음에 갔더니 병원에 화재가 나서 큰 소동이 벌어졌고, 그렇게 2번이나 낙태를 시도했지만 아이를 낳을 수밖에 없게 되어 결국 낳았습니다." 했던 분이 계셨어요. 태어날 아이는 어떻게 하든 태어나거든요. 운명적으로 내려올 아이는 내려오죠. 하지만 자기가 아이를 죽였다는 죄책감에 신음하며 아기의 넋을 달래야 한다고 괴로워하는 것이 시미시푸가의 나쁜 습관입니다.

[미야자키]

저는 절박유산 때 시미시푸가를 줍니다. 혹시 나올지도 몰라서요. 동종
요법 레메디는 우리 몸에 뭔가가 들어와 몸을 해치고 있으면 그것을 배출
해 줍니다. 그게 아니더라도 깨끗하게 작용이 멈추도록 해 주죠.

절박유산인 분에게, "혹시 아기에게 중대한 기형이 있다거나 몸이 자라
더라도 사산이라는 형태로 태어날 아이라면 레메디를 먹음으로써 나올 수
도 있구요. 또 반대로 그럴 걱정이 없는 아이라면 쑥쑥 건강하게 자랄 거예
요. 그런 건데 이해하셨으면 먹어 보실 생각이 있나요?"라고 말하면서 세
알을 주었습니다. 그분은 걱정이 되어 한 알만 먹었다고 하더군요. 그랬더
니 뭔가 창틀 같이 느껴지는 게 몸 안에 있다가 조금씩 나오면서 점점 작아
지는 느낌이 든다고 했습니다. 이 분은 큰 아이 출산이 너무 힘들었다고 했
었고, 그런 이유로도 시미시푸가를 드렸던 겁니다. 그 후 절박조산¹이 되었
을 때에는 콜로파일럼을 복용하고 자궁 입구가 수축하는 것을 느꼈다고 합
니다. 그래서 자궁 경부를 묶는 수술을 하지 않고 넘어갈 수 있었습니다.

또 한 분의 예를 말씀드리겠습니다. 너무나 아기를 원했는데 유산된 분
입니다. 첫째는 잘 태어났는데, 그토록 기다리던 둘째가 생겼지만 유산되
어버렸어요. 슬프고 또 슬퍼서, 너무 힘든 마음으로 1년 가까이 살다가 저
를 떠올리시고는 찾아오셨습니다. 여러 이야기를 들었죠. 이웃 사람이 "왜
둘째는 안 만들어?"하고 말한 것만으로 우울하고, 이웃집 아이를 보기만

---

1 조산의 징후는 있지만 아직 조산은 되지 않은 상태로 치료에 따라 태아를 뱃속에 머물게 하는
   경우. -옮긴이

182

해도 우울하다, 둘째가 있는 집에서 놀러오라고 초대해도 또 우울해질 테니 갈 수가 없다 하셔서 시미시푸가를 드렸습니다. 그랬더니 다음 날, "그 집에 갈 수 있었어요."라고 하더군요. 이렇게 시미시푸가는 정말 멋진 결과를 만들어 줍니다.

[유이]

사고든 병이든 아이가 태어나고 3개월째에 죽었어요. 아이의 죽음이 부모 잘못 때문이 아닌데, 부모는 "이렇게 했으면 좋았을 텐데, 저렇게 했으면 좋았을 텐데."라며 피눈물을 흘리고 웁니다. 아이가 교통사고로 죽은 어머니는 "내가 자전거를 사 주지 않았으면 이 아이는 죽지 않았을 텐데." 합니다. 하지만 그렇게 했더라도 그 아이는 다른 곳에서 죽었을 것입니다.

석가모니는 "아이가 태어나서 3개월 만에 죽겠다고 결정했는데 부모인 네가 왜 울 필요가 있는가."라고 말했습니다. 그 아이가 결정한 것입니다, 자신의 인생을 말이죠. 부모라고 해서 당신이 모든 책임을 질 필요는 없습니다. 우리의 영혼이 성장하기 위해서는 어떤 일이 일어나더라도 '현재의 것들'을 끌고 가서는 안 됩니다. 자신의 남편이 죽었다거나 아이가 죽었다는 것은 너무나 큰 사건이죠. 하지만 우리는 그 사건을 떨쳐 버리고 꿋꿋하게 자신의 인생을 걸어가지 않으면 안 됩니다. 자신의 영혼을 갈고 닦지 않으면 안 되는 것입니다. 부부이든, 부모자식이든, 당신은 당신대로 나아가야만 합니다. 슬프지만, 괴롭지만, 그렇게 하지 않으면 안 됩니다. 남편이 죽은 후에도 위패에 계속 말을 거는 할머니가 계시는데, 그러면 안 됩니다.

죽음을 받아들이고 당신은 당신대로 나아가세요. 혼자서 가는 겁니다. 부부는 손에 손을 잡고 무덤에 들어갈 수는 없는 거예요. 혼자서라도 벌떡 일어나 걸어가는 인간이 되어야 합니다.『반야심경』의 "아제아제 바라아제 바라승아제 모지사바하"는 "나아가고 나아가고 초월하여 나아가고 완전히 초월하여 나아가서 크게 되어 눈을 뜨자"는 의미랍니다.

가장 문제가 되는 것은 특히 자신의 분신처럼 생각하던 자식이 죽었을 때입니다. 거기에 사로잡혀서 몇 년 동안이나 한 발짝도 앞으로 나아갈 수 없는 상태입니다. 아이가 죽은 지 10년이 되었는데, 방금 죽은 것처럼 슬퍼하고 한탄합니다. 시미시푸가 같은 레메디가 없다면 인간이 이런 괴로움을 초월할 수 있을까요? 절대 못합니다. 하느님에게 "고마워요. 이 미나리아재비과 식물을 만들어 주셔서."라고 생각합니다.

사람은 어머니 몸 안에서 죽어도 좋고, 태어나 3개월 만에 젖을 먹고 죽어도 좋습니다. 3개월 살고 그들의 생명을 다한 거니까요. 사실은 박수를 치며 "좋아!"하고 말해 주지 않으면 안 됩니다.

왜 인도에서 동종요법이 퍼져 나갔을까요? 인도는 '죽음도 생명의 시작'이라는 철학이 통하는 곳이기 때문입니다. 갠지스강에 시체를 돌려주고 다시 태어나는 것이 인도에서는 통하는 것입니다. 일본도 불교의 나라이므로 통하겠지만요.

하지만 레메디를 먹어도 유산한 사람들이 "당신이 레메디 선택을 잘못한 주제에." "레메디로 우리 아이의 유산을 멈추게 하지 못한 주제에."라고 말할 때도 있습니다. 그래서 처음에 저는 "이 레메디는 당신의 출혈을 멎게 하는 레메디이기도 하고, 흐르게 하는 레메디이기도 해요. 태아가 기형이라면 내려올 거고, 태반 위치가 나빠서 괴로워하는 것뿐이라면 태반의 위치를 바꿔서 출혈이 멎을 거예요. 그건 제가 할 수 있는 일이 아니랍니다. 이것은 레메디와 태아가 상담해서 결정할 문제이니까요."라고 합니다. 그것이 자연의 섭리입니다. 이런 이야기를 하면 두려워하면서 도망가는 사람도 있습니다. 제3의 눈이 열리지 않아서 그렇습니다.

아무래도 사람은 죽음에 대해서는 슬퍼하게 되죠. 탄생에 대해서는 박수치며 기뻐하지만요. 하지만 어떤 의미에서 인생을 살아가는 것 자체가 지옥일 수도 있습니다. 암으로 링거를 맞아가며, 카테터를 넣어가며, 튜브를 잔뜩 달고 통증 때문에 괴로워하면서 살아가는 사람. 바닥을 긁는 느낌으로, 아니 바닥이라면 또 몰라도 침대를 긁으면서 버티는, 그게 살아 있다는 거랍니다. 죽지 않는 한 어떤 상태라도 일단 살아 있으면 된다, 그런 의학은 잘못된 것이 아닐까요.

제가 가르치는 RAH 학생은 할머니가 죽어 있는 것을 발견했습니다. 목욕탕에 떠 있었죠. 그 학생은 "당신이 그런 건 아닌가, 사이는 어땠냐."는 말을 경찰에게서 듣고 정말 괴로웠다고 합니다. 병원이 아니라 집에서 죽는 것도 어렵습니다. 사람은 어디서든 힘없이 죽는 존재입니다. 그리고 또 육체라는 새로운 옷, 탈 것을 받아 태어납니다. 몸의 기력이 다해 이제 나을 수 없는 경우에는 죽는 편이 나을 수도 있습니다. 이런 말을 하면 유이 토라코는 악마 같은 년이라는 말을 하며 화를 내는 분들도 있습니다. "3개월째에 유산되는 것은 유산되어야 했기 때문이다."라고 말했을 때 다들 엄청난 기세로 화를 냈습니다. 하지만 그런 말을 듣더라도 동종요법은 자연적인 치유 이외에는 할 수 없는 치료법이랍니다.

인공 수정으로 임신을 해서 아이를 낳는 것도 좋지만, 인공수정을 해도 아이가 생기지 않는 부부도 있습니다. 그런 분들은 아이를 낳아 키우는 대신, 입양을 하거나 남을 가르치는 인생을 사는 것이 좋습니다. 부부가 같이 그렇게 하면 좋아요.

아이를 키운다는 건 적어도 20년의 수고가 드는 일입니다. 저도 앞으로 몇 년을 애들 뒷바라지에 바칠 생각을 하면, 만드는 건 좋은데 기르는 건 힘들구나 싶어요. 어제 강연이 끝나서 기분 좋게 온천에 들어갔는데, 핸드폰이 울리더군요. "엄마, 손가락이 부러진 거 같아." "뭐? 너 왼손은 두 번이나 부러졌잖니, 또? 이놈아, 왜 이렇게 덜 떨어졌어?" "엄마, 첫 마디가 그거야? 내 손가락 괜찮은지 안 물어봐?" "야, 이번이 세 번째다. 엄마가 출장 때마다 넌 뼈가 부러지잖아?" "엄마, 난 그런 말 듣고 싶지 않아." 등등.

자기 말고도 지켜야 할 존재가 있다는 것은 괴로운 일입니다. 책임이 점점 막중해지죠. 게다가 인내심이 필요해요. 아이를 기르는 것은 정말이지 수행이 필요한 일입니다. 저는 아이가 죽더라도 피눈물을 흘리지 않도록 자기 훈련을 하고 싶다고 날마다 생각하고 있습니다. 중요한 일입니다. "눈에 넣어도 아프지 않은 우리 아이, 우리 아이." 해서는 안 된다고 생각해요. 저는 남의 아이에게는 부드럽지만 내 아이에게는 엄격합니다. 하지만 정말로 신경 쓰입니다. 바로 달려가서 엑스레이를 찍으러 데려가고 싶었지만 어쩔 수 없죠. "내일 돌아가서 엑스레이 찍으러 같이 가자." 하고 그

날은 포기, 쿨쿨 잤습니다. 지금 걱정해봐야 그 손가락이 부러졌는지 아닌지는 알 수 없는 거고요.

다음 날 엑스레이를 찍으러 갔더니 금이 꽤 가 있었습니다. 깁스를 하고 레메디를 주면서 아들에게 "힘들 때 엄마가 옆에 못 있어서 미안해."라고 사과했습니다. 아들은 "괜찮아. 바쁜 거 다 아니까." 하더군요. 저는 엄마이면서 아빠이잖아요? 싱글맘은 정말 힘들어요. 그래도 아이가 있어 주어서 제 인생도 많이 바뀌었습니다. 아이들이 저를 진짜 어른으로 만들어 주었거든요. 아이들 역시 성장 과정에서 도와달라고 해도 도움을 받을 수 없을 때, 외롭다고 생각하면서도 자신에게 주어진 인생의 조건 속에서 뭐든 스스로 할 수 있는 강한 인간으로 성장해 나갈 겁니다.

Cocculus (임신출산 키트 10)

코큘러스/푸른 댕댕이넝쿨: Cocc.

"오늘도 못 자겠어."

불면과 구역질

큰 특징

· 먹을 것을 먹거나 떠올리거나 냄새를 맡는 것만으로 구역질이 난다

· 분만 때의 입덧

· 낮과 밤이 뒤바뀌었을 때

· 시차 문제

특징

· 신체적 · 정신적 스트레스로 인한 질환

· 바깥공기를 싫어한다

· 쇠약, 저림, 떨림. 멍하고 얼이 빠진 느낌

· 운동 신경 마비

· 허리의 잘록한 부분에 힘이 들어가지 않고 돌릴 수도 없다. 걸을 수 없 게 된다

· 다리가 약하다. 걷다가 무릎이 움직이지 않는다

· 발바닥이 저리는 듯 따끔거린다

· 손 저림

· 팔 전체의 저림, 빵빵하게 부은 감각

· 말하는 것만으로 피곤. 잠도 못 자고 남을 간병해 온 사람

· 불면 때문에 복부에 가스가 찬다

· 오랫동안 지속된 <u>불면의 결과로 인한 경련</u>

· 커브 길에서의 멀미

· 오랜 여행, 간호, 과로, 수면 부족, 수유, 멀미로 인한 (목 언저리 · 후두부 의) 두통

· 고개를 흔들거나 걸으면 머리가 아프다

· 무거운 것을 들어서 온 탈장

· 목에 이물감이 있고 통증이나 호흡 곤란이 있다. 얼굴이 파랗게 질리 고 구역질이 난다. 말하는 것으로 악화

장소: 감각기, 척추 수축(후두부 · 허리), 여성 생식기, 한쪽, 오른쪽

악화: 동작(배 · 자동차 · 마차), 사소한 원인(활동 · 통증 · 소리 · 접촉 · 감정), 수면 부족, 불안, 한랭, 먹는다, 음식물에 대해 생각한다, 냄새를 맡 는다

호전: 조용히 눕는다, 따뜻한 방

[유이]

코큘러스는 초음파의 해, 척수 마비, 척추 쇠약, 신경성 질환 등에 좋은, 즉 뇌와 척추에 잘 맞는 레메디입니다. 초음파 검사를 한 아이들의 신경이 곤두서는 일도 있습니다. 중추 신경 파괴에는 시큐타가 잘 맞고, 파괴까지는 아니지만 굉장히 민감해져 있을 때는 코큘러스가 좋아요. 운동 신경이 마비될 때도 좋은 레메디입니다.

허리에 힘이 들어가지 않는다, 걸으려고 하면 후들후들 떨려 걸을 수 없다, 좀처럼 다리가 올라가지 않는다, 한쪽은 저리지만 다른 한쪽은 괜찮다, 손이 부은 것처럼 느낀다, 작은 소리에도 움찔 놀라 손발을 움직이고, 소리 때문에 잠을 이루지 못하며 항상 무언가를 끌어안지 않으면 잠을 못 자는….

이런 아이들은 태어날 때부터 줄곧 수면 부족 상태여서 하루 종일 피로감이 있습니다. 코큘러스는 뱃멀미, 차멀미에 아주 좋은 레메디인데 중추 신경이 이상해져서 잠을 못 잘 때도 좋습니다. 의식이 혼미하고 멍하며 말이 잘 떠오르지 않고 굉장히 피곤한 상태에도 좋은 레메디입니다. 눈꺼풀을 들 수 없는 하수증에도 좋습니다. 이럴 때는 젤세미움Gelsemium과 함께 사용하면 좋겠죠.

1~10kHz의 초음파는 차크라에 악영향을 줍니다. 코큘러스는 초음파의 해에 잘 맞습니다.

오로가 많이 나오고, 시간이 너무 빨리 가는 것 같으면서, 바로 옆에 있는 물건을 못 잡는 증상이 있습니다. 왜냐하면 몸이 나른하기 때문입니다.

어지럼증, 구역질, 뱃멀미 같은 느낌입니다. 생리 불순이 되거나 생리 대신 냉이 나올 때는 코큘러스를 씁시다. 야근하는 간호사, 조산사처럼 밤에 계속 간병을 하는 사람이나 오랫동안 간병을 해 온 사람에게는 코큘러스가 중요한 레메디입니다. 밤낮이 뒤바뀐 사람을 위해서도 좋고요. 코큘러스는 시차적응의 No.1 레메디입니다.

Erigeron (임신출산 키트 11)
에리게론/망초: Ereg.

"아이를 못 만들겠어."

큰 특징

· 출혈 · 울혈(대량의 붉은 피가 뿜어져 나온다)

· 대량 출혈이 반복된다

· 태반박리의 출혈

· 전치태반(임질 · 중절 경험이 있을 때)

· 욱신거리는 격통

· 배뇨통

특징

· 몸을 혹사해서 유산된 사람

· 유산 후 설사

· 임신으로 겉모습이 망가지는 것을 참지 못하는 사람

· 머리의 울혈, 얼굴이 빨갛다

· 자궁이 약하고 조금이라도 무리하면 자궁 출혈을 한다. 또 피가 섞인
오로가 자꾸 나온다

192

- 출혈할 때 항문이 찢어지는 느낌
- 아침의 극단적인 피로
- 하루 종일 우울하다
- 굉장히 풀이 죽어 있다
- 오후와 밤, 전혀 몸을 움직일 생각이 들지 않는다
- 왼쪽 신장에 따끔따끔 찌르는 듯한 통증을 느낀다
- 식도 위에 뭔가 막혀 있는 듯한 느낌
- 배꼽 언저리의 통증
- 왼쪽 난소와 사타구니 관절의 통증

장소: 왼쪽

악화: 비, 무리를 한다, 휴식, 몸을 움직인다

호전: 안정을 취한다

[유이]

에리게론은 전치태반인 분에게 추천하고픈 레메디입니다. 이 레메디는 짚신벌레처럼 태반을 자궁 경부 쪽에서 간질간질 밀어 올려 줍니다. 그리고 8개월 정도 지나면 자궁 경부가 서서히 열립니다. 조용하고 눈에 띄지 않는 풀꽃인 망초가 짚신벌레처럼 태반을 위로 올려 주는 것은 얼마나 고마운 일인가요.

전치태반 말인데, 임신 후기가 되면 자궁 입구가 서서히 열리기 때문에

원래는 자궁 입구에 맞았던 태반이 빨리 박리됩니다. 그 때문에 큰 출혈이 일어나고 심한 경우 태아가 죽는 일도 있습니다. 그렇게 되지 않기 위해서라도 전치태반을 2~3센티미터라도 좋으니까 위로 올려 주어야만 합니다. 그렇게 하면 아래로 아기를 낳을 수 있습니다.

에리게론은 선혈이 대량으로 분출하는 진통 때 출혈에도 쓸 수 있습니다. 제왕 절개를 했을 때의 출혈과 출산 뒤 출혈에도 사용합니다. 병원으로 이송되기 전에 에리게론을 쓰는데, 전치태반이 보이면 한 병 복용합니다.

전치태반은 임질 마이아즘과 강한 관련이 있습니다. 이 경향을 제거하는데 임질 마이아즘 치료와 에리게론은 아주 중요한 역할을 합니다. 클라미디아 감염증이나 임질에 걸리면 자궁내막에 염증을 일으킵니다. 정자와 만난 난자는 난관을 타고 위쪽에 착상합니다. 하지만 내막에 염증을 일으키므로 중력에 의해 아래로 내려옵니다. 아래로 내려온 결과 거기에 태반을 만들게 되죠.

어떤 38세 여성은 자궁 오른쪽에 근종이 한 개 있어서 생리 중 출혈이 지독했다고 합니다. 그래서 요통이 왔습니다. 요통이 온다는 것은 허리 어딘가에 유착이 있거나 근종이 허리 신경을 압박한다는 뜻입니다. 그래도 어떻게든 아이를 낳고 싶다고 생각했습니다. 임신하려면 우선 자궁을 깨끗하게 만들어야 합니다. 또 본인의 몸과 마음을 깨끗하게 해야 합니다.

계류유산으로 인한 소파수술을 할 때 인공적으로 지나치게 긁어내면 자궁 안에 상처가 생기고 자궁내막이 썩어 문드러집니다. 하지만 긁어내지 않으면 그 자리에 태아가 남게 되죠. 그러므로 소파수술에는 섬세한 기술이 필요합니다. 태아를 메스로 긁어내어 자궁이 짓무르는 느낌이 들 때는 에리게론과 콜로파일럼으로 치료하는 것이 좋겠죠. 소파 수술로 제거하지 못한 이물질이 있을 경우에도 에리게론이나 콜로파일럼 등의 레메디를 먹으면 점점 밖으로 나옵니다. 또 부패하거나 짓무른 경우에도 내막을 깨끗하게 만들어 줍니다.

근종은 내막에 노폐물이나 이물질이 쌓인 경우에 잘 생깁니다. 근종을 키우는 것은 성장 호르몬이므로 근종을 키우고 싶지 않다면 평소에 두근거리거나 긴장하지 말아야 합니다. 두근거리거나 긴장하는 일이 줄어들면 뇌하수체에서 성장 호르몬 분비량이 줄어들어 자궁 근종을 키울 영양분이 사라지고 맙니다. 자궁 근종이나 난소 낭포에도 에리게론이 좋습니다. 근종이나 낭포는 '유사 태아'라고 불리는데, 이런 분은 인생을 살며 상처 입었기 때문에 아이를 낳고 싶지 않다는 마음이 강한 겁니다.

Gelsemium

젤세미움/황색 자스민: Gels.

"도, 도, 도와 줘! 무, 무, 무서워!"
불안으로 와들와들 떤다

큰 특징

- 콜로파일럼으로는 수축을 강하게 만들 수 없을 때
- 출산이 좀처럼 진행되지 않을 때
- 몸이 무겁고 눈꺼풀을 드는 것도 무거운 느낌
- 절박한 느낌인 한편 멍하다
- 과로나 긴장 때문에 몸이 마비되었다
- 근육이 약하고 부들부들 떨린다
- 몸이 차갑고 등뼈가 오싹하다
- 수분을 섭취하고 싶지 않다

특징

- 출산 전의 불안과 걱정
- 출산 전의 불안한 꿈
- 출산에 대한 공포

- 출산 직전의 감기
- 공포로 인한 마비
- 출산 중의 무감동
- 출산 중의 요통
- 출산 중의 검은 피 출혈
- 경직된 자궁 경부
- 출산 중 신경질적으로 마구 지껄여댄다
- 미약한 수축. 수축이 느리거나 멈춘 상태
- 허리로 옮아가는 수축
- 수축이 끝난 후 목이 막힌 것처럼 된다
- 태아를 위쪽으로 밀어 올린다
- 통증이 없는 수축
- 출산 중에 생긴 경련이나 마비
- 출산 중 절망
- 출산 중 얼굴이 빨갛게 달아오른다
- 출산 중의 히스테리
- 불안이나 걱정 때문에 출산이 느리다
- 출산 중 심장 박동이 느리고 크다
- 출산 중 취한 것처럼 눈이 흐리고 멍하다
- 출산 중 바보처럼 멍하다
- 출산 중 목이 마르지만 마시고 싶지 않다

· 출산 중 부들부들 떤다
· 출산 중의 의식 불명

장소: 뇌와 척추, 운동 신경(근육), 목, 점막

악화: 과로, 흥분(예를 들어 자궁 입구가 생각보다 열려 있지 않다는 등 나쁜 소식을 들었을 때)

호전: 발한, 배뇨, 홀로 있을 때

[유이]

젤세미움의 사람은 "도, 도, 도와줘, 무, 무, 무서워!"라고 하며 부들부들 떨고 턱도 딱딱 부딪칩니다. 더듬기도 합니다. 자기가 조절할 수 없는 상태를 아주 두려워합니다. 그래서 진통이 늦어집니다. "예정보다 일주일 늦어지네요."라는 말을 들으면 이젠 끝장입니다.

예전의 경험이 머릿속에 남아 있어서 의사 가운을 입은 사람을 보면 긴장하거나 굳어져 버립니다. 치과의사에게 갈 때마다 부들부들 떨고, 위잉 소리를 들은 것뿐인데 겁먹고 치과 의자에서 내려와 버리는 아이에게 젤세미움을 주면 입을 활짝 벌립니다.

출산 중에 5센티미터 정도까지 자궁 입구가 열렸는데 거기서 전혀 진척이 없다, 안 되겠다고 말하며 떨고 있을 경우 이 레메디를 주세요. 레메디를 주면 우선 소변을 봅니다. 부들부들 떨던 몸이 움직임을 멈추고 진정되며 공포가 사라집니다. 그리고 머리가 뜨겁고 손발이 차죠. 머리가 차고 발

이 뜨거운 게 아니라 그 반대예요. 우선 만져 보아 손발이 차가워졌다 싶으면 젤세미움을 주세요. 그렇게 해 주면 제법 출산을 진척시킬 수 있습니다. 소변을 보고 손발이 따뜻해지면 오케이, 출산 준비가 되었다는 뜻입니다.

젤세미움은 뇌, 척추, 근육, 운동 신경에 작용합니다. 고산병이나 심장이 벌렁거릴 때 먹으면 좋습니다. 콜로파일럼과 교대로 사용하세요. 콜로파일럼을 주어도 진행되지 않을 때에는 젤세미움으로 바꿔야 합니다.

몸이 무겁고 눈꺼풀을 들기도 힘든 느낌입니다. 만성 피로 증후군인 분에게 맞는 레메디라서 이런 분의 출산에 좋습니다. 굉장히 과로해 있고 몸이 마비되어 있습니다. 그래서 몸이 덜덜, 다리가 꿈틀꿈틀 떨립니다. 등골 언저리가 오싹하고 흡사 찬물을 끼얹은 듯한 느낌이 듭니다. 수분은 별로 섭취하고 싶어 하지 않지만 소변이 많이 나옵니다. 소변이 많이 나오면 컨디션이 좋아집니다.

그리고 근무력증, ALS(근위축성측색경화증), 독감의 No.1 레메디입니다. 자기 몸을 스스로 지탱하지 못하는 사람에게 좋습니다. 그리고 사시와 무대 공포증인 사람에게도 잘 맞습니다. 어떤 아이는 항상 엄마에게 야단맞고 있었어요. 몸도 축 늘어져 있고 굼떠서 항상 야단을 맞는 아이였습니다. 그 아이에게 젤세미움을 주었더니 무력한 느낌이 많이 개선되었습니다.

[시기하라]

젤세미움은 진통 제1기의 촉진 레메디로, 자궁 입구가 다 열리기 전에 쓰는 일이 많습니다. 또 독감의 No.1 레메디이므로 이런저런 감염증에 좋습니다. 출산 후에 성홍열에 걸린 사람도 젤세미움을 먹었다고 합니다.

제가 본 산모 중에 20대 중반의 경산부가 있었는데, 첫째는 병원에서 수월하게 낳았습니다. 20대 초반에 첫 아이를 낳으면 제 얕은 경험으로는 보통 수월하게 낳을 수 있습니다. 위험 부담이 가장 적은 출산이죠. 이 분이 둘째를 낳으러 와서 저는 기뻤죠. "좋아, 잘 될 게 틀림없어." 그리고 실제로 모든 일이 잘 풀렸습니다. 예정일이 2~3일 지난 시점의 어느 날까지는요, 그 무렵 저는 만사가 수월할 거다, 이제 슬슬 진통이 올 거라 예상하고 있었습니다.

아침에 조산원으로 출근하는데 전화가 왔습니다. 그런데 이 분이 "왠지 한기가 들고 오들오들 떨려요."라고 하는 겁니다. 열은 36도 9분이라고 하더라고요. 예정일도 지났으니 "진통 아니에요?"라고 저는 무심코 말했습니다. 하지만 산모는 "진통 아니에요. 하나 낳아 봐서 알아요." 그러더군요. 저는 오들오들 떨린다면 젤세미움밖에 떠오르지 않았기 때문에 어쨌든 예정일도 지났으니 슬슬 낳을 준비를 하러 조산원에 오시라고 했습니다.

그녀가 조산원에 왔길래 바로 젤세미움을 주었습니다. 잠을 재운 뒤에 심장 소리를 듣고 내진을 했습니다. 그랬더니 경산부라서 손가락 하나 정도 열려 있었지만 진통이 오지 않은 상태였고 자궁 경부는 두터운 걸 보니, 장담은 못해도 제 판단으론 어쨌거나 출산 상태가 아닌 것 같더군요.

어떻게 해야 하나 생각하는데 열이 오르더군요. 고작 10분 사이에 40도까지 오르는 거예요. 분만이 아닌데 40도 열이라니, 병원에 보낼 수밖에 없다고 생각했습니다. 구급차를 부르고 한숨 돌리고 있으려니 젊은 조산사가 달려와서 "시기하라 씨, 나올 것 같아요. 아기 머리카락이…." 해서 놀랐어요. 좀 전까지는 낳을 상태가 아니었거든요. 그때로부터 겨우 20분밖에 안 됐는데 말이죠. 가 보니 이미 아기 머리카락이 보이더군요.

그때는 자궁 입구가 다 열리지 않은 상태였지만, 다음 진통으로 완전히 열렸고 그 다음 진통으로 아기가 불쑥 나왔습니다. 마치 굴러 나온 느낌이더군요. 굴러 나온 아기가 불덩이처럼 뜨거워서 놀랐습니다. 젊은 조산사가 다시 한 번 구급차를 불렀죠. 그래서 결과적으로 구급차가 두 대나 와버린 셈이 되었습니다.

출산이 끝나자 그녀는 "아, 개운해졌어요."라고 했고, 열은 37도까지 떨어졌습니다. 하지만 아기는 여전히 불덩이 상태였어요. 가장 먼저 온 구급차에게 "산부인과가 아니라 소아과예요."라고 말해 주고 남편과 함께 젊은 조산사를 보냈습니다.

출산까지는 20분 걸렸고, 복용한 레메디는 젤세미움 한 알. 아기는 NICU(신생아 집중 치료실)에 가서 황색포도상구균의 태내 감염이라는 진단을 받았습니다.

태반에서 아기에게 균이 갔기 때문에 뱃속에서 아기가 열을 냈고, 그래서 어머니가 젤세미움을 먹으니까 밀려 나온 느낌이었죠. 레메디는 급성일 때는 작용이 빠릅니다. 앗 하는 사이에 작동하죠. 이 아기는 회복이 빨라서 다행이었지만, 사흘 후에 어머니도 다시 열이 나서 산부인과 외래에 구급차로 보냈더니 역시 혈액에서 황색포도상구균이 나왔습니다. 아기는 일주일 만에 퇴원했습니다.

'이 경우에는 이 레메디'라고 외우기는 쉽지 않으니 간단하게 키워드를 기억해 둘 것. 저는 그것밖에 하지 않습니다. '오들오들 떨면 젤세미움.'

또 한 분은 고령 출산으로, 임신 중에 아유르베다를 하고 있었습니다. 아유르베다는 채식을 하는 경향이 있으므로 단백질이나 철분, 칼슘 등이 부족해지기 쉬워서 영양 상태가 그리 좋지는 않았죠. 출산 때 출혈이 1,000cc 가까이 나올 정도로 많았는데, 그 피는 검고 지저분한 색이었습니다.

이분은 자택에서 출산을 했는데, 석 달 정도 뒤에 제게 전화 연락이 왔습니다. "출산 후에 상태가 좀 안 좋아요. 최근 들어 특히 안 좋은데, 장마철이 된 탓일지도 모르겠지만 미열이 계속되고 일어날 기력이 없어요. 아기를 안아 줘야 하는데 안아 줄 힘이 없네요. 아기가 불쌍한데 어떻게 안 될까요?" 그런 내용이었습니다. 또 "아기도 아는 듯 안아 달라고 울지 않아요. 그게 또 불쌍해서…." 그러기에 그분을 찾아가 보았더니, 허덕거리면서 기력이 없어 보였고 미열도 났죠. 이럴 때는 젤세미움이구나 싶어 젤세미움 200C를 사흘치 두고 돌아왔습니다. 그랬더니 그걸로 나았다고 해야 하나, 푹 잤다고 하더군요. 체력이 돌아와서 지금은 건강하게 아기를 키우고 있다고 합니다.

[미야자키]

출산 뒤에 감기가 오래 지속될 때에는 처음에 브라이오니아**Bryonia**를 쓰고, 그 다음으로 젤세미움을 씁니다. 그리고 출산과는 전혀 관계없지만 시험 전의 불안 말인데요, 그럴 때는 젤세미움 6C를 한 달쯤 줍니다. 그렇게 하면 불안이 거의 걷히는 경우도 있습니다.

출산 전에는 7개월 때쯤 소라이넘Psorinum을 줍니다. 그러면 어머니들은 불안이 사라지고 침착해지는 것 같고, 나중에 건강하고 예쁜 아이를 낳게 되더라고요. 다른 것은 아무 것도 안 해도 될 듯한 기분이 들어요.

[유이]

소라이넘은 불안이나 공포 때문에 아무 것도 못하겠다 싶을 때 좋습니다. 인류의 마음 깊숙한 곳에 깔려 있는 공포를 완화시키는 레메디이므로, 임산부나 태아에게 아주 좋고 임신 중에 먹으면 마음과 몸이 강한 아이가 태어납니다.

Hypericum (임신출산 키트 12)

하이페리컴/성요한풀: Hyper.

"펄쩍 뛸 정도로 아파."

신경을 다쳤을 때의 No.1 레메디

큰 특징

· 신경을 다쳤을 때의 No.1 레메디

· 비정상적인 신경 통증

· 출산 후에 필요한 레메디(특히 척추 마취 · 제왕 절개 · 겸자 분만 · 회음 절
  개 등). 이럴 때는 아르니카**Arnica**, 벨리스 페레니스**Bellis-perennis**, 칼
  렌듈라**Calendula**도 필요하다

· 기계를 쓴 분만 때, 분만 후, 분만 이후의 꼬리뼈 통증

특징

· 꼬리뼈를 부딪쳐서 기절

· 척추 마취로 인한 요통

· 봉합

· 부상

· 유치가 부러지는 등 신경 부위까지 도달한 손상

204

· 신경을 타고 욱신욱신 찌르는 듯한 통증

· 신경통. 환절기에 아프다

· 부상을 당했을 때 파상풍에 대비해서 (바다에서 다리를 다쳤을 때 등)

· 머리 사고, 부상, 수술 이후 우울증에 걸린 상태

· 머리를 부딪친 후 사람이 변했다

장소: 척수 신경(꼬리뼈 · 어깨뼈 사이), 정수리

악화: 차가운 것, 압박을 받았을 때, 햇볕이나 비바람을 맞았을 때, 손상
(진동 · 충격), 안개

호전: 배를 아래로 하고 누웠을 때, 몸을 뒤로 구부릴 때, 조용히 누울 때

[유이]

하이페리컴은 신경에 맞는 레메디입니다. 좌골 신경통이나 제왕 절개로 신경을 절단했거나 손가락을 어딘가에 부딪쳤을 때, 손가락이 내출혈로 변색되었을 때 하이페리컴이 좋습니다. 또 파상풍으로 패혈증이 된 분들은 아무래도 신경을 다친 경우가 많아서 하이페리컴이 필요합니다. 파상풍이 된 분들의 특징으로는, 파상풍인지도 모른 채 피가 탁해진 몸으로 아이를 낳는 경우가 많습니다.

출산할 때 척추 마취, 제왕 절개, 겸자 분만, 회음 절개 등에는 신경이 연관되어 있어서 하이페리컴이 좋겠죠. 아르니카와 벨리스 페레니스와 칼렌듈라와 함께 하이페리컴이 필요합니다. 그리고 포경수술로 포피를 잘랐을

때도 하이페리컴은 아주 좋습니다.

난산일 경우, 아기는 빨리 나오려고 하는데 자궁 경부가 딱딱하니 고개가 끼어 버립니다. 이른바 자동차 추돌 때 목이 강하게 흔들린 것 같은 상태가 됩니다. 그런 상태에는 시큐타나 하이페리컴이 아주 좋습니다. 또 아르니카도 같이 드세요.

신경 장애를 일으키는 타박상을 입었거나 꼬리뼈를 부딪쳤을 때도 하이페리컴입니다. DPT(3종 혼합 백신)를 맞고 나서 상태가 나쁠 때에도 하이페리컴이 좋습니다. 사경에도 하이페리컴입니다. 또 사고 후에 오탈자가 늘었다든가 손이 떨려서 글씨를 못 쓰겠다는 사람, 림프절을 떼어낸 이후 손이 저려서 글씨를 못 쓰겠다고 하는 유방암 환자에게도 하이페리컴이 아주 좋습니다.

그러고 보니 저는 하이페리컴을 조산사 분에게 준 적이 있습니다. 이 조산사 분은 줄곧 아기를 안아왔기 때문에 어느 날 팔을 들 수 없게 된 겁니다. 중간까지밖에 못 올라가요. 이래서야 일을 못하겠으니 어떡해야 하나 하더라고요. 오십견이었어요. 바로 하이페리컴을 주었습니다. 그랬더니 팔이 올라가는 거예요. 하이페리컴은 오십견, 사십견에도 좋습니다. 사고 후 우울증이 된 사람에게도 좋은 레메디입니다.

제가 진료한 환자 중에는 제왕 절개 때문에 척추 마취를 한 사람이 나중에 만성 요통이 되어 양다리를 들 수 없었을 때, 하이페리컴을 반복해서 복용한 후 나은 사람이 있습니다. 이처럼 신경을 깊이 다쳐서 아랫도리를 움직일 수 없게 된 경우에는 하이페리컴이 아주 좋습니다.

[시기하라]

저희는 하이페리컴을 요통에 많이 씁니다.

둘째 출산인 분이었는데, 출산 전부터 부부 사이가 나빠 이혼 이야기가 나올 정도였습니다. 그래서 친정에 가서 출산을 하게 되었습니다. 스트레스를 심하게 받아서 꽤 많이 먹었대요. 저희 조산사들은 "너무 많이 먹으면 뱃속의 아기가 커져서 출산이 힘들어져요."라고 엄하게 주의를 주지만, 이분은 그 말을 무시하고 점점 뚱뚱해졌어요. 20킬로그램 가까이 찌지 않았던가 싶네요. 그 결과 이분은 원래 키에 비해 살집이 있는 분이었는데, 체중이 70킬로그램 정도 된 상태로 출산을 했습니다. 역시 뱃속의 아기도 커서 4킬로그램이었습니다.

그분이 양수가 터졌다고 해서 가 보니, 경산부라서 금방 태어날 거라 싶었는데 전혀 나오지 않고 실은 양수도 터지지 않았더군요. 이불 아래 줄줄 흐른 것은 양수가 아니라 소변이었어요. 방광의 감각이 사라져서 나오는 걸 몰랐다고 해야 하나, 젖어서 양수가 아닐까 생각한 것입니다.

하지만 그러는 동안 진통이 와서 경산부치고는 오랜 시간이 걸려서 겨우 나왔습니다. 아무리 경산부라도 옆으로 누운 상태로는 빨리 낳을 수 없죠. 일어서서 기둥을 붙들고 스쿼트 자세로 낳았습니다. 저는 그녀 아래로 들어가서 70킬로그램과 4킬로그램에게 눌린 채 분만을 도왔습니다.

그때 저는 허리를 삐끗하고 말았습니다. 하지만 조산사가 아기 받느라 허리를 다쳤다고는 말 못하죠. 태반이 나오고 아기와 어머니를 깨끗하게 닦아준 뒤, 저는 숨어서 몰래 하이페리컴과 루타Ruta를 먹었습니다. 산모에게는 "아침까지 반드시 한 번은 화장실에 가세요. 소변이 고이면 자궁 수축이 나빠져서 출혈을 할 거예요."라고 말한 뒤, 저 자신은 다음 날 물리치료를 받기로 예약했죠. 그리고 집에 돌아가서 하이페리쿰을 계속 먹었습니다.

다음 날 아침, 물리치료를 받으러 갔더니 "아주 심하게 다친 거 치고는 회복이 빠른데요."라는 말을 들었습니다. 레메디를 많이 먹었기 때문이라 생각했고, 제법 걸을 수 있게 되어서 그 산모 상태를 보러 갔습니다. 갔더니 산모 분은 자고 있지 않겠어요? 화장실에 갔냐고 물었더니 "아직 안 갔어요."래요. "아침이 될 때까지 반드시 가시라고 했잖아요." 했더니 "허리가 아파서 못 움직이겠어요." 하더군요. "허리가 아프더라도 일단 화장실 가세요."라고 딱 잘라 말했더니 화장실에 어떻게 갔을 거라 생각하세요? 팔꿈치로 바닥을 문대면서 자신의 하반신을 질질 끌며 가더군요.

그리고 이분은 "출산 때 저는 블랙홀에 떨어졌어요."라고 했습니다. 블랙홀에 떨어져 허리가 아프고, 하반신이 무겁고, 바다표범처럼 늘어져 움직이지 않는 느낌. 이 말을 들으면 누구라도 세피아Sepia라고 생각할 겁니다. 게다가 세피아는 호르몬 균형이 유동화 되었을 때 상태가 나빠지는 유형인 사람의 레메디입니다. 그래서 생리 전이나 배란기, 임신 때, 출산 때, 그리고 출산 후, 갱년기에는 세피아가 잘 맞습니다.

그래서 이분에게도 세피아가 틀림없다 싶어 세피아 200C를 반복해서 주었습니다. 허리를 삐끗한 저는 하이페리쿰을 썼지만, 아기를 낳은 어머니의 요통에는 세피아가 맞을 가능성이 높습니다. 이틀째에는 산모가 알아서 일어나서 화장실에 갔다 왔더군요. 역시 세피아였군, 하고 확신했죠.

그런데 출산 다음 날, 산모의 큰아이가 열이 났습니다. 어머니가 출산한 뒤 큰아이 상태가 나빠지는 경우가 있어요. 열이 나는 아이, 밤에 우는 아이, 오줌을 싸는 아이도 있죠. 갑자기 아이가 아기로 돌아가는 경우도 있어요. 그런 아이의 열은 벨라도나**Belladonna**보다 펄사틸라**Pulsatilla**가 맞습니다. 갓 출산한 엄마의 큰아이가 상태가 나빠졌을 때는 펄사틸라입니다. 또 출산 후에 남편이 열을 낼 때, 펄사틸라를 남편에게 주면 대부분 열이 내립니다. 그러니 열이 나면 무조건 벨라도나가 아니고, 상황에 맞게 여러 가지로 생각해 주세요.

또 아기의 외할머니는 딸이 출산했을 때 상갓집에 갔습니다. 장례식이 있었고, 딸이 출산을 하고, 손자는 열이 나고. 할머니도 체력이 다하셔서 아르니카를 드렸습니다. 간호로 지친 분에게도 잘 맞는 레메디입니다.

저희도 사흘 이상 걸리는 출산을 도왔을 때 아르니카를 먹습니다. 할머니는 아르니카를 복용하고 허리가 똑바로 펴졌습니다. 온 가족이 레메디를 먹고, 출산을 도운 저도 하이페리컴을 먹고서야 겨우 출산 과정이 끝나게 되었죠.

[미야자키]

저는 사고일 때 하이페리컴을 잘 씁니다. 아이가 손을 문에 끼었을 때 하이페리컴을 주면 앙앙 울던 아이가 금방 손을 쓸 수 있게 됩니다. 그리고 제왕 절개로 아기를 낳았다는 엄마가 왔을 때도 하이페리컴을 줍니다. 하반신 마취를 했던 경험이 있어 허리가 나른하다 등등의 증상이 있을 때에는 반드시 하이페리컴을 줍니다.

Ipecac (임신출산 키트 13)

이페칵/토근: Ip.

"붙잡게 좀 해 줘(우웩우웩)."
격렬한 구역질과 빨간 피를 출혈할 때의 레메디

큰 특징

· 분만 때 통증, 특히 입덧이 심하고 출산 때 선혈이 나올 때
· 얼굴이 파랗게 질리고, 특히 눈 아래에 검푸른 기미가 생긴다

특징

· 토할 때 뭔가를 붙들고 토한다. 붙들지 않으면 위액까지 나올 법한 기
  세. 입덧
· 계속되는 구역질. 혀가 깨끗하다(더럽지 않다). 침이 많이 나온다
· 선혈, 뜨겁고 대량으로 뿜어져 나오는 출혈
· 선홍색 출혈과 격렬한 구역질. 헐떡거리며 호흡
· 태반박리가 진행되지 않는다(출혈 동반)
· 출산 후 자궁 출혈(선혈)
· 갈증이 없다
· 구토는 앞으로 구부리면 악화

· 경련성 호흡기 질환
· 숨이 막히고, 건조하고, 발작적인, 얼얼하게 아픈, 카랑카랑한, 괴롭고
  토할 듯한, 가래가 그르렁거리는, 피가 섞인, 구역질나는 기침, 기침할
  때 얼굴이 파랗게 질린다
· 이 유형의 아기는 변덕스럽고 뭘 해도 기뻐하지 않는다. 방해를 받으
  면 욕구 불만이 되고 소리 지르며 울부짖고 신음한다. 병에 걸리면 불
  안해지고 기분이 나빠져서 돌보기 힘들다. 분노나 욕구 불만 뒤에 증
  상이 나온다
· 아기의 설사는 녹색
· 아기는 기침 발작으로 몸이 경직되고 호흡이 거칠어진다

장소: 점막(위 · 소화관 · 호흡기), 미주 신경, 배꼽, 오른쪽

악화: 온기, 습기 있는 온기, 과식, 기름진 음식, 주기적

호전: 바깥공기

[유이]

이페칵은 토근입니다. 유럽에서는 구급상자 안에 토근 가루가 가정 상
비약으로 들어 있습니다. 아이가 동전을 삼키고 토하지 못할 때에 이 레메
디를 먹입니다.

입덧 등, 어쨌거나 토하고 토하고 토할 때 좋습니다. 토할 때 뭔가를 붙
들고 토합니다. 뭔가를 붙들지 않으면 위액까지 토할 기세입니다. 모든 것

을 거부하고 토해 내려는 것이 이페칵이죠. 점액이 많은 체질의 사람입니다. 이 사람들은 토하지만 혀가 하얗게 되지는 않습니다. 혀는 깨끗합니다. 토할 때 피가 같이 나오는 경우가 있는데, 선명한 빨간색의 선혈입니다.

담배를 피우는 사람이 임신했을 때 하는 입덧에는 담배로 만든 타바컴 **Tabacum**이라는 레메디나 칼라듐**Caladium** 쪽이 좋겠다 싶습니다만, 전반적인 구토에는 이페칵입니다. 이페칵을 먹어도 입덧이 가라앉지 않는 사람이 많은데, 그런 경우에는 마이아즘 치료가 필요할 수 있습니다. 임질 마이아즘이 저변에 깔려 있기 때문입니다.

또 마취를 많이 한 사람이나 모르핀 중독, 헤로인 중독, 해열제를 잔뜩 먹은 사람 등은 임신하면 반드시 토하게 됩니다. 이렇게 입덧이 지독한 사람은 신장 · 간 · 비장이 나쁜 사람이 많으니 간 · 신 · 비장 세트를 복용하는 것이 좋겠죠.

이페칵의 경우, 진통은 배꼽 언저리부터 시작됩니다. 토하면서 진통을 일으키는 사람의 레메디입니다.

웩, 웩, 토하는 사람이 있죠. 이들의 증상은 맛이 진한 음식으로 악화됩니다. 임신했을 때는 산뜻한 음식을 먹고 싶어 하죠. 물을 마시지 않아요 (마실 수가 없죠). 타액이 그렇게 나올 리가 없는데 어디에서인지 모르게 액체가 나와요. 사실 위에서 나오는 겁니다. 토해도, 토해도, 몸 상태가 좋아지지를 않아요. 얼굴은 파랗게 질립니다. 눈 아래 검은 기미가 생깁니다. 이 것은 임질 마이아즘이 뿌리에 있기 때문입니다.

넉스보미카**Nux vomica**와 이페칵을 주면 초기 반응으로 구역질이 날 수 있지만 결국에는 소화 기관이 아주 편해집니다. 임신해서 항상 입덧이 있고, 기분 나쁜 사람. 실제 토하지 않아도 메슥거리는 사람은 이페칵과 넉스보미카를 같이 일주일 정도 먹어 보세요.

[시기하라]

입덧 때 이페칵을 주로 사용합니다. 그리고 출산이 끝났을 때, 아랫배가 아프고 토할 정도로 후진통이 심할 때 이페칵을 주면 후진통이 멎습니다. 그러면 출혈도 멈춥니다.

[미야자키]

차멀미를 하거나 입덧을 할 때 어머니가 기본 키트를 갖고 있다면 "이페칵을 주세요."라고 합니다. 대개의 경우는 낫습니다. 하지만 여러 가지 시도를 해봐도 낫지 않을 때에는 근본체질 치료[1]가 필요할 거라 생각됩니다.

---

1 이 책에서 근본체질 치료란 미네랄 티슈솔트나 항개선 레메디를 통한 마이아즘 치료를 말합니다. -옮긴이

Kali-carb. (임신출산 키트 14)

캘라이카브/칼리 카르보니컴/탄산칼륨: Kali-c.

"나를 소중히 여겨 줘!"

요통의 레메디(임신 중·출산 중)

좌골신경통의 No.1 레메디

큰 특징

· 허리부터 엉덩이까지 끈덕지게 아프다

· 매우 초조한 한편으로 타인을 그리워한다

· 태아가 등을 돌린 상태로 나올 때. 자궁 경부에서 멈추어 있다

· 부드럽게 쓰다듬어 주면 허리 통증이 좋아진다

· 출산 중에 두통을 동반한다

· 수축 후에 몸이 차다

특징

· 임신 중에 자면서 쥐가 날 때, 통증으로 벌떡 일어난다

· 한밤중 악화, 집착이 강하다, 불만을 가진 태도, 짜증, 시비꾼, 긴장하고 있다

· 분만과 출산 후 등, 둔부 또는 허벅지 통증

· 요통을 수반한 피로나 과로

· 유산 이후의 요통

· 빈혈을 잘 일으킨다

· 불안이 있으면 구역질과 함께 위액이 나온다

· 공포심과 상상력이 많고 가족이나 친구가 있어 주기를 바라지만 우호적이지 않다

· 차가운 바깥공기로 악화되는 천식

· 폐렴이나 천식에 걸리면 폐가 아프다

· 기침을 하면 가슴이 아프다. 기도가 얼얼하다

· 눈 위쪽이나 이마의 두통, 욱신거리고 찢어지는 통증, 눈 피로에 의한 두통, 추위로 악화

· 출산으로 인한 치질, 크기가 크고 배변이나 기침으로 밖으로 돌출, 만지면 악화

장소: 근육(심장 · 자궁 · 허리), 점막(가슴)

호전: 따뜻하게 한다

악화: 밤, 새벽, 누가 만지는 것, 소리

[유이]

캘라이카브는 탄산칼륨입니다. 이 사람들은 "나를 소중히 여겨 줘."라고 말합니다. 그리고 가족에게 집착하죠. 흑백 논리밖에 모르고, 아주 금욕적

이며 도덕적인 사람입니다. 가족이 최고라고 생각하면서도 가족을 업신여깁니다. 뱃속은 가스로 빵빵하게 부풀어 있고, 육체적으로나 정신적으로 처져 있어 몸은 무겁고 마음은 초조한 성향의 사람입니다.

그다지 중요하지 않은 일에 규칙을 만듭니다. 예를 들면 저희 친정은 항상 변소 뒷문을 열어두고 있으며 문을 닫으면 난리가 납니다. 냄새가 쌓이면 곤란하니까 반드시 열어두어야 하고, 그래서 문이 늘 열려 있습니다. 다른 사람들이 보면 깜짝 놀라고는 하죠. 이렇게 중요한 일이 아님에도 규칙을 만드는 것이 캘라이카브의 사람입니다. 이 규칙을 깨뜨려서는 안 돼요.

출산 때도 아이가 엄마 배에 걸쳐진 상태로 좀처럼 나오지 않을 때 좋습니다. 임산부는 너무도 불안하고 다른 사람이 곁에 있어 주기를 바라지만 막상 타인이 다가오면 소홀하게 대합니다.

요통과 좌골신경통의 No.1 레메디입니다. 방향을 말하자면 보통 오른쪽의 요통이나 좌골신경통입니다. 허리부터 골반까지 가로지르는 끈덕진 느낌의 통증입니다. 요통이 허리부터 골반까지 가고, 자궁으로는 가지 않습니다. 허리부터 골반으로 가로지르는 통증만 느끼되 자궁수축은 진행되지 않는다는 말입니다. 출산 이후 좌골신경통이 있는 사람에게도 좋습니다.

또 얼굴이나 등으로 나오려는 태아, 머리를 회전할 수 없는 태아, 또 머리가 뒤에 있어 요통이 지독할 경우, 이런 태아를 원래대로 돌려놓는 것이 캘라이카브입니다. 태아는 항문 쪽을 보고 태어나는 것이 보통인데, 그렇지 않고 몸을 앞으로 돌려 질 쪽을 보고 있는 아이의 레메디입니다. 방향이 다르니까 낳기 어려운데 이럴 경우 도움이 됩니다.

다정하게 쓰다듬어 주면 허리 통증이 사라집니다. 태아의 머리가 신경을 눌러 아파서 잘 걷지 못하는 사람에게도 캘라이카브가 잘 맞죠. 그 다음 좋은 것은 캘라이포스Kali-phos입니다.

제가 아는 분이 출산 후에 발을 끌며 걷길래, "왜 그래요?"라고 물었습니다. 그녀가 "골반 오른쪽만 움직이는 느낌이 이상하고 아파서 못 참겠어요. 왠지 오그라드는 느낌이에요." 그럽니다. 바로 캘라이카브를 주었습니다. 그녀는 그날 밤 남편에게 발을 주물러 달라고 부탁했던 모양입니다. 남편이 열심히 마사지해 주었더니 아파서 으악, 하고 비명을 지르고는 제대로 걸을 수 있게 되었다고 합니다. 골반이 원래 위치로 돌아가지 않는 사람은 캘라이카브가 좋습니다.

[시기하라]

회선 이상이라고 하는데요, 아기의 방향이 아주 나쁘지는 않아도 조금 미묘하게 비스듬히 자리 잡고 있을 때 사용하는 일이 많습니다. 어떤 자리만 극단적으로 아픕니다. 예를 들어 치골만 아프다든가, 좌우 한쪽만 맨 아래쪽까지 아프다든가, 진통과는 다른 부분의 아픔을 호소할 때 캘라이카브를 주면 그 통증이 제법 가셔요. 즉 그 위치에 닿는 아기의 방향이 변한 결과, 통증이 사라졌다고 생각할 수 있겠죠.

그래서 아이 얼굴이 완벽하게 어머니의 치골 쪽을 향해 나올 때는 캘라이카브를 주면서 진행하면 꽤 시간이 걸리지만 출산은 가능합니다. 약간 비스듬하게 나와 주면 꽤 수월하게 나옵니다.

우리 조산원에서는 아기의 방향이 나쁘다는 이유로 중간에 포기하고 제왕 절개를 하는 일은 없습니다. 하지만 병원에서 회선 이상으로 배를 가르는 일은 흔합니다. 그러므로 그런 일이 닥치기 전에 캘라이카브를 먼저 시도해 보는 것은 어떨까 싶습니다.

[미야자키]
임신 중, 허리가 아플 때 캘라이카브를 줍니다. 그리고 체조를 열심히 하도록 지시합니다. 출산 뒤에 유선염을 일으켜 허리가 너무 아파 침대에 눕는 게 고작일 때에도 캘라이카브를 줍니다. 30분 있으면 "아, 좋아졌다."면서 씩씩하게 걸을 수 있게 되죠.

Kali-phos (임신출산 키트 15)

캘라이포스/칼리 포스포리컴/인산칼륨: Kali-p.

"지쳤다!"

오랫동안 지속되어 온 열, 중독, 패혈증의 No.1 레메디

인생에 빛을 주는 레메디

큰 특징

· 아주 지쳤을 때. 육아 피로. 수유할 때의 피로. 심한 감기 후의 격렬한
  피로

· 특별히 눈에 띄는 증상이 없는 분만에 유효

· 출산의 수축과 수축 사이에 복용하면 에너지가 생긴다

· 분만 때 에너지가 없으면 일단 사용한다

· 간호에도 유효

특징

· 빈혈

· 신경성 두통(한쪽만)

· 업무가 많거나 극도의 흥분 뒤에 오는 불면

· 진통이 올 때의 단순한 피로(에너지 수준이 올라갈 때까지 자궁 수축과 수

축 사이마다 섭취한다)

· 밤에 아기가 두려움으로 깨서 울부짖는다. 민감한 아기

· 신경 피로를 동반한 소화 불량

· 신경 쇠약 때문에 자제가 되지 않는다

· 열을 내는 아이

· 임신 중에 구루병이나 골연화증을 대비할 때

· 출산통 완화

· 출산을 부드럽게 진행해 준다

· 임신 중 유방이 팽팽해질 때

· 임신 중 자궁이 무겁게 처진 느낌

· 출산의 피로와 쇠약감

장소: 신경, 한쪽

악화: 걱정, 지적 활동, 피로, 오전 2~5시, 한랭, 운동, 흥분

호전: 먹을 때, 천천히 걸을 때, 조용한 동작, 뜨거운 것, 휴식

[유이]

캘라이포스, 인산칼륨입니다. 캘라이포스인 사람은 '피곤'합니다. "으으, 지쳤다." 그런 느낌이에요. 아주 지쳤을 때 쓰세요. 분만 때 가장 중요한 에너지가 고갈되면 아기를 낳지 못하니까 힘이 떨어졌을 때는 언제라도 캘라이포스를 쓰세요.

출산할 때에는 자궁 수축 사이사이에 드시면 좋습니다. 자궁이 수축하다가 멈추었을 때 먹습니다. 에너지 보급을 위해서죠.

이 레메디는 인생에 빛과 감동을 주는 레메디입니다. 이 미네랄이 줄어들면 인생에 빛이 사라지고 감동도 사라집니다. 잿빛 인생을 살아가는 만성 피로 증후군 환자, 양육이나 출산으로 지칠 대로 지친 사람, 간호로 지친 사람 등에게 잘 맞습니다.

캘라이포스 사람은 소리나 빛의 자극, 또 남과 접촉하는 일에 민감해서 경련하듯 반응합니다. 차가운 물을 좋아하지만, 찬물을 마시면 악화됩니다. 그리고 신 것을 좋아합니다.

또 캘라이포스의 미네랄이 부족해지면 아이나 남편을 미워하게 됩니다. 즉 제대로 상대하기에는 힘이 부족하다보니 가족이 미워지는 것입니다. 과거에 안 좋았던 일들만 기억하고, 좋았던 일들은 잊어버립니다. 그런 레메디입니다.

RAH 학생이었던 의사 선생님들에게 "캘라이포스가 아주 좋아요."라고 했더니 냉큼 드시더라고요. 그리고 바로 건강 상태가 좋아졌다고 합니다. 의사 선생님들은 다들 만성 피로라는 사실을 알게 되었죠. 신경 피로, 만성 피로가 생길 법한 일을 하시는 분들은 캘라이포스를 항상 준비해 두세요. 캘라이포스는 뇌하수체를 활성화시키고, 인생에 빛과 감동을 주는 레메디입니다. 다들 드시고 싶어졌나요?

오랫동안 나는 열, 오래된 중독 증상, 패혈증에 캘라이포스는 No.1 레메디입니다. 특히 오랫동안 지속된 열에는 페럼포스**Ferr-phos**를 먼저 먹고,

그 열로 피곤해진 상태에는 캘라이포스를 써 보세요.

[시기하라]

캘라이포스는 피곤하신 분들에게 좋은 레메디라서 출산 때는 가장 마지막에 씁니다. 조금만 더 힘을 내면 아기가 나올 텐데 싶을 때 쓰죠.

조산사 분들은 아실지도 모르겠는데, 자궁 입구가 거의 다 열렸거나 완전히 열린 직후 잠드는 산모들이 많아요. 한숨 잔 뒤 다시 진통이 오는 일이 자주 있습니다. 그래서 그 시기를 계산해 캘라이포스를 주고 아기를 낳게 하려 했는데, 그만 잠들어 버리는 경우가 있습니다. 레메디가 "좀 자두렴." 하는 거죠. 잠이 들면 어쩔 수 없이 일단 재우는데, 깨면 진통이 오니까 다시 출산이 시작됩니다.

또 밤중 수유를 했거나, 모유 수유를 한 지 1년 되었거나, 오랜 육아로 지쳤다거나, 아이가 여럿 있으면 지치잖아요? 그런 엄마에게는 낮은 포텐시의 캘라이포스를 한 병 주고 "당길 때 드세요."라고 합니다.

[미야자키]

육아로 피곤할 때 캘라이포스를 자주 드립니다. 저도 자주 먹어요. 저희 조산원에 간호과 학생이 와있는데, "여러 번 오셨던 어머니와 초진으로 오신 어머니는 전혀 느낌이 달라요. 많이 오실수록 피곤해보여요."라고 하더군요.

젖을 먹이는 어머니에게는 보통 캘라이포스를 드립니다. 젖을 먹이느라고군분투해야 하니까요. 개중에는 (혼합 수유하는데) 거의 분유만 먹여서 모유를 더 먹이고 싶다고 오시는 분들도 계십니다. 그런 분들은 큰일이죠. 매번 모유만 주지 않으면 안 돼요. 출산 직후, 특히 입원 중에 자주 수유를 해야 하는데, 그렇게 하지 않았던 분이라 어느 시점까지 되돌려야 하는 거죠. 그런 작업 없이 단독으로 모유 수유를 하고 싶다는 것은 절대 무리라서 "언제가 됐든 상황을 되돌리는 작업을 해야 합니다."라고 기운을 북돋아 줍니다.

동종요법을 몰랐을 때는 힘들었습니다. 도중에 단념하는 어머니들도 많이 계셨지만, 캘라이포스를 쓰고부터는 순조로운 느낌이 들고 어머니들도 노력하고 있습니다.

Laurocerasus (임신출산 키트 16)

라우로세라서스/월계수: Laur.

"……." 침묵

신생아 가사의 레메디

큰 특징

· 신생아 가사, 죽은 듯한 겉모습, 반응 결여

· 호흡 정지와 몸이 차가운 청색증(블루베이비)

· 갑작스런 쇠약, 신경 쇠약, 심하게 졸림, 실신

· 따뜻하게 해 주어도 식은 몸이 데워지지 않는다

· 공포로 인한 영향

· 근질거리고 발작적인 기침, 건조한 기침

· 심장 기능 부전

특징

· 아나필락시스 쇼크(국수 등 밀가루 음식이나 계란 등에 대한 알레르기 반응),
  전신이 파랗게 질려 있고 맥박이 빠르게 뛴다

· 호흡 곤란은 (똑바로) 앉거나 위를 보고 자면 완화된다

· 약한 괄약근

· 끈질기게 계속되는 딸꾹질

· 감정적이고 항상 경련하고 있으며 무도병으로 가만히 있지를 못한다

· 얼굴 근육이나 식도 경련, 꿈틀거리는 경련

· 뇌나 복부나 심장 등에서 구르거나 뒤집는 감각이 있다

· 사지 전체의 마비나 쇠약감을 동반하는 만성 간질 발작

· 젤라틴 형태의 덩어리가 섞인 엷고 선명한 색의 출혈

· 몸 안쪽은 차갑고 바깥쪽이 뜨거우며 이불 덮는 것을 싫어한다

· 음료를 꿀꺽꿀꺽 마시고 그 후 배에 가스가 차 꾸륵꾸륵 소리를 낸다

· 태변 흡인 증후군[1]

장소: 뇌, 신경, 식도, 호흡, 심장, 정신

악화: 발작, 냉기, 공포, 배변, 날이 저물 때부터 밤

호전: 똑바로 앉는다, 머리를 아래로 하고 눕는다, 먹는다, 잔다, 바깥공기

[유이]

라우로세라서스는 우리 몸의 세 가지 중요한 장기인 심장, 폐, 간장 모두

---

1 아기가 태아기나 분만 중 난산으로 많이 힘들었던 경우, 자궁 속의 아기가 일시적으로 저산소증에 빠지고 항문의 근육이 이완되어 태변을 양수에 누게 됩니다. 양수는 오염되고 태어나는 과정에서 호흡이 시작될 때 태아가 태변에 오염된 양수를 폐로 흡인하게 되며 이는 아기의 폐렴, 기도 폐색, 이차적인 호흡 곤란 등의 문제로 이어질 수 있습니다. -옮긴이

를 커버할 수 있는 레메디입니다. 팔로4징후(선천선 심장 기형의 일종. 태어날 때부터 심장 구조에 이상이 있으며 안색이 파랗고 방치해 두면 대부분 어린 나이에 사망)라는 상태로 태어나면, 공포심이 엄청나게 많습니다. 출산의 공포로 인하여 가사 상태가 되었을 경우에는 라우로세라서스가 좋습니다. 뇌, 신경, 식도, 호흡기, 심장, 폐를 보조하는 레메디입니다.

아이가 숨을 쉬지 않을 때 카르보베지를 주면 좋다고 했는데 라우로세라서스도 마찬가지입니다. 우심실 비대, 중핵 결손 그리고 손가락 관절이 이상하거나 매우 딱딱해지죠. 이런 경우는 출산에서 겪은 공포 때문일 수 있습니다. 아이를 낙태할까 생각하는 등 어머니의 잘못된 사고방식으로 인해 이렇게 태어나는 아이들도 있습니다. 갑작스런 쇠약감, 갑작스런 졸음, 갑작스런 기절. 그리고 몸이 차가워지고 청색증이 됩니다.

뭔가를 마실 때 꿀꺽꿀꺽 소리를 냅니다. 그리고 식도 경련, 복부 경련을 일으키며 질식할 것 같은 느낌 때문에 말을 못 하거나 숨을 못 쉬게 됩니다. 태아가 자꾸 딸꾹질을 할 때는 라우로세라서스가 필요할 수 있습니다. 태아가 죽을 것 같은 상태가 되거나 태변을 먹었을 때도 써야 합니다. 태변 흡인 증후군에는 이밖에도 오피엄Opium이나 안티모니엄 타르타리쿰Antim-tart 같은 레메디도 좋습니다.

[증례]

이 아이는 심장 기형과 신장 기형 양쪽을 갖고 태어났습니다. 심장에 구멍이 두 개 있는데 하나는 크고 하나는 작습니다. 신장 낭포, 중핵 결손, 심방 중핵 결손, 심실 중핵 결손이 있습니다. 형은 선천적으로 왼쪽 귀가 들리지 않습니다.

어머니 이 아이는 왼쪽 신장이 기능하지 않습니다.

유이 왼쪽만요?

어머니 네, 신장 낭포 때문에 기능하지 않아요.

유이 계속 낭포가 있었군요.

어머니 왼쪽이 기능하지 않아서 오른쪽으로만 보완하고 있어요.

유이 심장 문제는 어떻게 알았어요?

어머니 입원하고 심장에서 잡음이 나서 알게 되었어요.

유이 소리가 좀 이상했군요.

어머니 심실 중핵 결손, 심방 중핵 결손입니다.

유이 구멍은 어때요?

어머니 심방은 닫혔고요, 심실 구멍은 5밀리미터 열려 있던 것이 조금 작아졌습니다.

유이 심장 쪽은 상태를 보니 좋은데요.

어머니 신장 쪽도 한쪽이 잘 기능하고 있어서 상태를 보자고 합니다.

유이 잘 됐네요. 이렇게 어린 아이가 수술을 받다니 불쌍하잖아요.

어머니 뇌실이 조금 넓어요.

유이 어느 쪽이요? 뇌실 전체 말인가요?

어머니 전체요. 대뇌 형태도 정상이 아니고 발달 방식도 봐야 한다고 해요.

유이 나중이 되어 봐야 안다는 거네요. 출산 때 촉진제를 썼어요, 안 썼어요?

어머니 제왕 절개였어요. 추간판 탈출증이 있어서 절개하는 편이 안심된다고 해서요.

유이 예정일 채워서 했나요?

어머니 아뇨, 36주 4일이었어요.

유이 왜 그렇게 빨리 했죠?

어머니 선생님 여름휴가가 있어서요.

유이 진통도 안 오고, 아이가 나오고 싶다는 의사 표시도 안 했는데 진행했다는 거군요. 마취는 국부였어요, 전신이었어요?

어머니 국부였습니다.

유이 나왔을 때 으앙, 하고 울었어요?

어머니 울었어요.

이 아이는 몸을 뒤로 젖히고 있습니다. 이것이 라우로세라서스의 특징입니다. 마취의 해가 남아 있어서 잠만 잡니다. 이 아이는 우유를 마실 수 없습니다. 라우로세라서스는 목에 힘이 없어서 우유를 마시면 질식할 것 같아 마시지 못하는 겁니다. 이것이 큐프럼Cuprum과 닮은 점입니다. 처음에는 코로 우유를 넣었죠. 겨우 30그램을 마실 수 있게 되어서 관을 뺐다고 합니다. 가수면 상태일 때만 우유를 100그램 마실 수 있었죠. 아이는 목 근육이 문제가 있었는데, 잘 때는 목을 긴장시키지 않거든요. 어머니는 산달 가까이 되어 땅에 굴렀다고 합니다. 이것은 매독 마이아즘 때문입니다. 매독 마이아즘인 사람은 부상을 당하기 쉽습니다.

유이 아이가 처음에 왔을 때보다 목 움직임이 좋아졌네요. 얼굴이 아저씨 같았는데 아이다워졌어요. 우유도 마실 수 있게 됐죠?

어머니 배꼽 언저리에 발진이 났어요.

유이 잘 때가 아니면 마시지 않는다고 했죠. 어떻게 됐나요?

어머니 마실 수 있게 됐어요.

유이 목 근육이 좋아져서 그래요. 잘 됐네요. 전에는 잠만 자던 느낌이었는데, 지금은 어떤가요?

어머니 일주일 정도부터였나? 떼쟁이가 되더라고요.

유이 레메디를 먹기 시작하고 일주일째부터 잠만 자지 않고 떼쟁이가 되었다는 거죠?

어머니 웃게도 되었어요. 눈도 전혀 맞추지 않았는데 조금 맞추게 되었고요.

유이 상태는 어때요? 심장 구멍은 여전히 큰가요?

어머니 작은 구멍은 닫혔는데, 10여밀리미터짜리 큰 구멍이 하나 있었어요. 대동맥류가 들어와서 좀 걱정했는데 구멍을 닫는 수술을 했어요.

유이 이것도 매독 마이아즘. 사실 한 개는 닫혔으니 앞으로 2년 정도 지나면 나머지 역시 닫혔겠지만, 구멍이 커서 하나는 수술했군요. 그런데도 아기가 잘 버티네요. 하이페리컴, 아르니카, 칼렌듈라를 반복해서 주어선

지 수술했던 무렵의 흉터도 없고 엄마한테 찰싹 붙어 있고 건강하네요. 잘
됐어요.

어머니 네, 고맙습니다. 내 사시도 좋아졌습니다.

신장 낭포가 있고 신장이 나쁜 이유는 아이가 극심한 카르마를 갖고 있
기 때문입니다. 신장은 조상의 경락이고 생명력이 머무는 자리입니다. 조
상과의 연계가 신장에서 오는 겁니다. 신장 낭포가 있으면 생명력이 약해
집니다. 이런 기형 전반은 매독 마이아즘입니다. 이 아이의 형도 한쪽 귀가
선천적으로 들리지 않는다는 것을 보아 신장이 나쁠 겁니다. 귀와 신장은
밀접한 관계가 있습니다. 어머니의 허리가 안 좋았던 것은 격렬한 죄책감
이 있기 때문입니다. 분노를 억압하면 그렇게 되기 쉽습니다. 그런 상념 때
문에 허리가 나빠지는 겁니다.

이 아이는 지금 머리카락도 많이 나고 이도 났습니다. 하지만 치열이 고
르지 못합니다. 이것은 매독 마이아즘의 공통된 특징입니다. 머리가 작고
부은 것은 신장이 나쁘기 때문입니다. 심장 구멍은 레메디를 쓰면 자연적
으로 닫히는 일이 많지만, 이 어머니는 기다리지 못하고 수술을 하고 말았
습니다. 그래도 건강합니다. 라우로세라서스가 잘 맞았다 싶습니다.

덧붙여 이 어머니는 임신 중에 항우울제를 먹었기 때문에 매독 마이아
즘이 깨어나 심장에 구멍이 생긴 것입니다. 항우울제의 부작용을 보면 심
장 기형을 일으킬 가능성이 있다고 쓰여 있습니다.

Lac-humanum (임신출산 키트 17)

락 휴매넘/모유: Lac-h.

"버림받았어."

어머니와 자식 간의 끈을 인식하는 레메디

큰 특징

· 어릴 때 부모와 헤어진 사람의 유년기 트라우마, 이별과 버림받은 일로 인한 질환

· 어머니로부터 사랑받지 못한 아이

· 섭식 장애

· 중독

· 유선 질환

· 호르몬 균형이 나쁘다. 월경전증후군으로 슬퍼한다거나 유방이 붓는다. 체중이 잘 바뀐다.

특징

· 어머니가 지켜주지 못한 사람. 모유를 먹지 못한 사람

· 어머니와 정상적인 관계를 구축하지 못한 데서 오는 질환. 어머니와의 관계. 어린 시절 부당한 취급을 받았던 사람

· 원치 않았던 출산. 아이를 귀여워할 수 없다

· 난소를 건강하게 만드는 레메디

· 뭔가를 상실했을 때 오는 감정적 충격

· 중절이나 유산 이후 몸 상태가 나쁠 때

· 거식증 또는 과식증, 섭식 문제

· 고립감, 무관심, 감정 부족, 괴로움에 대한 무관심, 급한 성격, 공허감, 결단력 결여, 자신감 부족, 걱정, 조울증, 불만족, 까다로운 성격, 다른 사람과 있는 것을 싫어한다, 집중이 어렵고 사고에 연속성이 없다

· 어머니가 태아와의 관계를 느끼지 못했을 경우의 자폐

· 머리에 피가 몰리는 증상

· 결막염

장소: 정신, 난소, 유선

악화: 알코올, 월경 전, 먹는다

호전: 먹는다, 섹스한다

[유이]

락 휴매넘은 어머니의 젖으로 만든 레메디입니다. 어떤 어머니냐고요? 어느 영국인 어머니의 젖입니다.

버림받은 아이, 장 문제, 바라지 않던 임신, 수유기의 감정 문제, 모유를 못 먹을 때의 문제, 동냥젖을 먹은 아이, 모유가 아니라 분유를 먹은 사람

들의 레메디입니다.

젖에는 그 집안의 카르마가 그대로 들어갑니다. 스즈키 가문에는 스즈키 가문의 카르마가, 유이 가문에는 유이 가문의 카르마가 젖을 통해 들어갑니다. 그러므로 가급적이면 진짜 부모의 젖을 먹지 않으면 안 되는 거죠. 꼭 친부모의 젖이 아니더라도 사람은 소가 아니니 어쩔 수 없는 경우가 아니면 우유가 아닌 모유를 먹는 것이 좋습니다.

장 문제를 봅시다. 장은 영양을 흡수해 자기 자신을 키워 줍니다. 영양이 부족할 때는 락 휴매넘이 아주 좋겠죠.

락 휴매넘이 필요한 사람은 인간관계에서 반드시 문제를 일으킵니다. 어머니에게 사랑을 받은 경험이 없는 사람이므로 인간에 대해 신뢰를 가지지 못합니다. 고독감이나 버림받은 기분이 드는 이유는 어머니에게 애정을 충분히 받지 못했기 때문입니다. 락 휴매넘은 어머니와의 관계 형성에 실패한 불행한 아이들을 위한 레메디입니다. 가족에게서 사랑이나 영양을 받지 못한 아이의 레메디, 어머니의 젖을 빨아도 다 토해버렸던 아이의 레메디입니다.

분유로 자란 사람들은 가정에서 애정을 느끼지 못했기 때문에 친구를 아주 소중히 여깁니다. 가정에 무슨 일이 생기면 친구에게 가려고 합니다. 하지만 그 친구에게 다른 친구가 생기면 버림받은 기분을 느끼게 되죠. 누구로부터라도 좋으니 사랑받고 싶다고 생각하죠. 전학을 가고, 양녀로 가고, 친구와 헤어지고… 이럴 때도 버림받은 기분, 고독감이 생깁니다.

그리고 원치 않은 임신을 하면 선천성 기형아가 태어날 경우도 있습니다. 그러므로 유산되는 일도 많습니다.

류머티즘 항체가 있다는 등 여러 이유로 인하여 모유를 못 주면 아이는 버림받은 기분이 듭니다. 이 아이들은 '떨어지는' 꿈을 꿉니다. 계단에서 떨어지고, 높은 곳에서 떨어지는 꿈입니다. 또 이 아이들은 성적 학대를 받기 쉬운 경향이 됩니다. 자존심이 결여되어 있어서 조금이라도 다정하게 대해 주는 사람이 있으면, 반드시 그 사람에게 달라붙습니다. 이것이 락 휴매넘이라는 레메디입니다.

돈만 지불한 채 방금 산 물건을 놓고 오고(건망증), 몸이 아주 차고(체온이 낮다), 목이 항상 부어 있죠. 그러면서 몸이 점점 마비되어 갑니다. 이런 사람은 진짜 사랑을 얻었을 때 몸이 따뜻해집니다. 몸이 차가운 사람은 부모로부터 제대로 사랑받지 못했을지도 모릅니다. 그래도 우리는 평생에 걸쳐 남을 사랑하는 법을 배우지 않으면 안 됩니다. 남을 사랑할 때 당신의 몸은 따뜻해지겠죠. 그리고 자신을 사랑할 때 몸이 따뜻해질 겁니다.

애정결핍이 주요 테마인 락 휴매넘인 사람은 단 것을 좋아합니다. 락 휴매넘은 모유를 거절하는 아기를 위한 레메디이기도 합니다.

Nat-sulph. (임신출산 키트 18)

나트설퍼/나트륨 설퍼리쿰/황산나트륨: Nat-s.

"사랑 받지 못하고 있을지도 몰라."

머리 부상과 수분 대사의 레메디

큰 특징

· 출산 때 신생아의 머리에 생긴 혈종이나 머리 부상(겸자 · 흡인 · 머리 압박)

· 신생아 황달. 특히 위에 기술한 머리 혈종이나 부상으로 일어난 경우

· 머리 부상으로 아르니카를 먹고 붓기는 가셨지만 통증이 남았을 때

· 지독하게 굴러서 머리를 다친 이후 다른 증상이 나오거나 성격이 어두워졌을 때

· 임신 중 다리 부종

· 항상 토하고 싶고, 쓴 맛이 나는 입덧

특징

· 습기가 있는 곳에 사는 사람, 습기가 있는 곳에서 태어나서 자란 사람

· 신경성 소화 불량, 팽만감, 트림, 쓴맛, 신맛, 위가 허한 느낌은 먹으면 일시적으로 호전된다, 주기적으로 발생하는 복부의 심한 통증

· 설사, 특히 감자 · 빵 · 과일을 먹은 후 폭발할 듯한 설사를 한다, 배에서 꾸룩꾸룩 소리가 난다.

· 대변을 보고 싶지만 기세 좋게 방귀만 나온다. 복부 팽만

· 척추를 다친 후 등을 꿰뚫는 듯한 통증을 느낀다.

· 열이 나기 시작할 때 오한을 느끼며 이를 딱딱 부딪치고 목이 마르다

· 부드러운 빛을 보거나 밝고 쾌활한 곡을 들으면 침울해진다

· 식욕이 거의 없다, 오히려 먹을 것을 싫어한다

· 아침에 땀을 흘리고 밤에는 더 많이 흘린다

· 황록색 분비물

· 좌골 신경통

· 두통, 후두부의 극심한 통증, 나사를 비트는 것 같은 감각, 머리 정수리가 갈라지는 듯한 감각, 이마가 파열될 듯한 감각, 기침을 하면 머리가 파열될 것 같은 감각, 소리나 빛이나 식사로 악화, 어두운 방에서 구토하면 호전

· 햇빛에 민감한 눈과 귀, 눈부셔한다, 특히 아침, 콧물이 흐를 것 같은 재채기를 한다

장소: 후두부, 간

악화: 습기(날씨 · 우천 · 밤공기), 왼쪽을 아래로 하고 눕는다, 외상(머리 · 척추), 저녁 늦게, 따뜻하고 비가 오는 날씨, 아침

호전: 바깥공기, 자세를 바꾼다, 방귀, 건조한 (더운) 날씨, 아침식사 후,

일어나 자세를 고친다, 압박

[유이]

나트서퍼는 겸자 분만이나 흡인 분만으로 머리를 끼었거나 잡아 빼냈을 때 아르니카, 시큐타와 함께 필요한 레메디입니다. 머리나 척추를 세게 부딪쳤을 때 써야 합니다.

더위와 습기로 악화됩니다. 잠자리에서 막 일어났을 때의 설사, 더위와 습기에서 오는 관절염, 천식, 편두통이 생깁니다. 여름이면 이 사람들은 관절이 나빠지거나, 편두통이 생기거나, 천식을 일으키기 쉽습니다. 바다에서 상태가 나빠지고, 건조한 날씨에 좋아집니다. 설사를 많이 하고 가스가 나오죠. 이 아이들은 하품이 잦아요. 왼쪽 사타구니 관절의 질환, 사타구니 관절 탈구에도 좋습니다.

그리고 '나는 우월해야 한다'는 정신적 성향을 지닌 임질 마이아즘 레메디답게 나트서퍼가 필요한 사람은 자기 과시욕이 강한 경향이 있습니다.

이야기를 돌려서, 소녀를 아주 세게 맞았을 때는 시큐타가 낫겠죠. 아기가 떨어져서 소녀부터 아래, 꼬리뼈까지 척추를 전부 강타 당했을 때는 나트서퍼가 좋습니다. 머리를 맞았을 때 머리가 징 울리고 이 타격으로 척추까지 이상이 생겼을 경우는 나트서퍼가 No.1 레메디입니다.

한 아이는 촉진제를 정맥 주사했는데도 좀처럼 나오지 않았어요. 방법이 없어서 겸자 분만으로 빼냈는데, 탯줄이 감겨 있는 상태에서 세게 당기고 말았던 겁니다. 태어난 후에도 몇 번이나 머리를 부딪쳤습니다.

아버지는 뇌염으로 의식 불명이 된 적이 있습니다. 고열이 오랫동안 지속된 후 귀가 들리지 않게 되었죠. 할아버지도 머리를 부딪친 적이 있습니다. 조상 대대로 머리를 부딪쳤던 겁니다. 이 아이도 떨어져서 머리를 부딪쳤습니다. 이 아이는 간질을 일으킵니다. 항상 머리가 흔들리는 '흔들림 증후군'인 사람에게 나트서퍼가 아주 좋습니다. 머리를 다친 이후 편두통이 온다든가 뭔가 이상하다 싶을 때도 나트서퍼가 좋습니다. 아이가 머리를 잘 다칠 경우에 줍시다. 이런 경향이 생기는 이유는 촉진제나 마취제의 해도 있지만, 임신 중인 어머니가 신의 가호를 받지 못한다고 느낄 경우 태어난 아이가 머리를 부딪치기 쉽습니다. 약을 많이 먹었거나 예방 접종을 많이 받은 아이는 약해의 영향으로 주의력이 부족하여 자주 구르거나 머리를 다칩니다.

그리고 뇌빈혈이 되기 쉬워서 뇌로 산소를 보내야 합니다. 뇌에 산소가 가지 않으면 어떻게 될까요? 의식 불명이 되겠죠. 머리가 멍해집니다. 뇌빈혈을 일으키지 않기 위해서는 막혀 있는 목을 정화시켜야 합니다. 목이 막혀 있으면 뇌빈혈이 일어나기 쉽습니다. 그럴 때는 케브라코Quebracho라는, 산소화를 촉진하고 세포를 활성화하는 마더팅크처를 같이 드셔도 좋겠습니다.

Nux-vomica. (임신출산 키트 19)

넉스보미카/마전자: Nux-v.

"나는 효율적으로 아이를 낳고 싶어."

약이나 자극물을 많이 복용한 사람

큰 특징

· 임신 중 변비. 가끔 변의도 느끼지만 나오지 않는다. 또는 정말 조금만
나온다. 특히 미식가라서 식탐을 제어 못하는 사람. 배에 가스가 찬다
· 설사와 변비가 교대로 온다
· 치질은 내치질로, 붓고 울혈되어 있으며 통증이 지독하다. 배변 때 선
혈이 나온다. 임신 중의 치질
· 불면. 정신 긴장, 커피, 와인에 의한 불면. 일찍 잠들어 오전 0~3시에
눈을 뜨거나 새벽이 되어서야 깊이 잠든다

특징

· 아기의 황달. 어머니나 아버지가 약을 너무 많이 복용해서 생긴 황달
· 초조하고 화를 잘 낸다. 성격이 급하고, 노력 형이며 일을 잘 추진하는
스타일, 완고하고 심술궂고 착실하다
· 이른 아침에 악화된다, 상쾌하지 못한 기분, 화를 잘 낸다, 우울, 통증

· 커피, 알코올, 담배 등 흥분성 음식물을 원한다

· 소음 · 빛 · 냄새 · 음악에 과민

· 춥다(땀을 흘리며 열이 있을 때는 이불을 덮어야 한다)

· 움직이면 춥다

· 경련성 통증

· 변의를 수반한 진통, 후진통

· 아기는 춥고 피곤하고 맞지 않는 것을 많이 먹으면 화를 잘 낸다

· 임신 중의 입덧을 수반한 복통

· 임신 중의 허리 통증

· 절제하지 않는 생활 뒤에 오는 통증, 구역질이나 소화 불량을 동반하
  는 일이 있다. 임신 중의 속 쓰림, 시큼한 트림

· 어머니가 향신료가 진한 음식을 너무 많이 먹었거나 커피, 콜라, 홍차
  를 지나치게 마시고 그 모유를 먹은 아기에게 증상이 나타난다

· 아기가 코가 막혀 모유를 먹기 힘들 때

· 임신 중 어지럼증, 두통이 있을 때

· 분만 중, 혹은 분만 후에 섭취한 약의 영향, 흥분이나 불면, 임신 중의
  불면

· 조산

· 진통이 등으로 온다

· 진통의 효과 없이 자궁 입구가 부드러워지지 않을 때

· 진통을 동반한 손발 경련. 피로감, 무력감, 수축 중의 배변 충동

장소: 정신, 신경, 소화기(위·간·장), 호흡기, 오른쪽

악화: 이른 아침, 차가운 바깥공기, 차가운 틈새바람, 추울 때 옷을 벗었을 경우, 맛있는 음식, 과음, 밤샘 등 무절제한 생활, 커피, 앉아 있기만 하는 생활 습관, 정신 활동, 사소한 원인(분노·소리·냄새·허리를 조이는 옷)

호전: 다량의 분비물, 모자 등을 써서 머리를 가렸을 때, 우유, 습한 공기

[유이]

넉스보미카는 "출산보다 일."이라고 말하면서 일을 열심히 하는 직장 여성이 임신했을 때 먹는 레메디입니다. 임신 중의 설사, 구역질(하지만 토하지 않는다), 자극물을 잔뜩 먹은 사람의 임신과 출산 때 좋습니다. 임신 때의 구역질은 대체로 한밤중 3시에 심해집니다.

경쟁심이 강하고 지기 싫어하는 직장 여성이 임신했습니다. 모든 것이 계산적이어서 출산 계획을 열심히 세우는데, 잘 풀리지 않으면 초조해하고 화를 냅니다. 이것이 넉스보미카 유형입니다.

아이가 태어나도 아이가 방해가 된다며 화를 냅니다. 몇 시 몇 분에 이렇게 하겠다고 정해 놓습니다. 그러므로 이런 사람에게 "아이가 생기면 당신은 지금까지 하던 일의 반만 해야 해요."라고 해도, 들은 척도 하지 않습니다. 빈틈없이 하려고 하니까 출산이 임박할 때까지 계속 일합니다. "아이 같은 건 몰라. 놔두면 알아서 크겠지."라면서 실리를 취하려고 합니다. 출산이 임박할 때까지 출산 준비도 하지 않습니다. 그래서 "앗, 낳을 때가 됐

네." 하고 깨달았을 때는, "아무 것도 안 해놨잖아."하며 화를 내죠. 출산 때에는 어머니를 불러 "이거 해줘, 저거 해줘. 엄마 저리 가."라고 하든가 "조산사님 잠깐만요."하며 남을 부려 먹습니다. 배 주변에 복대라든가 뭔가 두르는 것은 못하겠다면서 금세 빼려고 합니다.

임신하면 설사하는 사람이 있습니다. 그럴 때 넉스보미카는 아주 좋은 레메디입니다. 또 넉스보미카는 약을 많이 복용한 사람에게도 좋습니다. 커피나 변비약을 먹지 않으면 대변이 나오지 않거나 화장실에 가면 오히려 더 나오지 않는, 그럴 때 넉스보미카를 씁니다. 설사 때문에 유산이 될 것 같은 사람에게도 넉스보미카가 잘 맞습니다.

넉스보미카는 간에도 좋습니다. 간은 감정을 반영하는 장기입니다. 늘 만족하고 평화로운 마음이면 간이 상하지 않습니다. 간이 나쁘면 화를 잘 내게 됩니다. 남에 대한 인내심이나 있는 그대로 받아들이는 마음이 부족한 것이 넉스보미카의 사람입니다. 대체로 어머니의 몸도 잘 만들어져 있지 않고 아기를 낳을 마음의 준비도 되어 있지 않은데, 출산만큼은 가정 분만으로 하고 싶다는 사람은 넉스보미카입니다.

어떤 직장 여성은 서른여덟 살 때까지 아이를 낳지 않았어요. 그때까지는 집을 장만했다고 해요. "어째서 서른여덟이 될 때까지 아이를 낳지 않았어요?"라고 물었더니, "돈을 저축하고 싶어서요." 그렇게 대답하더군요. 넉스보미카는 그런 사람입니다. 서른여덟의 고령 출산으로 임신 9개월째, 치질 때문에 항문에 통증이 있고 자궁 입구가 너무 아팠습니다. 이 사람은 이제까지 일을 열심히 해서 관리직까지 올랐습니다. 아이는 생후 3개월부터 맡기고 직장으로 돌아갈 계획을 세웠습니다. 그 때문에 아이가 병에 걸리기라도 하면 곤란하니, 효율적으로 출산과 육아를 할 수 있는 방법을 알려 달라고 하더군요.

그러는 사이 이번에는 설사는커녕 지독한 변비가 되어 신경을 너무 쓴 나머지 치질이 되고 말았습니다. 다리에는 임신 6개월 정도부터 정맥류가 생겼죠. 정맥류는 양다리로 버티며 열심히 일하는 사람에게 옵니다. 치질도 열심히 노력하는 사람에게 옵니다. 이렇게 설사와 변비를 되풀이하게 되었습니다. 태아에게 말을 거는 것은 쓸데없는 짓이라 생각해서 거의 말을 걸지 않더군요. 그리고 출산 당일, 진통이 오래 계속되자 너무나 아프다, 제왕 절개를 하라며 조산사에게 소리 질렀습니다. 이런 사람이 넉스보미카입니다.

Oxygen. (임신출산 키트 20)

옥시젠/산소: Oxyg.

"나는 피해자야."

산소를 넣어 세포에 활력을 불어넣는 레메디

큰 특징

· 질식할 것 같은 사람

· 천식 발작. 목이 간질간질하다가 일어나는 기침. 얼얼하고 간질거리
  는 느낌

· 배기가스의 해

· 첨가물 · 착색료 · 농약의 해

· 자기 연민, 남에게 속았다, 자기 걸 뺏겼다고 생각한다. 본인도 구제 받
  지 못한 주제에 자원봉사를 한다. 불쌍한 사람을 가만히 보고 있을 수
  없다

특징

· 통증이 있는 구내염

· 복부 가스

· 허리는 선골 언저리(관절 접합부)가 무척 아프고, 골반 속 장기가 모두

굉장히 지친 감각, 회음까지 아프다

· 가슴이 파열하는 느낌. 흉골 언저리에 간질거림이나 조이는 느낌이 있고, 어깨를 앞으로 내밀면 악화된다. 질식감이 있고 천천히 호흡하는 경향이 있다

· 바늘이 관통하는 듯한 발작적인 통증이 오른쪽 안구나 눈동자 조금 왼쪽에 있다. 때로는 너무 아프고 오른쪽 안구 전체를 통증이 덮쳐 관자놀이로 퍼져 그곳이 뜨거워진다. 결막이 따끔따끔하고 얼굴 피부도 따끔따끔하다

· 얼굴 피부가 따끔거리고, 목은 얼얼하게 아프다

· 머리는 오른쪽 눈썹 바깥쪽 반이 아프다. 앞 얼굴. 둔탁한 아픔. 왼쪽 눈은 보다 아프고 왼쪽 관자놀이가 아프고 만지면 차갑다. 두피에 땀이 난다

· 왼쪽 검지가 가려운데 빨갛지는 않은 발진

· 허벅지와 다리를 지나치게 움직인 것처럼 피곤하다

· 오른쪽 엉덩이의 주름 속 항문 가까이에 수포성 분비물이 나서 아프다

· 백일해 같은 기침. 자극성의 격렬한 기침과 재채기로 목과 기관지가 얼얼하다. 독감이 나을 때쯤 호흡기가 예민해진다. 목이 쉬고 찢어질 듯한 기침이 나오며 옆을 보고 자면 악화된다. 위를 보고 자면 하얗고 맛이 떫은 덩어리 같은 가래가 많이 나오면서 호전된다. 가래는 노랗고 곪아 있을 때가 많다. 오전 2~5시에 건조한 기침과 짧은 헛기침을

자꾸만 한다. 기침 때문에 메슥거리고 코를 풀면 가슴이 파열할 것처럼 느낀다.

· 코가 막혀서 아침에 자주 코를 푼다. 끈적거리고 불투명한 하얗고 노란 덩어리가 나온다

· 눈 사이에 통증이 있고 몸에 땀이 난다. 머리에 땀을 흘리며 몸도 축축하다

· 직장에 가스가 쌓인 듯하고 이것이 변의를 부른다. 방귀를 뀌면 대변도 같이 나올 것 같아 무섭다

· 얼굴 피부와 결막이 따끔거린다

· 목소리가 나오지 않거나 갈라진다. 해 저문 후에 목이 마르고 밤 12시에 질식할 것처럼 되어 일어난다. 목이 타는 듯이 뜨겁고 목의 갈증은 없지만 얼얼하고 아프다

장소: 복부, 등, 가슴, 눈, 얼굴, 머리, 손발, 폐, 입, 코, 호흡기, 직장, 피부, 목

악화: 더위, 산, 틈새바람, 지방, 격렬한 활동, 연기

호전: 옥외

[유이]

옥시젠은 동종요법판 산소 호흡기입니다. 산소를 희석 · 진탕한 레메디로, 산소 결핍 상태에 맞습니다.

산소가 결핍되면 어떻게 될까요? 빈혈이 되기 쉬운 사람들은 피해 의식이 아주 강합니다. 자신은 희생자다, 당했다고 생각합니다. 탐욕이 많고, 만성 피로를 일으킵니다.

피해 의식이 있는 사람은 무슨 일이든 남 탓을 하거나 부당한 취급을 받았다는 생각 때문인지, 화장실 꿈을 꿉니다. 산소 결핍 상태가 되면 화장실 꿈을 꾸게 되는 것이죠. 화장실에 갔는데 문이 열리지 않는다, 볼일을 보려는데 누가 보고 있다, 이런 식의 꿈을 꿉니다. 싸우는 꿈도 꿉니다. 이 꿈들은 모두 산소 결핍인 사람의 잠재의식이 드러난 것입니다. 또 옥시젠은 도둑이 들어오는 꿈도 꿉니다. 자신의 것을 뺏기고 있다는 의식을 갖고 있기 때문입니다.

탐욕은 갖고 있는 것에 만족하지 못하고, 좀 더 많은 것을 원하거나 남보다 많이 받고 싶어 하며, 구걸을 하고 싶어 합니다. 만성 피로 증후군, 나태, 아무 것도 못하겠다, 움직이는 것이 너무 싫다, 인내심이 없다, 이런 증상이 옥시젠입니다. 이런 사람이 임신과 출산이 잘 풀리지 않으면 남 탓을 하는 겁니다.

미토콘드리아는 세포 속에 있는데, 산소를 소비하고 에너지를 생산하는 역할을 합니다. 사람은 산소와 미토콘드리아 없이는 살지 못합니다. 이 중요한 미토콘드리아를 죽이는 가장 큰 원인은 항암제와 항생 물질입니다. 그로 인하여 세포의 활력이 사라집니다.

산소 결핍이 되면 몸이 점점 부패합니다. 그럴 때 옥시젠을 씁니다. 청색증(블루베이비)에 써도 좋고, 숨을 쉬지 않을 때도 씁니다. 산소를 많이 함유

한 마더팅크처인 케브라코와 같이 사용하세요. 옥시젠은 세포에 산소를 보
내는 레메디입니다.

Phytolacca (임신출산 키트 21)

파이토라카/미국자리공: Phyt.

"젖을 그만 빨아! 아파!"
출산 후 유방의 레메디

큰 특징

· 유두가 염증을 일으켜 아프다. 유두가 갈라진다.(레메디, 마더팅크처)
· 젖이 나오지 않고 돌처럼 (딱딱하고 무겁게) 붓고(출산 후 바로는 아니지만 수유 중에 이렇게 되기도 한다), 닿으면 아프다
· 유방의 격렬한 통증, 전신에 방사형으로 퍼진다
· 유두 주변이나 어깨, 팔까지 물결치듯 아프다
· 유방의 딱딱한 소결절, 동시에 겨드랑이 림프절이 커지는 일도 있다
· 유두에서 나오는 만성적인 분비물, 물기가 많고 피 같은 분비물
· 유선염, 유방 농양

특징

· 전신의 얼얼한 통증
· 장소가 이쪽저쪽 바뀌는 통증, 움직이면 악화된다
· 숨에서 냄새가 난다. 통증이 위쪽으로 빠르게 이동한다. 혀끝이 빨갛

게 변한다

· 많이 피곤하고 근육이 경직되고 지친다

· 이하선염, 목 통증, 분비샘이 딱딱하고 아프게 붓는다, 통증이 유방이
나 난소로 퍼진다, 침이나 땀이 많이 나온다

· 목 안이 검붉은 색을 띠고 있다. 편도가 붓는다, 삼키기가 힘들다, 양
쪽 귀가 아프다, 혀를 내밀면 목이 아프다

· 아이의 이가 날 때 통증, 큰 소리로 운다

장소: 유방, 목, 편도, 섬유 조직(경부 · 등 · 관절), 골막, 소화관, 오른쪽

악화: 침대에서 일어난다, 동작, 삼킨다, 뜨거운 음료, 추위(습기 · 밤), 날
씨 변화, 저물녘부터 날이 밝을 때까지의 통증, 비, 아이에게 수유할
때

호전: 배를 아래로 하고 눕는다, 차가운 음료, 유방을 떠받친다, 입욕, 휴
식, 온기, 건조한 날씨

[유이]

미국자리공인 파이토라카는 특히 유방에 작용합니다. 파이토라카가 필
요한 사람은 유두가 갈라져 있죠. 파이토라카인 사람들은 암 체질입니다.
특히 유선종, 유방암이 잘 생기는 체질을 갖고 있습니다. 또 디프테리아균
에 의해 편도가 부을 때나 직장암에도 잘 맞습니다.

이 사람들은 "아프니까 젖 빼는 거 관둬!"라고 말합니다. 아이가 젖을 빨

면 벌떡 일어날 정도로 아픕니다. 어떤 어머니는 아이가 젖을 빨기 시작하자, 아이의 볼을 냅다 때렸습니다. 그 정도로 아픕니다. 유방이 돌처럼 되어 등까지 뻐근해집니다.

그래서 이 레메디는 유방과 혈액에 잘 맞습니다. 혈액을 깨끗하게 만들어 주고, 새로운 젖을 만들어 주며, 젖이 잘 나올 수 있게 해 줍니다. 유방, 혈액, 목에 친화성이 있습니다. 유방이 딱딱하고 열기를 띠는 사람이 출산 후에 젖을 잘 나오게 하는 레메디입니다. 아이가 잘 빨지 못해서 유두에 염증이 생긴 경우에 파이토라카를 먹으면 좋아요. 또 임신 7개월에 자궁수축과 출혈 증상이 있던 분을 치유한 경우도 있습니다. 7개월에 출혈과 자궁수축이 있을 때는 파이토라카를 주면 좋습니다.

출산했다고 바로 수유할 준비가 되어 있는 것은 아니죠. 저도 마찬가지였습니다. 사흘 낮 사흘 밤을 새고 화장실에 가는데도 젖에 손을 댈 수 없을 정도로 아파서 참을 수 없었죠. 조금이라도 가슴이 흔들리면 아팠습니다. 그래도 큰아이에게 젖을 물리지 않을 수 없었죠. 임산부를 위한 학교에도 가지 않았고, 출산이 임박할 때까지 일하고 있었기 때문에 어떻게 하면 좋을지 몰랐어요. 그래서 "아기가 자꾸 우는데 왜 그런가요?"라고 간호사에게 물었습니다. 그랬더니 "미세스 유이, 당신 바보 아니에요? 젖을 여기 물려야죠."라고 하더군요. "하지만 아프니까 빨게 하지 마세요." 저는 그런 바보 엄마였습니다.

파이토라카는 모든 유방 염증에 좋습니다. 고름이 있는 아토피성 피부염과 관절염, 그리고 혈액 질환과 혈액암에 파이토라카는 아주 좋습니다.

벨리스 페레니스는 왼쪽 유방, 파이토라카는 붉고 딱딱한 유방, 그리고 벨라도나는 붉고 파도치듯이 아픈 유방에 좋습니다.

어떤 분이 빨래를 널다가 빨랫대가 넘어지는 바람에 유방을 맞아 심하게 부었는데, 파이토라카와 벨리스 페레니스를 먹고 굉장히 좋아졌다고 합니다. 이 사람은 그대로 놔두었으면 아마 유방암이 되었을 수도 있다고 생각하고는 해요.[1]

유방을 맞은 후 그 조직이 아픈 상태로 적응하고 딱딱해지면, 통증이 가셔도 유방은 이 트라우마를 기억하고 있습니다. 이 트라우마를 없애려면 파이토라카나 벨리스 페레니스를 주고 "이제 괜찮아."라고 유방에게 말해 줘야 합니다. 그렇지 않으면 유방이 붓고 유방암이 되는 일이 많습니다. 자궁 점막 표면에 염증 등의 국소적인 병변이 일어났을 때도 좋습니다.

또 파이토라카인 사람은 왠지 모르지만 어금니를 앙다무는 습관이 있어요. 글씨를 쓸 때도 있는 힘껏 힘을 주는 분이 있습니다. 이런 사람은 파이토라카예요. 그리고 굉장히 각박하거나 힘든 생활 속에서 자존감을 잃은 사람의 레메디이기도 합니다. 힘든 생활 때문에 성격까지도 변한 사람의 레메디입니다. 파이토라카는 항생 물질을 잔뜩 먹은 사람이나 체독이 쌓여 유선염이 된 사람에게 잘 맞습니다.

---

1 실제 동종요법 케이스 중에는 유방을 맞은 트라우마로 유방암이 되었는데, 그런 환자들이 벨리스 페레니스를 복용한 후 그 부분이 다시 부어오르면서 통증을 겪은 다음, 파이토라카를 복용하고 유방의 종양이 사라지는 신기한 케이스가 존재합니다. -옮긴이

[미야자키]

저는 유선염에 파이토라카를 자주 씁니다. 유선염이 되어 겨드랑이까지 붓는 사람에게 파이토라카를 줍니다. 현대의학에서 진통 촉진제를 쓰게 된 이후 3세대 정도 지났는데요. 약을 많이 사용하면 레메디가 잘 듣지 않기 마련입니다. 그래서 유선염이라도 이거 하나만으로는 낫지 않는 경우도 있습니다. 출산 과정에서 약을 거의 쓰지 않은 분들은 파이토라카 하나로도 금세 좋아지지만 말이죠.

몸속에 염증이 있는 분은 파이토라카를 투여하면 순식간에 증상이 나오고, 그 증상이 한층 심해집니다. 그래서 당황하게 되죠. 유방 표피가 4~5센티미터 부은 분이 계셨습니다. 표피 속에는 여드름 크기의 궤양이 세 개 있었습니다. 궤양이 있었기 때문에 표피가 부어올랐던 거예요. 손으로 움켜쥘 수 있을 정도의 응어리가 있었고, 한 달 정도 계속 병원에서 진찰을 받았는데 좀처럼 좋아지지 않는다면서 저한테 왔습니다. 딱딱해져 있었는데, 그럴 때는 브라이오니아Bryonia가 좋습니다. 그래서 브라이오니아를 주었더니 확 붓는 거예요. 이거 큰일이다 싶어 이것저것 해 보는데 너무 아파했어요. 물혹 같은 느낌이고 팽팽하게 부풀어 있어서 혹시 고름이 고인 것일지도 모르겠다 싶어 큰 병원으로 보냈습니다. 병원에서는 "이거 고름이 고인 게 아니니 어쩔 도리가 없어요."라고 했다는군요. 그리고 다시 저한테 와서 며칠인가 지나자, 표피가 확 벗겨지더니 곪은 자리가 세 군데 보이더군요.

그 후 학회에 갔을 때 어떤 선생님에게 상담했더니 새, 개, 고양이 같은 동물의 털이 들어간 게 아닐까 하시더군요. 유두에 여러 가지 물질이 들어갈 수 있다는 사실은 알고 있었습니다. 하지만 유선으로도 들어간다는 것은 몰랐어요. "그런 자리에서도 들어가요."라고 그 선생님께서 말씀하시더군요.

환자 분은 개를 기르고 있었는데, 밖에서 기르고 있었거든요. 그거랑 새 털이불, 분명 새털이불의 털이 아닐까 싶었죠. 아무튼 몇 달 걸려 좋아졌습니다.

그 뒤 둘째를 건강하게 낳았고, 그 뒤에는 한 번도 오시지 않았어요.

[유이]
그분은 (그냥 놔두었으면) 분비샘의 암, 유방암이 되었을 거라고 생각합니다. 왜냐하면 확 표피가 벗겨진 자리에 벌집 모양의 구멍이 보이는 것은 암에 흔히 있는 상황이니까요.

저도 그런 경우가 있었는데, 동종요법을 하고 표피가 벗겨진 자리에 벌집 모양의 구멍이 나 있더라고요. 거기서 고름과 피가 뿜어져 나왔죠. 그럴 때 파이토라카는 아주 좋습니다. 그런 경우에는 병원 치료를 같이 받아야 합니다.

유방에는 동물의 털 등 여러 가지 물질이 들어갔다 나왔다 할 수 있으니 털 등 특이한 장식이 붙은 브래지어를 하지 마세요. 유방이나 난소는 흥미롭게도 흡수하는 힘이 아주 강합니다. 물론 거기에 더해 뿜어내는 힘도 강하지만요. 난소 낭종도 무진장 커집니다. 제가 만난 한 분은 난소 낭종이

16킬로그램이나 되었습니다. 그 분은 셋째 아이를 낳을 산달에 저를 찾아 왔습니다. 다들 "저 사람 임신했네. 그런 것 치고도 배가 너무 크다." 그러 더군요. 단정짓기는 그렇지만 동종요법만으로는 해결하기 어렵다고 말해 주고, 동종요법을 아는 병원을 소개하여 수술을 하도록 했습니다. 수술한 뒤에는 동종요법만으로 케어를 했는데, 그 뒤 난소 낭종은 한 번도 재발하 지 않았습니다.

난소나 유방은 그런 장기라는 사실을 기억하세요. 이상한 물질을 발라 서는 안 됩니다. 스테로이드를 유방에 바르면 큰일 납니다. 안으로 점점 들 어가서 썩은 유방이 되어 아이가 젖을 빨면 빨수록 아이의 볼이 문드러지 고 푸석푸석해집니다. 유방에 스테로이드를 바르지 마시고, 파이토라카를 먹으면 됩니다. 피부가 갈라졌을 때에는 파이토라카가 최고입니다!

Pulsatilla

펄사틸라/할미꽃: Puls.

"혼자 두지 마!"

태아의 위치 이상에 좋고, 자립을 촉진하는 레메디

큰 특징

· 36주 이상의 역아, 횡아(아기가 옆으로 있는 것)

· 감정적으로 말하는 경향이 강하다. 훌쩍훌쩍 울면서 도와 달라고 매
  달린다

· 수축이 약하고 짧다. 멈춰 버릴 때도 있다

· 허리부터 팔이 아프다. 기분이 나쁘고 토할 것 같다

· 타인의 동정을 받으면 호전된다

특징

· 출혈과 수축이 교대로 온다

· 내보낼 힘이 약한 수축

· 출산 때 피로와 과로로 흐느껴 운다

· 목이 마르지만 물을 마시고 싶어 하지 않는다, 하지만 다리는 부어 있
  다

· 모유가 너무 많이 나온다

· 수축이 약하거나 없어서 태반박리가 진행되지 않는다

· 복고부전

· 출산이 늦어진다(진통이 오지 않는다). 태아가 태어나는 것을 겁내고 있다. 또는 초산으로 불안할 때

· 저녁과 해질녘에 악화

· 증상도 기분도 자꾸 변한다. 감정 변화로 모유의 양이 증감한다

· 아이를 필요 이상으로 감싸는 사람이 젖을 끊거나 유즙이 지나치게 많이 나올 때

· 유산을 받아들일 수 없다. 사소한 일도 크게 받아들인다

· 크림 같은 분비물

· 비자극성의 황록색 분비물

장소: 정신, 정맥, 점막(혀 · 위 · 장 · 여성 생식기 · 배뇨 생식기), 호흡, 오른쪽 심장, 오른쪽

악화: 밀폐된 실내, 저녁의 빛, 습하고 춥다, 따뜻함(공기 · 방 · 침대 · 따뜻한 음식), 발이 젖었을 때, 억압, 저녁, 휴식, 첫 동작, 옆으로 누울 때, 먹을 때(기름진 음식 · 지방), 사춘기, 임신

호전: 바깥공기, 돌아다닌다, 동정해 줄 사람이 있다, 한랭, 신선한 공기, 똑바로 선 자세, 차가운 음료, 차가운 음식

[유이]

펄사틸라는 자궁 수축을 촉진하고 아이를 사랑할 수 있게 해 주므로 출산하고 바로 먹는 편이 좋습니다. 사랑의 호르몬인 옥시토신 분비가 자연스럽게 촉진됩니다. 또 역아일 때도 드세요.

엄마의 자궁이 편안해서 벗어나기 싫은 것이 역아가 되는 이유입니다. 딱 붙어서 하나의 존재처럼 되어 있는 엄마와 아이를 둘로 분리하는 거죠. 펄사틸라는 자립의 레메디이니까요.

펄사틸라가 필요한 어머니는 아이가 죽지는 않을까, 누군가 아이를 데려가지는 않을까 걱정하면서 검사를 위해 아이를 데려가거나 체중이라도 재려고 하면 바로 웁니다. 이렇게 약한 마음을 누군가 지탱해 주기를 갈망하죠.

사춘기 때나 임신과 출산 중에 아무 일도 없는데 훌쩍훌쩍 우는 사람에게는 펄사틸라가 좋습니다. 뭘 숨기겠어요? 과격한 유이 토라코도 첫 출산이 제왕 절개에다 유감스럽게도 아기가 커서 병원에서 출산했죠? 게다가 매일 밤 중절모를 쓰고 레인코트를 입은 남자가 아기를 데리러 오는 꿈을 반복해서 꾸는 겁니다. 저는 "데려가지 마!"라고 외치는 제 소리에 깨고는 했습니다. 그러고는 "누가 소리 질렀지?"라고 혼잣말을 했어요. 그러면 같은 병실에 있던 옆 침대 산모가 "미세스 유이, 당신 또 큰 소리를 질렀어요." 그러더군요. 이 정도로 저 역시 아이가 없어지지 않을까 걱정했습니다. 이런 시기에 펄사틸라가 중요하죠. 임신 초기에는 쓰지 않는 편이 좋습니다. 아직 자립해서는 안 되니까요. 아이가 자립심을 가지고 3개월 전에 나와

버리면 곤란하죠.

펄사틸라는 36주 이후의 역아나 횡아에게 잘 맞습니다. 감정에 호소하고, 믿음직스럽지 않으며, 누군가에게 매달릴 것 같은 느낌입니다. 그래서 임신 중에 시기하라 씨를 어머니라 생각하고 매달리며 떨어지지 않는 사람이 있는 거예요. 진짜 어머니 이상으로 생각하고 의지하며 잘 때도 옆에 딱 붙어 자려고 합니다.

그리고 (자궁 입구가) 다 열렸는데 나오지 않아요. 펄사틸라에는 그런 습관이 있습니다. 진통 중에 잠들어 버려요. 아이를 뺏기면 울어 버리는 엄마. 펄사틸라의 특징은 밀폐된 실내에 공기가 가득 차 있어서 문을 열어 환기시키지 않으면 악화됩니다.

펄사틸라는 자신이 자립할 수 있다고 생각하게 만드는 레메디입니다. 또 젖이 끊어지지 않는 엄마에게도 맞습니다. 아이를 지켜야 한다고 생각하면 생각할수록 젖은 멈추지 않습니다. 자기가 버림받았다고 생각하는 아이가 어른이 되어 아이를 낳으면 굉장히 예민해집니다. 자립성 부분에서 성장하지 못한 거죠. 젖을 끊어야 할 때는 펄사틸라를 드세요.

그리고 펄사틸라는 혈관과 신경에도 잘 맞습니다. 태반박리를 할 때도 사용하죠. 역아일 경우에는 펄사틸라를 하루 한 알씩 사흘 동안 세 번 먹습니다. 그렇게 했는데도 역아가 해결되지 않을 때에는 탯줄이 이중으로 감겨 있을지도 모르기 때문에 그 이상은 먹지 마세요. 그렇게 하지 않으면 내려올 때 목을 빙빙 감을 수도 있으니까요.

[시기하라]

펄사틸라는 젖을 끊으려고 하는 어머니에게 필요합니다. 수유를 포기하는 어머니가 최근 많습니다. 그런 분은 펄사틸라를 먹으면 좋을 거예요.

이런저런 세미나에서 이미 말씀 드린 내용인데, 대학교 4학년에 재학 중인 스물두 살 여성이 임신을 했습니다. 집에서 출산하기로 했죠. 예정일은 12월이었고 12월에 아기가 나오면 새해에 졸업 시험과 국가 시험을 볼 예정이었기에 예정일인 12월에 딱 아기가 나왔으면 좋겠다고 하더라고요. 다행히 12월에 진통이 왔는데, 새벽에 거의 다 열려서 2~3시간 정도면 태어날 것 같다고 호출이 왔습니다.

가 보았더니 한참 기다려 오후가 지났는데도 진통이 오기는 오고 있었지만 밍기적밍기적 거리며 좀처럼 진행되지 않습니다. 12월, 춥다고 불을 때고 건조하다면서 가습기를 돌려 고온다습한데다가 전등을 어둡게 하고 있지 않았겠습니까. 여섯 장짜리 작은 다다미방에 그녀와 남편, 할머니와 조산사 두 사람, 모두 다섯 명. 과밀 상태이고 산소 결핍 상태인 상황에서 꾸벅꾸벅 졸고 있더라고요.

"아직입니까, 언제쯤 태어날까요?" 수줍어하면서 묻더군요. "밥 먹을래요?"라고 물어도 "괜찮아요." "물 마실래요?" 물었더니 "물 마실래요. 마시게 해 주세요."라고 해서, 남편이 "네, 네."하면서 빨대로 마시게 해 주었죠. "아침부터 6시간이나 걸렸으니 소변을 눠야 하지 않을까요?"했더니, "화장실 가기 힘드니까 가고 싶지 않아요."라더군요. "하지만 가야죠." 엄하게 말했더니, "네."하고 겨우 화장실에 가더군요.

화장실에 가는 모습을 보니 남편에게 매달려 있었어요. 펄사틸라의 키
워드는 '매달린다', 질질 끌려가는 느낌이었습니다. 저는 분명 펄사틸라
고 생각했어요. 펄사틸라에는 진통 촉진 효과는 없어서 어떻게 될지 모르
지만 펄사틸라를 먹였습니다. 그랬더니 어떻게 됐을까요? 8분 지나자 그
때까지 주변 사람들에게 있는 대로 응석부리던 사람이 차분하게 요 위에
정좌하더니, "아기를 낳는 사람은 저니까요."라고 말하는 겁니다. '이제 깨
달았어요?' 그런 기분이 들었습니다. 이것이 레메디의 정말 대단한 부분입
니다.

조산사로서 저는 항상 말해주고 싶습니다. "낳는 사람은 우리가 아니라
당신이에요. 우리는 도와줄 수밖에 없어요. 아시죠, 힘을 내요." 하지만 "
이렇게 힘을 짜내고 있는데 여기서 더 내라고요?"라는 말이 돌아올지도 모
르잖아요. 그래서 결코 "당신이 낳는 거니까요."라고는 말하지 않겠다고
결심했더랬죠. 그런데 레메디가 본인 스스로 말하게 해 준 겁니다. "제가
낳는 거니까요."라고.

"밥 먹을래요."라고 하더니 주먹밥 두 개 먹고, 된장국도 "마실게요." 하
더니 마시고, "계단 올라갔다 올게요." 하더군요. 벌써 저녁이 되었으니 두
꺼운 바지를 입고 점퍼를 걸치고 추위 속에서 남편과 둘이 바깥에 있는 계
단을 오르락내리락 하는 겁니다. 그리고 2시간 후에 아기는 태어났습니다.

아무튼 레메디는 대단합니다. 제가 하고 싶은 말을 대신 해 줍니다. 그것
도 본인이 스스로 생각할 수 있도록 해서요. 대단해요. 레메디에게는 대적
할래야 할 수가 없네요.

[유이]

누구나 펄사틸라가 필요합니다. 똑 부러진 사람이라고 남들이 말하는 저도 펄사틸라가 필요합니다. 사람은 누구나 어딘가 기대고 싶다고 생각하는 것이 당연합니다. 그렇기 때문에 펄사틸라가 폭넓게 누구에게나 작용하는 것이죠. '일어나서 한 걸음 한 걸음 나아가야만 해' 하며 자립을 일깨워 주는 것이 펄사틸라입니다.

인생을 살면서 아무한테도 도움을 받지 못하고 있다 싶을 때 펄사틸라를 써 보세요. 원치 않은 임신을 한 분이 있었습니다. 현실은 받아들였지만 태아 발육이 나빴고, 조산사에 의한 자연 분만이 어렵게 되어 병원에서 낳았습니다. 전화에 대고 훌쩍훌쩍 웁니다. "저는 가정 분만을 하고 싶었는데 못했어요. 항상 아무도 저를 도와주지 않아요."라면서요. 그래서 제가 "펄사틸라를 일단 드세요." 하고 "이렇게 모두가 당신에게 힘을 빌려주는데도 그렇게 생각하는군요. 과거의 트라우마 때문에 그런 거예요. 아무도 도와주지 않는다는 마음을 가진 펄사틸라가 최고랍니다."라고 했어요. 그로부터 반나절 뒤에 진통이 와서 병원이었지만 자연 분만이 가능했고, 또 엄마와 아이가 계속 같은 방에서 지낼 수 있게 되어 만족스런 출산을 했다고 합니다.

Quebracho (임신출산 키트 22)

케브라코/케브라코: Queb.

"숨을 못 쉬겠어."

심장과 호흡 곤란, 산소 부족의 레메디

큰 특징

· 세포의 <u>산소 부족</u> (레메디 · 마더팅크처)

· <u>심장 문제</u>

· <u>천식</u>

· <u>호흡 곤란</u>

특징

· 호흡 곤란, 호흡 마비, 심박수 저하, 손발 마비

· 심장성 천식(예: 심각한 야간성 호흡 곤란을 동반한 승모변 폐쇄부전증 및 협착)

· 지방심[1]

· 혈중 산소가 증가해 있다. 산화 장애[2]가 있다

---

1 심장 바깥막 아래에 지방 조직이 두드러지게 늘어난 상태. -옮긴이

2 과도한 활성산소가 체내에 발생하며 문제가 일어나는 것. -옮긴이

장소: 심장, 기관지

악화: 지방이 많은 음식, 신선한 공기가 없는 방

호전: 가래를 뱉는다, 산에 갔을 때

[유이]

케브라코는 산소화를 촉진하여 세포를 활성화시키는 레메디입니다. 심장병과 함께 천식, 백일해로 인하여 쿨럭쿨럭 기침을 하고 산소가 들어가지 않죠. 몸에 이산화탄소가 굉장히 많아요. 신장이 약하면 산소 부족이 되기 쉽고 숨을 헉헉 몰아쉬며 손발이 마비됩니다.

그럴 때 케브라코를 씁니다. 특히 마더팅크처가 좋아요. 컵에 열 방울 정도 떨어뜨려 조금씩 마십니다.

산소결핍으로 청색증이 되고 그렁그렁한 젤라틴 형태의 가래가 나올 때 케브라코를 주면 가래에 물기가 생겨 뱉을 수 있게 됩니다. 그렇게 하면 폐에 산소가 가득 들어갑니다. 어깨로 호흡해서는 안 됩니다. 편하게 어깨를 내려놓고 복식 호흡을 하세요. 긴장한 사람은 폐로 호흡하기 마련입니다.

케브라코를 쓰면 열이 내려가기도 하죠. 동종요법판 해열제입니다. 케브라코를 먹으면 정상 세포에 산소가 공급되고 암세포를 파괴합니다. 케브라코는 항산화 물질이기도 합니다.

특히 임신 중 빈혈이나 헤모글로빈으로 산소가 운반되지 않을 때, 케브라코를 500cc 물에 20~30방울 떨어뜨려 조금씩 마시게 합니다. 욕조에 케브라코를 20~30방울 넣어 목욕하면 기분이 좋아지고 푹 잘 수 있습니다.

Sabina (임신출산 키트 23)

사비나/향나무속 사비나: Sabin.

"또 유산됐어."

자궁 출혈의 주요 레메디

큰 특징

- 자궁 출혈은 선혈이고 검붉은 핏덩어리가 있다
- 유산, 임신 3개월에 하는 습관성 유산. 자궁 무력증. 유산과 출혈
- 자궁근종의 출혈
- 후진통은 허리부터 대퇴부, 치골까지 퍼진다. 여러 통증에 출혈이 따른다
- 갱년기 장애. 홍조, 두근거림, 초조함. 특히 생리할 때 몸이 무겁거나 자궁 출혈이 있었던 사람
- 앞으로 몸을 굽힐 수 없는 생리통. 위를 보고 손발을 뻗고 자면 개선되는 생리통(콜로신스Colocynthis나 마그포스Mag-phos와 반대)
- 임신 초기의 출혈은 처음에 핏덩어리가 섞인 갈색 피가 나오고, 진통과 같은 아픔이 있으며, 선홍색 출혈이 시작된다. 아주 작은 움직임으로도 출혈 양이 늘어난다. 다리 통증이나 음부까지 이르는 허리 통증 등의 증상이 같이 온다

266

· 곤지름: 급성 임질로 인한 부드럽고 감각이 없는 콜리플라워 모양의 병적 증식물, 항문 · 외음부 주위에 발생

· 자궁내막증의 출혈

· 냉에 피가 섞인다

· 태반이 나오지 않을 때(태반유착), 통증이 있을 때 특히 좋다. 출혈

· 기형아나 죽은 태아를 내보낸다

· 정맥류나 치질

특징

· 몸이 따뜻한 사람. 따뜻하고 밀폐된 방을 참을 수 없다. 신선한 바깥공기를 갈망한다

· 신 것이나 수분이 많은 것, 청량감 있는 것이 좋다

· 전신의 혈관에 혈액이 가득한 느낌

· 얼굴에 일시적인 열감(홍조)이 있다

· 뱃속에 생물이 있는 것 같은 느낌

· 발에 문제가 자꾸 생긴다

· 땀이 난다

· 햇빛 알레르기

장소: 여성 골반 내 장기(자궁 · 신경), 섬유 조직, 사타구니 관절

악화: 매일 밤, 열(침대 · 방 · 운동), 임신, 갱년기, 안개 낀 날씨, 최소한의

동작, 출산 후, 음악, 심호흡

호전: 차가운 기후

[유이]

사비나는 유산으로 인한 대량 출혈, 근종 출혈, 근종 그 자체, 부정 출혈, 태아가 자꾸 움직여서 불쾌할 때, 정맥류가 있을 때 좋은 레메디입니다. 일단 사비나는 유산을 방지해 줍니다. 하지만 태아가 기형일 경우 사비나를 먹으면 오히려 유산됩니다.

유산을 막으려고 했는데 오히려 출혈이 심해졌다는 분이 있습니다. 유산되는 것도, 되지 않는 것도 자연법칙에 의한 것이니 우리 생각대로 되지 않습니다. 사비나는 태아에 기형이 있다면 유산시키고, 착상 장소가 나쁜 것뿐이라면 제대로 착상해서 유산되지 않는 방향으로 가게 합니다.

사비나인 사람은 태아가 자꾸 움직이면 뱃속에 별개의 생물이 있는 것처럼 기분 나쁘게 느낍니다. 임신을 불쾌하게 생각하는 분이 있었습니다. 이분 잠재의식에서는 임신하고 싶지 않았죠. 남편도 시어머니도 아기를 바라고 다들 낳으면 좋겠다고 했지만, 본인은 태아가 움직이는 게 기분 나빠서 참을 수가 없어요.

잠재의식 속에서는 아이를 낳고 싶지 않다고 생각합니다. 사비나인 사람은 아이를 원치 않아요. 이것은 매독 마이아즘이라기보다 임질 마이아즘의 해, 또 임질 유형의 클라미디아에 걸린 경험이 있을 때 이렇게 되기 쉽습니다. 생리통, 자궁내막증이 있을 때도 사비나가 좋습니다. 출혈 양이 많고, 선명한 붉은 피 속에 검은 덩어리처럼 피가 엉겨 있습니다. 조금만 움직여도 출혈 양이 늘어납니다. 3개월까지의 습관성 유산에 좋은 레메디입니다. 초경이 아주 빨랐던 사람, 생리통이 빨리 오는 사람입니다.

출산 후 바로 생리가 시작되면 큰일입니다. 젖을 먹이고 있는데 생리가 시작되니 몸이 너덜너덜해집니다. 그런 사람에게도 사비나가 잘 맞습니다. 또 태반이 남아 있다거나 유산으로 다량 출혈이 있을 때, 출산시 출혈이 많을 때 사비나가 맞습니다.

이런 사람의 특징은 음악을 들으면 음악이 뼈에 사무치는 것 같아 눈물이 나옵니다. 그리고 임신 자체를 불쾌하게 생각합니다. 이런 마음이 있으면 빨리 유산됩니다. 자발적으로 유산되는 것을 멈추게 해 주는 것이 사비나입니다.

자궁에서 나오는 출혈은 눈물 대신이고, 분노의 감정을 자궁에서 토해내는 것일지도 모릅니다. 과거에 괴로운 연애나 슬픈 실연을 했을지도 모릅니다. 마음의 응어리나 이너차일드를 해결하고 임신하는 것이 중요합니다. 사비나는 자궁과 난소를 납득시켜 아이를 만들 수 있게 해 주는 레메디이기도 합니다.

Sepia (임신출산 키트 24)

세피아/ 오징어먹물: Sep.

"이젠 아이 따위 필요 없어!"
여성 호르몬 변화로 인한 질환의 레메디

큰 특징

· 격렬한 통증 때문에 몸이 무겁고 처진 느낌, 하지만 격렬한 운동을 하면 좋아진다.
· 가족에게 짜증을 내고 화풀이를 한다
· 모성 결핍
· 동정을 싫어한다
· 활기가 없고 훌쩍거리며 운다
· 자궁탈출증(자궁 처짐)의 레메디, 다리를 꼬면 호전
· 계속 아이를 낳았던 탓에 출산 회복에 시간이 걸릴 때

특징

· 육아 피로에 지쳐 아이 얼굴을 보고 싶지 않다, 아이나 자기 부모에게 냉담, 남편을 혐오, 무관심
· 촉진제의 독소 배출

· 자궁 입구가 반만 열리거나 딱딱하다

· 자궁 입구가 가느다란 바늘로 찔리는 것 같은 수축

· 분만 중의 절망감

· 피로나 과로는 돌아다니면 좋아진다. 임신 중의 피로, 다리가 경직되
  고 나른하다

· 손발이 차다, 오한(몸이 차다), 추위에 민감

· 확 뜨거워지는 고열

· 동정으로 악화된다

· 임신 중 생식기 가려움증. 칸디다증의 분비물이 타오를 듯 뜨겁다, 분
  비물은 양이 많고 노란색, 코티지 치즈 형태나 계란 흰자 형태, 좁쌀 같
  은 것이 우둘투둘하게 있다, 냄새가 난다

· 시큼한 음식과 초콜릿 갈망

· 아래쪽으로 밀려나오는 느낌, 자궁 · 위 · 배 등이 처진다, 생기가 없
  고 나른한 근육

· 변비, 치질, 정맥류

· 피로하고 걱정이 많으며 빈틈없는 사람의 장딴지 쥐. 운동으로 호전,
  가족을 돌보면 악화

· 출산 후 섹스를 혐오한다

· 하복부가 무겁게 처진 느낌 뒤의 유산. 3개월부터 7개월 사이의 유산

· 동작, 정신 노동, 강렬한 감정을 느낀 뒤에 시큼한 냄새가 나는 땀을 흘
  린다

· 모순으로 인한 분노, 혼란. 항상 화가 난다. 기분이 처지고 홀로 있고 싶다, 눈물이 난다. 마음이 텅 비고 무엇을 해도 즐겁지 않다

· 음악 · 소리 · 통증에 민감

· 망치로 얻어맞은 것처럼 허리가 나른하거나 욱신욱신 아프다

· 임신 중 유방 통증, 수유 때 유두 가려움증, 갈라짐, 출혈, 통증

· 임신 중 수근관증후군. 손끝이 찌릿찌릿하거나 마비된다

· 출산 후 방광염, 무언가가 골반을 아래로 끌어당기는 감각, 서두르지 않으면 소변이 새거나 소변이 나올 때까지 시간이 걸린다

· 임신 중의 요실금

· 임신 중 얼굴 여기저기에 갈색의 색소 침착이 생긴다

· 입덧은 위가 텅 비고 아래로 가라앉는 느낌, 먹으면 일시적으로 완화. 두통을 동반하는 일이 많다.

장소: 정맥 순환, 문맥계, 여성 골반 내 장기, 신경, 피부, 왼쪽

악화: 식사를 건너뛴다, 누가 만진다, 같은 자세를 계속한다, 차가운 공기, 과도한 섹스, 임신

호전: 식사를 할 때, 돌아다닐 때, 격렬한 동작, 따뜻함, 바쁠 때

[유이]

세피아는 여성 호르몬 활성화에 좋은 레메디입니다. 호르몬이 고갈되어 젖이 나오지 않거나 자궁이 수축하지 않는 사람이 세피아를 먹으면, 뇌하

수체가 활성화되고 모성이 자극을 받아 젖이 많이 나오고 아기를 사랑할 수 있게 됩니다. 소중한 레메디라고 생각합니다. 여성기, 갱년기 장애, 억울한 마음이 들 때도 좋습니다. 그리고 아이나 남편을 쳐다보기조차 싫을 때도 세피아를 드세요. 태반정체[1]에도 좋습니다.

세피아인 사람들은 특히 왼쪽이 나쁩니다. 하반신이 무겁고 돌을 들고 있는 것 같은 느낌입니다. 격렬한 운동을 했을 때만 호전됩니다. 요가나 명상 같은 것은 해도 하다 만 것 같은 느낌이죠. 세피아인 사람들이 하고 싶은 운동은 승마, 에어로빅, 탁구, 배드민턴처럼 격렬한 운동뿐이죠. 그럴 때만 윤활유가 분비됩니다. 호르몬이 각 기관으로 나가는 거죠. 그 때만 좋아지는 느낌이랄까요.

특히 가족이나 가까운 사람에게 짜증을 냅니다. 그리고 동정 받는 것을 싫어합니다. 다급하게 저한테 와서는 "선생님, 인생은 정말 너무 힘들어서 이제 버틸 수가 없어요."라고 말합니다. 아이는 울고, 남편은 돌아오지 않고, 태풍으로 집 지붕이 날아가고… 저는 어떡하면 좋을까요? 그런 느낌입니다. 탈진해 있죠.

게다가 사랑스런 느낌이 하나도 없습니다. 반면에 펄사틸라는 사랑스러운 느낌의 사람으로, 훌쩍거리면서 도와달라고 합니다. 하지만 세피아 사람들은 그렇지 않아요. 목소리도 크고 수염도 자라는, 말하자면 아저씨 같은 느낌의 아줌마예요. 그런 모습을 보면 남편도 집에 가기 싫어지겠죠. 또 아이한테는 모성본능이 결여되다 못해 "넌 강에서 주워왔어." 운운하기도

---

1 태아의 만출 후, 태반의 전부 또는 일부가 자궁 내에 잔류하여 만출되지 않는 것. - 옮긴이

하고 아기가 울면 때리기도 합니다. 이럴 때는 세피아를 주지 않으면 안 되겠죠. 아이를 전혀 돌보지 않는 사람도 있습니다. 세피아 부모 밑에서는 항상 슬픈 나트륨 뮤리아티쿰Nat-mur의 아이가 생깁니다. 그런 부모들은 호르몬이 고갈되어서 그렇다고 생각해주세요.

이런 분들은 얼굴에 갈색 기미가 생깁니다. 임신 후기에 갈색 기미가 나오거나 아이를 낳은 후에 갈색 기미가 나오는 분들은 세피아 경향이 강합니다. 또 탈항과 자궁 처짐은 직장 여성의 출산에서 많이 생깁니다. 열심히 일하는 캐리어우먼들은 출산이 진행되지 않거나 자기 생각대로 출산이 풀리지 않는 것이 너무 싫습니다. 출산이 복잡해지면 기분이 상해서 아이 따위 보기도 싫고, 남편이 불러도 모르는 척합니다. 시간은 금이라고 생각하기 때문에 자신이 생각하는 시간, 몇 시 몇 분에 맞춰 아이를 낳지 않으면 안 됩니다. 그렇게 되지 않으면 세피아 사람은 폭발합니다. 직장 여성들은 아이를 연년생으로 낳고 싶어 합니다. 실리를 취하고 싶으니까 단숨에 해치우고 싶은 거죠. 5년 안에 다섯 명 낳고 끝! 그러고 싶은 겁니다. 넉스보미카와 많이 닮았는데 넉스보미카는 공격적이고 화를 내는데 반해, 세피아는 인생을 사는 게 힘들어서 하염없이 웁니다. 그러면서도 동정은 싫습니다. 세피아는 격렬한 운동을 할 때만 기분이 좋아집니다.

어떤 분이 키우는 고양이가 새끼를 낳았습니다. 하지만 새끼 고양이가 젖을 먹으려고 하면 어미 고양이가 어딘가로 가 버려요. 젖은 부풀었는데 안 먹이는 겁니다. 새끼 고양이는 점점 말라가고요. 곤란해서 우유를 주었지만 먹지 않습니다. 그래서 어미 고양이에게 세피아를 먹였더니 새끼 고양이를 옆에 두고 젖을 먹이게 되었습니다. 그런 식으로 호르몬이 고갈되어 모성 호르몬이 나오지 않을 때 세피아를 먹여도 좋습니다.

[미야자키]

제 경우는, 어머니가 피로에 지쳐 아이를 돌보기 싫어할 때 세피아를 씁니다. 그리고 갱년기에도요. 갱년기에는 라케시스Lachesis를 쓰지만, 자궁탈²이 왔을 때는 세피아를 씁니다.

그리고 촉진제를 썼을 경우에도 세피아를 줍니다. 그러면 촉진제의 독소가 나오거든요.

[유이]

세피아는 여성의 레메디라고 생각하시겠지만, 세피아 남성도 있습니다. 소고기나 돼지고기, 우유 등에 잔뜩 호르몬제가 들어 있거든요. 이런 분들은 남자인데 유방이 커지거나 탱글탱글 살찌거나 피부결이 좋아집니다. 먹거리를 통해 호르몬이 들어갔다는 증거죠. 특히 고기를 좋아하는 아저씨가 그렇습니다. 그럴 때 세피아를 주면 다시 남성적인 느낌이 돌아오고 수염이 납니다. 호르몬제는 여성뿐만 아니라 남성에게도 해롭게 작용하는 일이 많습니다.

---

2 자궁의 일부 또는 전체가 질에서 탈출해 있는 상태. -옮긴이

Secale (임신출산 키트 25)
세케일리/맥각: Sec.

"나는 누구? 여기는 어디?"
몸속 노폐물 배출

큰 특징

- 밀폐된 실내가 싫다
- 오래도록 계속되는 진통 때문에 분만 중에 몽롱해진다
- 진통이 멈추면 몸이 부들부들 떨린다
- 태반박리 촉진을 위해 투입하는 신약의 부작용
- 태반박리 촉진(아기를 낳자마자 먹는다)(몸을 반으로 접거나 둥글게 구부려 태반박리가 진행되지 않는다)
- 출산 후의 자궁 수축을 돕는다
- 체독을 내보낸다

특징

- 출산 후 자궁내막증, 산욕열. 검거나 갈색 오로가 멈추지 않는다(수동성 출혈). 동작으로 악화. 양은 적다. 발이 타오를 듯 뜨겁다. 구불구불한 형태의 정맥류

- 임신 초기 질 출혈. 아프지 않고 짙은 갈색이나 검은색, 양이 적다
- 수축이 너무 오래 계속되고 강렬할 경우, 또는 약하거나 멎을 때. 무력
  감이나 격렬한 피로를 수반한다
- 효과가 거의 없는 수축
- 진통이 멈추고 경련이 일어난다, 출산 후 경련이나 출혈
- 아이를 많이 낳은 사람의 출산 후 통증
- 출산 후 오래 지속되는 통증
- 굉장히 더워하지만 막상 피부를 만지면 차갑다
- 침착성이 없다
- 단 것이나 신 것에 대한 욕구
- 분만 때 어떤 종류의 무감각 상태에 빠진다
- 임신 중 또는 출산 후 상태가 좋지 않고 불안하다
- 묵직한 후진통으로 탈진한 사람. 유방이 작고 유즙량이 적다. 유방에
  찌르는 듯한 아픔이 있다
- 태반 배출을 목적으로 한 주사에 반응하여 아기에게 산통이 일어나고
  배가 북처럼 부푼다. 기저귀를 갈면 좋아진다. 올리브그린색의 물 같
  은 설사를 한다
- 기관 탈출. 분만할 때 힘이 지나치게 들어가거나 겸자 분만을 해서 일
  어나는 기관 탈출
- 태반이 남아 있을 경우 위에서 압박하는 느낌을 받는다
- 근육의 힘이 쇠약해져 탈진

장소: 자궁, 혈액, 근육, 오른쪽

악화: 온기, 옷을 입는다, 체액 상실, 따뜻한 음료, 식후, 팔다리를 몸으로 끌어당길 때

호전: 차가운 것, 물에 입욕, 발가벗는다, 차가운 공기, 요동친다, 힘을 주어 몸을 뻗는다, 손발을 뻗는다, 가볍게 문지른다, 구토 후

[유이]

세케일리, 맥각이라는 것으로 호밀의 이삭이 썩어 곰팡이가 된 것입니다. 동종요법이니까 썩은 것에는 썩은 것을 쓰죠. 세케일리의 사람은 "나는 누구? 여기는 어디?"라고 말합니다. 빈혈과 영양실조 때문에 태아가 제대로 자라지 못하는 사람입니다. 이런 상태가 심해지면 3개월에 유산하기도 합니다. 영양이 부족하기 때문인데, 이래서야 유산하는 편이 나을지도 모릅니다.

유산하고 태반 일부가 남아 있으면 산욕열이 생깁니다. 그런 부패한 것이 몸속에 있으면 세케일리를 드세요. 그러면 부패한 것을 제거할 수 있습니다. 산욕열의 두드러진 특징은 검은 피와 열이 나는 것입니다. 구불구불한 형태의 정맥류인 사행정맥류가 있고 검은 피가 방울져 떨어지고 멈추지 않으며 자궁수축이 너무 강하고 긴 산욕열에는 세케일리가 좋습니다.

태어날 아이의 미래를 생각하면 어머니가 빈혈을 제대로 치료하고 영양가 있는 혈액 상태를 만들어야 합니다.

세케일리 사람은 밀폐된 실내를 싫어합니다. 몸이 찬데 더워합니다. 이

상한 레메디죠.

세케일리는 당뇨병에 좋은 레메디이기도 합니다.

세케일리 사람은 몸이 마르고, 피부는 희며, 혈액 중의 헤모글로빈이 부족한 듯한 얼굴을 하고 있습니다.

출산을 많이 한 사람은 세피아와 함께 세케일리를 드세요. 이런 경향의 사람은 아이를 임신하지 않았을 때는 초록색 냉이나 고름이 나옵니다. 이것은 매독 마이아즘이라는 뜻입니다. 신 것을 좋아하고 목이 마르죠. 추우면 호전되고 따뜻하면 악화됩니다.

아토피성 피부염으로 혈액이 탁해진 아이가 있습니다. 왜 피가 탁해졌는가 하면 예방 접종을 너무 많이 받았기 때문입니다. 아토피성 피부염이 생겨 부신피질 호르몬(스테로이드)도 썼지만, 점점 혈액이 탁해졌습니다. 그 혈액이 순환하여 몸속을 돌면 돌수록 더욱 가려워집니다. 세케일리를 주었더니 굉장히 좋아졌습니다.

비타민E 영양제를 계속 복용한 여성이 임신했는데, 태반이 굉장히 커졌고 좀처럼 떨어지지 않았던 경우도 있습니다. 젊었을 때부터 우유를 계속 먹었고 임신 중에도 먹었던 사람이 우유에 함유된 성장 호르몬의 영향으로 태반이 너무 커져서 그것을 빼내는 과정에서 대량 출혈을 일으킨 경우도 있었습니다.

어떤 분은 비타민E나 우유를 많이 먹은 결과, 거대한 태반을 만들어 태반이 나오지 않아 태반을 박리하는 약을 먹었습니다. 그랬더니 우울증이 너무 심해져서 아이를 키울 힘이 사라졌고, 매일 하늘을 보며 하염없이 울고 있었습니다. 세케일리와 펄사틸라 그리고 내분비 레메디를 먹고 우울증에서 해방될 수 있었습니다. 태반 박리의 약은 맥각으로 만들어져 있습니다.

[시기하라]

출산에서 세케일리를 쓸 경우는 태반 박리가 나쁠 때입니다. 아기는 나왔지만 아무리 기다려도 태반이 나오지 않아요. 전에 조산사를 하신, 여든 살 넘은 선배 분의 말씀을 들으니 사흘 정도 나오지 않는 경우는 흔하다고 합니다. 태반은 뱃속에서 탯줄만 조금 나온 상태에서 속치마로 허리를 싼 채 다리를 딱 붙이고 사흘 정도 그대로 둔다고 하더군요. 지금은 그런 짓을 하면 큰일 나죠.

제 경우 레메디가 없을 때 태반이 안 나온 적이 있었습니다. 밤 9시에 아이가 태어났는데 태반은 다음날 오후 3시에 나왔습니다. 그것도 의사를 불러 용수 박리를 하고 겨우 꺼낸 것입니다. 그 뒤로는 그런 경우 늘 임산부에게 세케일리 레메디를 먹였기 때문에 태반이 나오지 않아 곤란할 일은 없었습니다.

태반이 좀처럼 나오지 않을 때는 5분 간격으로 한 알씩, 세 알까지 반복해서 복용시키면 됩니다. 이 레메디를 쓰면 태반이 쉽게 박리됩니다. 용수 박리를 해야 할 경우에도 세케일리를 주고 손을 넣으면 태반이 남지 않고 깨끗하게 떨어집니다. 또 태반이 나왔지만 난막만 남아 있거나 조각조각 떨어질 때 세케일리를 먹이면 막만 깨끗하게 떨어집니다.

[유이]

태줄을 끊은 후의 태반은 '필요 없다'고 임산부가 이해하려면 영양가 있는 혈액이 아이에게 더는 가지 않는다는 사실을 알아야만 합니다. 세케일리는 이제 출산도 끝나고 태반은 자기 것이 아니다, 불필요한 것이라는 사실을 이해하게 합니다. 이런 것을 보면 자연계의 모든 것은 준비되어 있는 것입니다. 인간이 괴로워하지 않도록 전부 준비되어 있습니다.

그렇게 자연이 준비한 것을 잘 받아들일 능력이 있어야 합니다. 옛날에는 무당 같은 사람이 있어서 "이것은 OO에게 잘 듣는다."고 알려주었습니다. 하지만 일본 민간요법에는 그런 사실들을 적어 놓은 기록이 없습니다. 유럽에서는 어떤 것이든 세세히 써 놓아서 골동품점에 가면 오래된 책을 발견할 수도 있고 제법 많이 기록이 남아 있어요.

피를 깨끗하게 하는 데는 썩은 소고기로 만든 파이로젠**Pyrogen**을 씁니다. 썩은 것이 썩은 것을 깨끗하게 해 줍니다. 그러므로 썩은 것에 깨끗한 것을 넣어도 의미가 없습니다. "썩었으니까 소독해서 균을 죽이자."는 것은 안 된다는 거죠. 썩은 것을 집어넣음에 따라 자신이 썩은 것을 갖고 있다는 사실을 명확하게 인식하고 제거하는 겁니다. 밀어내는 것이죠.

어떤 임산부 분은 체중이 38킬로그램밖에 되지 않았는데, 첫 아이를 체외 수정으로 임신했습니다. 하지만 태아가 잘 자라지 않아서 6개월인데도 체중이 1킬로그램도 늘지 않아 아주 작은 배를 하고 있었습니다. 자연적으로 임신이 되지 않아서 인공 수정을 한 것인데, 이대로라면 태아가 위험하다는 말을 의사로부터 들었습니다. 이것은 모태에서 오는 영양이 부족하기 때문입니다. 그래서 세케일리를 먹게 했습니다. 9개월까지 버텨서 2킬로그램 남짓한 아기가 태어났습니다. 인공 수정의 경우, 자연스런 수태가 되지 않기 때문에 부모의 에너지가 들어가기 어렵고 약한 아이가 되어 버리는 경향이 강합니다. 손발이 차고, 혈액 순환이 나쁘며, 영양 부족인 분은 임신하기 전에 체력을 붙이는 것부터 시작해야 합니다. 세케일리는 몸 속 독소를 정화시켜 주고 영양 흡수를 촉진해 줍니다.

Staphysagria

스태피사그리아/참제비고깔꽃: Staph.

"어째서 이런 일을 당한 거지? 내가 무슨 짓을 했길래?"

출산 중에 분노 · 굴욕 · 한을 느꼈을 때의 레메디

큰 특징

· 산모가 의사나 간호사에게 물건 같은 취급을 받았을 때의 분노, 굴욕
  감, 원한

· 의사가 통증이 있는 자궁에 손을 넣어 내진했을 때 산모의 분노, 굴욕
  감, 원한

· 인공적인 배변에 의한 굴욕감

· 겸자 분만이나 회음 절개로 인하여 굴욕감이나 분노를 느꼈을 때

· 사다리 형태로 봉합을 받은 데 대한 분노, 굴욕감, 원한

· 누가 만지는 것이 싫다

· 메스로 찢기는 통증과 수술 후의 상처

특징

· 제왕 절개. 그에 대한 분노와 원통함

· 출산 때의 굴욕을 잊을 수 없다

· 자궁 내에서 태아가 걷어찼을 때의 극심하고 찌르는 듯한 통증

· 봉합

· 회음 절개 뒤 1개월, 2개월이 지나도 통증이 오래 가는 경우(분노에 의해, 메스로 인한 통증의 회복이 늦거나 그 부위가 딱딱해진다)

· 출산 후의 통증 때문에 훌쩍훌쩍 운다. 분노, 실망

장소: 신경, 치아, 요로와 생식기, 섬유 조직, 눈꺼풀, 피부, 분비샘, 오른쪽

악화: 강한 감정(깊은 슬픔, 짜증, 분노, 말다툼, 모욕, 굴욕, 억압당했을 때), 과도한 섹스, 접촉, 열상, 낮잠

호전: 온기, 휴식, 아침식사

[유이]

참제비고깔꽃 스태피사그리아는 "어째서 이런 일을 당한 거지? 내가 뭘 했기에."라고 합니다. 이 사람들은 위에서 압박을 받고 부당한 대우를 당하며 굴욕적인 일을 경험하는 경우가 많습니다. 큰 소리로 야단맞습니다. 부글부글 끓어오르는 출구 없는 불만을 품고 있습니다. 이미 포화 상태죠.

시어머니에게 당하는 임산부가 있습니다. 부글부글 불만은 용솟음치지만 시어머니를 죽일 수는 없으니, "네, 어머님." 하고 참기만 합니다. 이런 분은 스스로를 추스르기도 힘들어서 태아에게 말을 걸어 줄 수가 없습니다. 부당한 취급을 받고 분노를 참은 어머니의 아이는 결국 자폐증이 되는

경우가 많습니다. 태아에게 말을 걸어 주지 않기 때문입니다. 위에서 꾹 찍어 누르는 뚜껑을 밀어올리고 자유롭게 날아갈 수 있게 해 주는 레메디가 스태피사그리아입니다. 그럴 때는 "어머님, 그렇게 괴롭히지 마세요."라고 하시면 됩니다. 말하면 말할수록 시어머니가 달려들지도 모른다 싶겠지만, 이쪽도 가만히만 있을 게 아니라 어느 정도 분노하고 있다는 것을 보여 주면 잔소리가 줄어들 겁니다.

이런 분들은 그런 말을 들어도 참는 경향이 강해요. 분노를 쌓아두고 있으니까 사소한 일로 폭발하게 됩니다. 희로애락을 드러내는 것은 어른스럽지 않다고 누가 말했나요? 희로애락을 내보이는 사람이 인간답습니다. "아, 이 감 맛있다! 혼자 먹어야지?" 우적우적 혼자 먹고 맛있다고 하는 것, 인간답지 않습니까? "이제 저 사람 싫어. 그런 말을 하다니!" 하고 화를 내는 것이 인간다워요.

그렇게 행동하는 것을 미루지 말자는 겁니다. 나중으로 미루는 것은 좋지 않습니다. 그 자리에서는 "좋습니다, 좋고말고요. 저는 괜찮습니다."라고 하죠. 하지만 남이 화를 내고 때리는데 "고마워요."라고 할 수 있나요? 뭔가 이상하잖아요. 맞으면 "뭐야!"하는 것이 보통이죠. 건너뛰고 "고마워."라고는 못하죠. 영향이 남잖아요. 오랫동안 투덜거리며 치밀어 오른 분노를 한 번도 내보내는 일이 없다면, 점점 분노가 가득 차겠죠. 그런 분들은 자학을 시작합니다. 머리를 쿵쿵 찧는 아이가 되거나, 자꾸만 먹어대거나, 손목을 끊는 사람이 되어 버립니다. 이것이 스태피사그리아입니다.

말하고 싶은 것은 제대로 말합시다. 열 받은 것은 열 받은 시점에서 이미 상대에게 통하기 마련입니다. "아, 이 사람 좋아하지 않아."라고 생각하는 것만으로 상대에게 통하는 것입니다. 하지만 "좋아하지 않아."라고 하지 않고, "당신 멋지군요. 오렌지색을 입다니 멋있어요."라고 하면 (마음속으로는 나이에 비해 화려한 색깔을 입었다고 생각하면서) 거짓말을 하는 거잖아요? 그런 짓을 해서는 안 된다고 알려 주는 레메디가 스태피사그리아입니다. 쓰레기통은 쓰레기가 찬 상태에서 뚜껑을 닫는 게 아니라 비워야 합니다.

출산에서는 "다리를 벌리고, 자, 숨 쉬고, 자, 눌러요. 1시간 후에 태어나지 않으면 제왕 절개 들어갑니다."라며 마치 동물처럼 취급하죠. 이러면 화가 나죠? 결국 경우에 따라 제왕절개를 하지만, 그 자리가 곱게 봉합되지 않는 일도 있고요. 그 상처로 인한 분노가 언제까지고 남아 욱신욱신 쑤시는 겁니다.

세포에도 일종의 영혼이 있습니다. '왜 이 자리의 세포가 잘리지 않으면 안 될까, 5밀리미터 위에라도 좋았잖아?'라고 느끼죠. 그래서 세포가 "여기를 잘라 주세요, 여기를. 그건 제가 납득하니까요."라고 생각하지 않으면, 갑자기 확 잘리는 느낌이 나는 겁니다. 그러면 잘 붙지 않아요. 세포에도 자존심이 있습니다. 제왕 절개를 한 사람은 아랫배에 손을 얹고 "미안해. 수술해 버려서."라며 태아와 함께 아랫배의 세포에게도 말해 주세요.

그런 이유로 신경과 치아 등의 세포가 자기 부정, 자기 비하, 불행하다는 감정, 죄책감을 품고 있을 경우에 스태피사그리아는 아주 좋습니다. 자존심이 너덜너덜해진 사람이나 너무 진지해서 항상 화를 억누르고 있는 사람에게 좋은 레메디입니다.

286

분노를 적절하게 표현하지 못하는 사람, 출구 없는 불만을 품은 사람, 사소한 말에도 민감하게 반응하고 대폭발하여 크게 싸우고 더 이상 관계를 회복할 수 없는 사람입니다. 이런 사람은 흑백 논리밖에 모르니까요.

[시기하라]

스태피사그리아로 잘 출산했던 분이 있습니다. 어떤 일도 참는 사람으로, 일본 사람에게 매우 많은 유형이죠. 이 분은 의료 쪽 일을 하고 있었어요. 그런데 불륜 관계 상대의 아이를 임신하게 되었죠. 게다가 전에도 같은 상대의 아이를 출산했습니다. 상대 남성은 좋은 사람으로, 닫힌 맹장지 문 너머의 옆방에서 큰아이에게 텔레비전을 보여 주며 돌보고 있었습니다.

하지만 경산부였는데도 얼마 안 남은 시점에서 아이가 나오지를 않습니다. 본부인의 자리를 넘볼 수 없는 사정도 있었기에 '스태피사그리아일까?' 생각했습니다. 조금 유도해 보면 나오지 않을까 싶어 손가락을 댔더니 "만지지 말아요."하고 한 방 맞았습니다. 아르니카의 '만지지 말아요.'는 저는 상관하지 말고 다른 사람을 먼저 봐 주세요, 그런 뜻이지만 스태피사그리아의 '만지지 말아요.'는 정말 만지지 말라는 뜻입니다. 그래서 제가 레메디를 입에 넣어 주었더니 다음 순간, 아기가 튀어나왔습니다. 스태피사그리아로 해방된 것이죠.

또 하나의 예는 25~26세 미혼모로, 상대는 50세 정도였습니다. 한 명은 집에서 낳았지만 그 뒤로도 상대 남자의 아이를 2~3번 중절한 모양입니다. 마지막으로 중절했을 때는 출혈이 너무 많아서 수혈을 10병 정도 맞고 입원도 오래 했습니다. 그리고 퇴원 후 일주일 정도 지나 화장실에서 엄청난 출혈을 했다고 합니다. 기절해 있는데 운 좋게 같은 집에 사는 사람이 발견해서 구급차로 병원에 데려다 주었습니다. 그래서 또 입원하게 되었죠. 두 번이나 출혈했기 때문에 여러 가지 처치를 했고 검사도 했습니다. 중절한지 얼마 되지 않았던지라 초음파를 해서 뱃속을 전부 살폈어요. 의사에게 나쁜 데는 아무 것도 없다는 말을 듣고 집으로 돌아왔지만 배가 아프다고 말하며 저한테 전화했습니다. 수혈하고 또 출혈했다는 이야기를 저는 그때 처음 들었습니다.

밤인데 와 달라고 하기에 "레메디를 갖고 갈게요." 했더니 "오지 마세요. 저도 걸어갈 테니, 그쪽도 걸어오셔서 중간에서 만나요."라고 합디다. 만난 장소는 편의점 앞이었습니다. "입 벌리세요."하고 스태피사그리아를 주었더니, 와, 빠르데요. 불과 30초도 안 지났는데 엉엉 울기 시작하는 거예요. 울린 장본인인 저는 그녀를 안아 주고, 그녀가 쭈그리고 앉기에 저도 같이 쭈그리고 앉았죠. 편의점 앞이니까 젊은 사람들이 많이 오잖아요. 이상한 사람들 다 보겠네, 하면서 다들 쳐다보더라고요. 30분 이상을 쓰다듬어 주고 있었습니다. 그리고 그녀가 무슨 말을 하려나 싶더니, "이 아이만은 낳고 싶었는데 중절했기 때문에 출혈한 거예요."라더군요. 그것이 원인이라는 사실을 알았기 때문에 "배는 어떠세요?"하고 물었더니 "아, 시기하라 씨. 배는 다 나았어요." 그러는 겁니다.

의학적으로는 이상이 없는데 본인이 아프다고 호소하는 경우에는 정신적인 원인이 큽니다. 다리를 수술한 적 없는 사람이 다리가 아프다고 한 애기 들어보신 적 없으세요? 그런 식으로 의학적으로는 이유를 파악할 수 없는 상황에 레메디를 주면 효과가 있답니다. 본인 마음의 문제에서 오는 것이라서 효과가 있는 거죠.

[미야자키]

회음 절개를 한 뒤에 너무 얼얼하고 아프다고 할 때, 한 달이고 두 달이고 계속 아프다는 분들에게 스태피사그리아를 줍니다. 그리고 유선의 문제로 오신 분께도요.

마찬가지로 유선의 문제로 젖이 심하게 부푼 분에게 도움이 되는 것 중에 얼티카 우렌스**Urtica-urens**라는 것이 있습니다. 쐐기풀로 만든 것인데요. 젖이 심하게 부푼 분에게 이거다, 생각하고 드렸더니 움직일 수 없게 되었습니다. 계속 반복해서 먹도록 했더니 다시 움직일 수 있게 되었고 젖 문제도 좋아졌죠. 그로부터 며칠인가 지나 집에 오셨을 때 이야기를 들어 보니, 아버지가 자주 술을 먹어 집에서 도망쳐 나왔답니다. 그래서 중학생 때 학교에 가지 못했다고 해요. 이번에 중학교 동창회가 있었는데, 가고 싶지 않다며 괴롭다고 하기에 스태피사그리아를 주었습니다. 그랬더니 엄청난 열이 나면서 난리가 났죠. 레메디가 잘 맞으면 배출반응으로 열이 납니다. 아기를 키우고 있었기 때문에 가족들이 힘들어졌죠. 동종요법을 모르면 배출반응인 것을 모르고 "치료 받았더니 이렇게 나빠졌어."라는 말을 하거든요. 이분의 경우에는 가족이 병원에 가라고 해서 갔는데, 그 뒷이야기는 모릅니다. 동창회에는 갈 수 있었을까요?

Thiosinaminum (임신출산 키트 26)
사이오시나미넘/겨자기름: Thiosin.

"아이가 안 생겨."
골반 내 유착

큰 특징
- 상처의 켈로이드나 흉터 조직 제거에
- 자궁 내부의 유착이나 수술 후의 유착
- 골수의 활성화

특징
- 열감이나 타는 듯한 감각
- 식욕 증진, 체중 증가
- 귓속에서 종이 울리는 듯한 소리가 난다
- 요도의 협착이나 배뇨통
- 난청
- 어지럼증
- 림프절 비대
- 신장 문제

290

[유이]

사이오시나미넘은 겨자의 레메디입니다. 수술 후 난소 낭종의 유착, 근종의 유착, 상흔, 흉터, 메니에르병, 림프절 비대, 동맥 경화에 사이오시나미넘이 좋습니다. 상흔과 흉터를 낫게 해 줍니다. 사이오시나미넘에는 노화를 방지하는 작용이 있습니다.

귀가 거의 들리지 않는 사람, 고막이 두터워진 사람, 선천적으로 혹은 메니에르병으로 인하여 들리지 않게 된 사람, 뎅뎅 종이 치는 소리가 들리는 사람에게 맞습니다. 뎅뎅 종이 치는 이명이 들리는 것은 독소가 혈액으로 녹아들어가고 있기 때문입니다. 혈액에 들어간 독소가 머리로 가면 현기증이 납니다. 전부 목 언저리의 독소입니다. 이곳의 림프절을 활성화시킬 필요가 있습니다.

이 레메디를 먹으면 어느 지점으로 독소를 몰고 갑니다. 독소가 모이면 다음으로 열을 내야 합니다. 열은 독소를 녹입니다. 독소를 녹일 때는 와삭와삭 소리가 납니다. 귀에 독소가 쌓여 있는 사람, 중이염으로 몇 번이나 약을 사용한 사람은 메니에르병이 되기 쉽겠죠. 메니에르병이든 이명이든 실은 독소를 녹이는 형태입니다[1].

사이오시나미넘은 시간이 너무 빨리 갑니다. 특히 밤에요. "벌써 아침이

---

1 이명은 병이니까 독소를 녹여서 퍼뜨리는 나쁜 작용인 게 아니고, 레메디를 투여해서 열나고 소리 나는 것은 독소를 녹여서 제거하는 별개의 움직임인 게 아닙니다. 레메디를 투여한다는 자체가 자기치유력을 자극하는 거니까요. 이명이나 메니에르는 무서운 질환처럼 보이지만 독소가 쌓이는 과정에서 더한 중증질환이 발생하는 것을 막기 위한 인체의 경고라고 보시면 될 듯합니다. -옮긴이

야?" "이 아이 벌써 일어났어? 아까 젖 먹였는데?" 5분마다 깨우는 것처럼 느껴요. 하지만 시계를 보면 3시간이나 잤거든요. 이 레메디는 시간의 경과를 빠르게 느낍니다.

직장 협착, 즉 유착되어 있어서 새끼손가락 하나만 항문에 넣어도 으악 하고 소리를 지릅니다. 검지도 들어가지 않을 만큼 딱딱한 섬유 조직입니다. 육식 때문에 직장이 딱딱해집니다. 육식 동물의 직장은 곧은 형태라서 먹으면 쑥 나가지만, 우리들 인간의 직장은 S자 결장입니다. 먹으면 S자 결장 어딘가에 노폐물이 쌓이지 않을 수 없고, 그래서 이른바 직장암이 많은 것입니다. 그 자리가 굳어 버리는데, 그러면 거기 에너지가 통하지 못하니까 직장암이 쉽게 생기는 겁니다.

사이오시나미넘의 훌륭한 점은 골수를 활성화시킨다는 점입니다. 어깨 관절이 부서질 것 같은 느낌이 들 경우, 사십견, 오십견, 팔이 올라가지 않을 경우, 어깨가 경직되어 있을 경우 등, 이런 문제들은 결합 조직이 굳어 있기 때문인데 이럴 때도 사이오시나미넘입니다.

자궁 내막 유착, 난관 유착으로 아이가 생기지 않을 때, 흉터의 유착에도 사이오시나미넘이 잘 맞습니다. 자궁 근종에는 여러 심리적인 이유가 있지만 여성이 남성의 역할을 감당해야 할 때도 생길 수 있습니다. 말하자면 남편이 병에 걸려서, 자신이 가장이 되어 빠릿빠릿하게 일하지 않으면 가정을 지탱할 수 없을 거라 싶을 때 말이죠. 또 남자가 자신을 버리고 가버려서, 그딴 남자 따위, 하며 일을 열심히 하는 사람에게도 근종이 생기게 쉽습니다. 그러나 실제 마음 깊은 곳에서는 그 남자의 아이를 낳고 싶었던 거죠. 하지만 그 사람은 가 버렸어요. 그런 슬픔을 가진 사람에게 근종이 생기는 겁니다. 이 근종 유착 때문에 요통이 생긴 경우에도 사이오시나미넘은 좋습니다. 골반 안의 문제는 신장의 생명력과도 관계가 있으므로 신장 보조제와 함께 사이오시나미넘을 드셔도 좋습니다.

위장 문제의 레메디 Icho(이초) (임신출산 키트 27)

Butyric-acid
뷰티릭 액시드/낙산: But-ac.

"항상 배가 부어서 괴로워."
장내 이상 발효와 요통

장이 나쁘면 머리가 나빠집니다[1]. 아이의 뇌가 자라고 면역을 키우려면 장을 좋게 만들어야 합니다.

뷰티릭 액시드는 버터나 우유를 부패시켜 만든 낙산을 희석 · 진탕한 레메디로, 장의 이상 발효를 정화시켜 줍니다. 가스찬 배, 트림, 지독한 변비, 대변과 가스가 동시에 나오고, 대변과 가스에서 악취가 날 때 이 레메디가

---

1 뇌에 있는 중추신경과 장신경은 발생학적으로 같은 조직에서 분화되며 미주신경에 의해 연결되어 있습니다. 미주신경을 타고 흐르는 신호의 90%는 장에서 뇌로 가며 나머지 10%는 뇌에서 장으로 전달됩니다. 즉 뇌의 영향 없이도 장은 대부분의 활동을 제어할 수 있지만, 뇌는 장으로부터의 생체 정보에 크게 의존한다는 뜻입니다. '장이 나쁘면 머리가 나빠진다'는 말은 이런 의미입니다. 또 장과 뇌는 같은 배엽에서 분화된 조직이어서 장벽에 문제가 생기면 뇌를 보호하는 뇌혈관장벽도 뚫리게 되고 음식물에 섞여 들어온 외부 독소나 이물질이 뇌로 유입되게 되죠. 뇌에 들어온 독소나 이물질은 자율신경계와 관련된 각종 면역계 질환이나 관련 심리 증상을 일으킬 우려가 있고 감정 조절 호르몬인 세로토닌의 90%는 장내에 분포하는 특정 내분비세포에서 만들어지며 장내 미생물 역시 세로토닌 분비량에 영향을 끼쳐 뇌에도 영향을 준다고 합니다. 즉 장내 환경이 뇌의 문제로만 보였던 우울, 불안, 자폐 증상 같은 정신건강 상태와도 관련이 있다는 것입니다. -옮긴이

좋습니다. 아이에게 썩은 내가 날 때에는 장이 나빠서 그런 것이라는 사실을 염두에 두세요.

장에 이상 발효가 일어나면 칸디다증이 되기 쉽습니다. 항생 물질이 들어옴에 따라 장내세균의 균형이 붕괴되는 것입니다. 장내 이상 발효에는 뷰티릭 액시드가 아주 좋습니다. 그리고 이 레메디는 머리의 가바(감마아미노낙산) 성분이기도 한데, 이것이 이상을 일으키면 편두통이나 간질을 일으키거나 눈이 따끔거리는데 그럴 때도 좋습니다.

Lactic-acid
락틱 액시드/유산: Lac-ac.

"아이로 있고 싶어."
약한 근육과 장 문제

락틱 액시드는 유산의 레메디입니다. 이 레메디는 어른이 되지 못한 사람, 이미 어른이지만 아이 같은 사람입니다. 장내 유산균이 제대로 발달하지 않으면 줄곧 아이 같은 상태로 머뭅니다. 목소리가 높고 마흔 살이 되었는데도 스무 살 같은 얼굴이라면 유산균의 발달이 좋지 않기 때문입니다.

오한과 발열이 교대로 일어납니다. 발끝에 땀이 많이 납니다. 발이나 손에만 땀이 나는 것은 몸에 뭔가 문제가 있기 때문입니다. 특히 영양 흡수 부족, 단백질이나 밀가루를 흡수 못하는 소화 흡수 부전에도 락틱 액시드가 아주 좋죠. 관절염이 있고, 아침마다 코피를 흘리며, 이명이 들리고, 배뇨 양이 많고 소변에서 당이 검출되며(유산균이 발달하지 않은 아이는 당뇨병이 되기 쉽다), 편두통, 머리가 갈라지는 것처럼 아프거나 양쪽 눈이 아픕니다. 목이 울혈되어 혈액과 산소가 머리로 가지 않는 데서 오는 뇌출혈에도 락틱 액시드가 잘 맞습니다. 오른쪽 난소 종양이 생깁니다. 노란 냉이 나오고, 빈혈, 당뇨, 류머티즘이 생깁니다.

어느 여덟 살 여자아이는 다발성 류머티즘이었습니다. 이 아이는 장에 유산균이 잘 발달해 있지 않아서 목부터 시작해 온몸이 류머티즘이었습니다. 특히 BCG 백신을 맞고 류머티즘이 심해졌습니다. 장이 나쁘고 소화흡수가 안 되다 보니 몸집도 작았죠. BCG 백신이 장을 공격하여 혈액을 탁하게 만든 것입니다. BCG 백신은 장내 이상 발효의 원인입니다. 장이 좋았다면 이렇게 되지 않았을 거라 싶습니다. 락틱 액시드와 BCG를 희석·진탕한 레메디를 여러 번 주었더니 지금은 스테로이드를 쓰지 않아도 좋아졌습니다. 이 아이는 날마다 스테로이드를 8밀리그램씩 먹고 있었습니다.

Alumina
알루미나/산화 알루미늄: Alum.

'정체성 혼란.'

296

장 마비와 변비

장의 레메디인 알루미나는 뇌 기능 저하와 장 마비에 좋습니다. 알루미늄 캔에 담긴 이유식, 시판 이유식을 너무 많이 먹으면 로봇 같은 아이가 되어 장 마비가 일어날 수 있습니다. 백신에도 알루미늄염이 함유되어 있습니다. 장이 마비되면 1주일, 2주일, 3주일까지도 대변이 나오지 않습니다. 이렇게 마비된 장에 맞는 것이 알루미나입니다.

장이 마비되어 변이 나오지 않는 한 아이가 있었습니다. 장이 마비되면 지각 마비가 됩니다. 장은 변이 쌓여 가득 찼다는 사실을 뇌에 전달해야만 합니다. 하지만 장과 뇌 사이의 에너지 흐름이 나빠서 뇌에 전달되지 않습니다. 그럴 경우 알루미나가 맞습니다. 이 아이는 서 있을 때는 배변이 가능하다고 합니다. 이유는 서 있을 때 중력이 더 작용하기 때문입니다. 서서 두 다리로 버티면 응가가 나오기 쉽죠. 그러니까 커서도 기저귀가 필요한 겁니다.

알루미나처럼 정체성이 혼란스러우면 굉장히 잘 속는 사람이 됩니다. 종교에 탐닉한다거나 거의 자기 의견이 없는 사람이 됩니다. 그들은 칼을 보면 공포를 느끼고, 피를 보면 패닉 상태가 되며, 여러 가지 알레르기(진드기·딸기·계란·태양광선·울·고양이 등)를 일으킵니다.

콧물은 점착성이지만 나오지 않습니다. 부비강염을 일으킵니다. 아침에 자고 밤에 일어납니다. 잘 때는 훌쩍훌쩍 울거나 움찔거립니다. 근력이 없습니다. 이런 것들이 알루미나의 특징입니다.

이제 일곱 살이 되는 어떤 아이 이야기인데, 이 아이는 2주에 한 번밖에 대변을 보지 않았습니다. 때때로 지름 8센티미터 가량의 큰 대변을 보고, 장이 망가진 탓에 대변에는 피가 섞여 나옵니다. 기저귀를 찰 때만 배변이 가능하죠. 홀로 방 안에 틀어박혀서는 끄응 하고 혈관이 끊어질 것처럼 힘을 주어 대변을 봅니다. 부끄럼이 많고 말이 늦고 어머니 이외의 사람과는 거의 접촉하지 않죠. 이것은 예방 접종 안에 들어 있는 알루미늄염 때문이라는 의심이 듭니다.

이 아이의 어머니는 출산 중에 대변이 나오는 게 부끄러워서 출산 그 자체에 신경을 쓰지 못했어요. 아이의 세포 속에 출산 때 대변을 보아서는 안 된다는 어머니의 의식이 박혀 버린 것입니다. 이 두 가지 이유로, 대변이 2주에 한 번밖에 나오지 않게 되었다고 생각할 수 있습니다. 지금은 사흘에 한 번 정도로 나오게 되었습니다. 또 어머니와 떨어질 수 있게 되었죠. 이 아이도 치열이 울퉁불퉁한 매독 마이아즘이었습니다. 예방 접종은 매독 마이아즘을 깨워 몸과 마음에 많은 문제를 일으킵니다.

Lycopodium

라이코포디움/측백나무: Lyc.

"화가 나."

설탕으로 몸이 나빠졌을 때, 장의 흡수력이 약할 때

시판 이유식을 지나치게 많이 먹으면 어떻게 될까요? 장내 가스, 간 경변, 커다란 소리의 방귀, 장티푸스에 잘 걸리는 특징은 바로 시판 이유식 때문입니다.

라이코포디움이 필요한 사람은 활력이 없고 나이 든 것처럼 보이고 눈 위가 불룩하게 부풀어 있죠. 또 신경 쇠약, 눈썹 사이의 주름, 눈 주위의 기미, 집중력 부족, 실어증 등의 특징도 있습니다. 그렇게 되어 버린 이유는 장이 나빠서입니다. 무슨 일에든 화가 잘 나고 감정이 위장으로 오는 유형의 소화 불량에도 라이코포디움이 좋습니다.

Saccharum
사카럼/설탕: Sacch.

"만족이 안 돼(사랑의 갈망)."
설탕의 해

사카럼이라는 백설탕의 레메디입니다. 백설탕은 장의 점액을 잔뜩 만듭니다. 점액은 장벽을 두껍게 만들고, 장은 영양을 흡수하기가 힘들어집니다. 장이 영양을 흡수하지 못하면 뼈가 형성되지 않습니다. 백설탕은 나중에 뼈의 질환, 골암에 걸리는 원인이 됩니다.

백설탕이나 초콜릿을 바라는 사람들은 끝없는 사랑을 갈망합니다. 달콤

한 음식을 먹으면 여러분의 장은 점액 투성이가 되겠죠. 아이가 부모와 떨어지게 되면 부모가 그립고 너무 사랑 받고 싶어 합니다. 그런 아이들을 위한 레메디가 사카럼입니다.

제 어머니는 구운 식빵 위에 큰 스푼으로 백설탕을 세 숟가락이나 얹어서 먹었습니다. 어릴 때 그것을 본 저는 구운 식빵은 그렇게 먹는 거라고 생각했습니다. 그리고 저는 궤양성대장염에 걸렸습니다. 어릴 때 어머니와 함께 맛있게 먹은 백설탕의 기억을 떠올리면, 그만큼 어머니도 사랑 받고 싶었구나 느낍니다. 할머니로부터 사랑 받지 못한 어머니는 저를 사랑할 수 없었습니다. 이런 고리는 연결되어 있습니다. 그런 사랑의 상징이 설탕입니다. 진짜 사랑을 주어야 하는데, 그 대신 사랑의 대체물인 설탕을 받아 장이나 혈액, 뼈까지 나빠진 사람에게 맞는 레메디입니다.

사카럼은 골암에도 맞습니다. 설탕은 뼈까지 녹입니다.

단 것을 좋아하는 사람은 칸디다증에 걸리기 쉽습니다. 칸디다가 가장 좋아하는 음식은 단 것, 즉 설탕을 많이 쓴 음식입니다. 칸디다증이 있는 사람은 혈액의 질이 나쁘고, 혈액에 곰팡이가 많아집니다. 이처럼 진균이 퍼져 있는 혈액은 면역이 떨어지게 되죠. 유럽 사람이나 인도 사람 중에는 칸디다증의 일환인 무좀이 있는 사람이 별로 없는데 일본 사람은 무좀에 많이 걸립니다. 다량의 백설탕과 항생 물질과 예방 접종에 의해 우리의 면역은 떨어지고 말았습니다. 설탕 대신 100퍼센트 맥아당, 메이플 시럽, 꿀, 소량의 흑설탕을 쓰면 좋겠죠.

모유의 질을 좋게 만드는 레메디 Haku(하쿠) (임신출산 키트 28)

Calc-carb. 칼카브/칼캐리아 카르보니카/탄산칼슘: Calc.

Silica 실리카/이산화규소: Sil.

Aethusa 에쑤자/개파슬리: Aeth.

Antim-crud. 안티모니엄 크루덤: 유화안티몬: Ant-c.

"젖을 안 먹어."

젖의 질을 높인다

아기가 모유를 토할 때는 칼카브와 실리카입니다. 모유의 질을 좋게 만들기 때문입니다. 그러므로 두 가지가 들어간 뼈의 영양 보조제를 먹으면 모유의 질이 높아집니다.

그리고 모유를 토해 버리는 아이에게 맞는 에쑤자라는 레메디가 있습니다. 에쑤자의 테마는 어머니와의 대립입니다. 어머니와의 대립으로 태어났기 때문에 모유를 먹지 못하는 것입니다. 모유를 먹으면 상태가 나빠집니다. 장과 피부에 좋은 레메디인 안티모니엄 크루덤은 어머니와 자식 간의 관계가 차갑게 식은 사람에게 맞습니다.

길은 정해져 있습니다. 당신이 어머니의 뱃속에 들어왔을 때 이미 당신은 어머니로부터 사랑 받지 못한다는 사실을 알고 있습니다. 어머니와의 관계가 잘 되지 않을 때는 이렇게 좋은 영양분이 든 모유를 아이들은 웩하고 토해 버립니다. 아기가 거부하는 것입니다. 또 이렇게 좋은 모유를 어머니가 아기에게 주지 않기도 합니다. 그것이 어머니와의 악연이라는 것인데, 레메디가 들어감으로써 이 악연도 차츰 좋아져서 <u>모유가 맛있어지거나 모유를 주고 싶어지게</u> 됩니다.

그 외에 초유를 못 먹었던 사람에게 도움이 되는 레메디로는 락 휴매넘이 있습니다. 이런 사람에게 락 휴매넘을 주면 흡사 초유가 들어간 것 같은 장내 환경이 만들어집니다.

자궁 수축 억제제의 해 Ute(우테) (임신출산 키트 29)

Cuprum-ars.
큐프럼 알세니컴: 아비산구리: Cupr-ar.

"쥐가 나서 아파."
혈액을 만들고 자궁 수축 억제제의 해를 지운다

    큐프럼 알세니컴은 자궁 수축 억제제의 해에 맞는 레메디입니다. 자궁 수축 억제제의 혼합 레메디에는 큐프럼 알세니컴과 리토드린(Ritodrine: 자궁 수축 억제제)의 레메디 등이 같이 들어 있습니다. 큐프럼 알세니컴은 임신 중에 나는 쥐에도 맞습니다. 자궁 수축 억제제를 자주 몸에 투여하면 근육이 경련하고 몸이 경직되어 움직이지 못하게 됩니다.

    실은 여성이 빈혈일 때는 철분이 아니라 구리가 필요합니다(남성의 빈혈에는 철분이 필요). 임신 중에 철분제를 많이 먹으면 이른 시기에 아이가 나옵니다. 철분은 자림이기 때문이죠.

    그러므로 이른 시기에 진통이 오는 것은 철분제를 많이 먹어서 그렇습니다. 그것을 구리와 같은 작용을 하는 자궁 수축 억제제로 멎게 하는 것입니다. 철분으로 내보내고 구리로 멈추는 식의 인공적인 출산이 되어 버리는 것이죠.

    여성의 혈중에는 구리가 필요합니다. 구리 수치가 올라가면 몸이 저절로 태아를 품에 두고 싶어지게 되어 유산의 가능성이 낮아집니다. 빈혈이라고 해서 철분제만 먹으면 구리 수치가 내려가서 조기 유산이 되고 맙니다. 철분과 구리의 균형을 맞추는 것이 큐프럼 알세니컴입니다. 자궁 수축 억제제의 해에도 맞고, 혈액 중의 구리와 철분 수치를 자연스런 비율로 맞추어 주죠.

그런데 구리가 지나치게 증가하면 어떻게 될까요? 아연이 부족해집니다. 아연이 부족해지면 굉장히 긴장하거나 초조해합니다. 아연이 부족한 아이는 가만히 있을 때에도 피아노를 치는 손놀림을 합니다. 또 아연이 부족한 사람은 항상 빈혈의 기미가 있습니다. 그리고 스트레스가 쌓이지 않도록 몸속 미네랄인 아연을 사용합니다. 자폐아들은 아연이 많이 부족합니다. 그러므로 스트레스나 긴장을 버티지 못하고 바깥 환경에 적응하지 못합니다.

구리 수치가 낮아도 높아도 간질 발작을 일으키죠. 갑상선 기능을 저하시키고 맙니다. 그리고 목울대뼈의 긴장감이 안 좋아집니다. 물을 넘긴 것뿐인데 익사할 것처럼 됩니다.

인도를 여행할 때는 구리판을 가지고 가면 좋다고 합니다. 과학적으로 증명된 것은 아니지만, 인도인들은 경험적으로 구리판을 몸에 지니고 있으면 전염병에 걸리지 않는다는 생각을 가지고 있어 식중독 예방을 위해 구리판을 몸에 지니고 있거나 주머니에 넣고 다니는 사람들이 많습니다. 구리판을 갖고 있으면 대장균, 포도상구균, 연쇄구균, 곰팡이에 강해지는 모양입니다.

여성에게 구리는 중요합니다. 구리가 부족하면 빈혈에 걸리거나 붓고 뼈가 물러집니다. 콜라겐이 부족해서 할머니처럼 주름투성이인 얼굴이 됩니다. 혈관이 손상되어 쉽게 출혈하게 됩니다. 갑상선 기능 저하증이 되기도 합니다.

하지만 구리 수치가 지나치게 높으면 윌슨병[1]에 걸리고 간이 손상을 입습니다. 또 조울증에 걸리기도 합니다. 남성이면서 구리 수치가 지나치게 높으면 범죄를 일으킬 가능성도 높아집니다. 어떤 형무소에서 복역 중인 살인자 남성들의 혈액을 검사했더니 모두 구리 수치가 높았다는 보고가 있습니다.

---

1 인체 내 구리의 대사 이상으로 구리가 간, 뇌, 안구, 신장, 적혈구 등에 침착함으로써 생기는 질환. -옮긴이

젖의 레메디 Lac(락) (임신출산 키트 30)

Lac-caninum 락카나이넘/개젖: Lac-c.
Lac-defloratum 락데플로라텀/탈지유: Lac-d.
Lac-felinum 락펠리넘/고양이젖: Lac-f.

"인간 대우를 해 줘."
모유의 질과 면역을 높인다

락카나이넘, 락데플로라텀, 락펠리넘은 각각 개 젖, 소젖, 고양이 젖의 레메디입니다. 모유의 질이 나쁘거나 아이가 모유를 먹지 않을 때는 엄마(모유의 질이 나쁠 경우), 혹은 아이(모유를 먹지 않을 경우)가 이 락 레메디들을 복용하세요. 아이가 개나 소나 고양이처럼 굴 때 이들 레메디가 좋습니다.

아이들이란 정체성이 쉽게 변화하는 존재입니다. 고열을 낼 때나 다시 정신이 들었을 때나 깨어날 때 성향이 바뀐 것처럼 보일 때가 있습니다.

혈액만이 아니라 심장이나 뇌와 함께 장을 깨끗하게 하지 않으면 정체성에 혼돈이 와서 스스로가 누구인지 모르게 됩니다. 그런 아이들, 그리고 어른들도 락 계열의 레메디를 드세요.

락카나이넘인 사람들은 유방에 심한 유선염을 일으키고, 종양이 생기기도 합니다. 그리고 목도 붓습니다.

락펠리넘의 사람은 생존을 위해 결혼하는 사람입니다. "이 사람, 부자니

306

까 결혼했어요."라고 말하는 고양이 같은 성격의 사람입니다. 고양이는 인간과 공존하기 위하여 스스로 야생에서 인간 사회로 왔다고 합니다. 그런 고양이 젖의 레메디가 맞는 사람들은 비교적 다산을 하며 고양이 같은 얼굴을 하고 있습니다.

락데플로라텀인 아이는 자살 시도자 명단에 들어 있는 아이입니다. 락데플로라텀은 우유의 레메디입니다. 우리는 소가 아니므로 우유를 먹을 필요가 없습니다. 젖소는 항상 젖이 나오도록 하기 위해 호르몬제를 맞으며 임신하고, 자연적으로 나올 양의 4배에 이르는 우유를 착취당합니다. 그 때문에 늘 유선염에 걸려 있거나 유선염 치료를 위해 항생 물질을 투여 받고 있습니다. 수명은 4년 정도밖에 되지 않습니다. 원래대로라면 15년은 살 수 있는 동물인데요. 이렇게 살아갈 수밖에 없기 때문에 살아가는 것 그 자체를 싫어합니다. 그런 소의 심리는 우유로 고스란히 전달됩니다. 아이들에게 우유를 먹이지 않으면 아마 안이하게 죽으려고는 하지 않을 거라 싶습니다.

그러므로 이 동물들의 젖 레메디는 인간에게 아주 중요합니다. 인간이 인간으로서 살아갈 수 없으면 병에 걸립니다. 고양이가 고양이가 아니면 병에 걸립니다. 개가 고양이로 살면 병에 걸립니다.

어떤 개가 상담하러 왔습니다. 뒷다리 두 개로 서서 종종걸음을 걷고 있었습니다. "개는 네 발로 걷지? 너는 누구인 척하고 있니?"하고 물었더니 "코브라야."라고 개가 말하는 듯한 느낌이 들더군요. "좋아, 너는 코브라인 척하고 있으니 병에 걸린 거야." 하고 그 개에게 코브라로 만든 나자**Naja**

라는 레메디를 주었습니다. 그렇게 했더니 네 발로 걷게 되었죠. 개가 뱀인 척하고 있으면 병에 걸릴 수밖에 없습니다. 생물이 그 생물 본래의 삶을 살아가지 못하면 병에 걸리는 것입니다.

락 레메디들은 자존감이 너무 없어서 스스로가 살아갈 가치가 없다고 생각합니다. "나 따윈 안 돼, 나 따윈 개 같은 존재야, 고양이 같은 존재야, 소 같은 존재야."하며 자기 비하를 하는 사람의 레메디입니다. 자신의 인생을 싫어하면 스스로의 정체성을 잃고 타인의 영혼을 뒤집어 쓴 것 같은 삶을 살게 됩니다.

임신 · 출산용 혼합 레메디

출혈 (임신출산 키트 31) Hemo(헤모)

출혈 컴비네이션(통칭 Hemo)는 빈혈에 좋습니다. 특히 대량 출혈에 좋습니다. 코피에도 좋고요. 이 안에 있는 트릴륨(Trillium 연령초)은 자궁의 대량 출혈에 좋습니다. 머리가 좋은 여성, 부지런한 여성, 공부를 좋아하는 여성 중에는 성욕이나 성관계에는 관심 없는 사람이 많죠. 저의 임상경험상, 그런 여성은 여성호르몬의 균형이 붕괴되기 쉽고 그렇게 되면 자궁내막에 불필요한 경혈이 쌓이기 쉬워져 자궁내막출혈을 일으키는 경향이 있다고 생각됩니다. 그러므로 출산 중의 자궁 대량출혈에는 트릴륨입니다.

벨라도나도 출혈에 좋습니다. 또 벨라도나는 고령 출산에 좋은 레메디입니다. 벨라도나가 필요한 산모는 대개 예전에 격렬한 운동을 한 사람들입니다. 그 때문에 인대가 늘어나거나 수축되었고 몸도 굳어 있습니다. 너무 아프면 남을 물기도 합니다. 운동을 많이 했고 고령 출산으로 몸이 굳은 사람이라면 일단 벨라도나를 고려해 보세요. '헤모'도 같이 드시면 좋고요. 이 사람들은 자궁 조직이 딱딱하고 진통시 몸에 힘을 주면 쫙 찢어지는 식의 대량출혈을 하는데 이럴 때도 벨라도나가 좋습니다.

이밖에도 출혈에는 여러 가지 레메디가 있습니다. 포스포러스도 좋고 이페칵, 벨라도나, 아코나이트, 아르니카, 트릴륨, 벨리스 페레니스, 하마멜리스도 좋죠. 출산 중에 대량 출혈을 할 때는 먼저 앞에 말한 레메디를 고려해 봅시다. 여기에 더해 '헤모'를 쓰면 좋습니다. 그리고 출혈을 일으키지 않도록 혈관을 강화하는 것도 중요합니다. 칼크 플로어Calc-f. 12X, 켈라이 뮤어Kali-m. 12X, 하마멜리스 6X나 6C 등이 혈관을 강하게 해 줍니다.

대량 출혈 중에서도 검은 혈액이 천천히 스며 나오는 경우가 있습니다. 이것은 정맥에서 나온다고 생각하면 됩니다. 그럴 경우에는 망가넘Man-ganum(망간), 하마멜리스, 크로탈러스 호리더스Crotalus-horridus(방울뱀), 세케일리 등 네 가지 레메디가 잘 맞습니다. 출산 후에 천천히 나오는 피는 (검다기보다는) 빨갛습니다. 세케일리는 태반이 오염되었을 때 쓸 수 있는 레메디입니다. 혈액 보조제로서 다른 혈액 순환을 보조하는 레메디(임신출산 키트 34 Chi-meg)나 혈액 정화 보조 레메디(임신출산 키트 35 B-B)도 있는데 모두 출혈에 잘 맞습니다.

황달 (임신출산 키트 32) Ooda(오오다)

아이가 황달에 걸렸을 때는 바로 황달 컴비네이션을 먹이면 좋습니다.

간에 이상이 생기면 혈액이 간에 지나치게 많이 모입니다. 흘려보내야 하는데 말이죠. 그렇게 되면 담즙이 많이 나오고, 담즙이 많이 나오면 빌리루빈[1] 수치가 높아집니다. 빌리루빈 수치가 높아지면 얼굴 · 몸 · 눈동자가 노랗게 됩니다. 담즙이 많다는 뜻입니다.

엄마가 황달에 걸리면 아이도 대체로 황달이 됩니다. 혈액 순환이 잘 되

---

1 담즙 색소의 하나로, 빌리루빈의 혈장내 농도가 올라가면 피부와 눈의 흰자위가 누런색을 띠는 황달 증상이 나타납니다. - 옮긴이

지 않고 간에 혈액이 쌓이면 황달이 되는데, 너무 걱정하지 않아도 나중에는 쌓였던 혈액이 흐르게 되어 황달도 나아집니다. 하지만 황달이 심해서 이러지도 저러지도 못할 때에는 오오다를 쓰세요. 특히 매독 마이아즘에서 오는 악성 황달에 아주 잘 맞습니다.

간이 나쁘면 눈이 나빠진다고 생각하시죠? 실은 눈과 가장 관련이 강한 장기는 신장입니다. 눈이 나빠지는 이유는 스트레스가 쌓여 혈액이 탁해졌기 때문입니다. 일본인은 왜 눈이 나쁠까요? 그것은 예방 접종을 평균 10회 정도 하기 때문입니다. 일본처럼 제도가 건강을 위협하는 나라는 많지 않습니다. 예방 접종이나 약, 환경오염 등으로 혈액이 탁해져서 신장이 손상되기 때문입니다. 신장이 손상되는 것은 독이 든 피를 갖고 있으니까 그렇습니다. 신장 보조제가 임산부에게 얼마나 중요한지 아시겠죠?

영양 (임신출산 키트 33) Eiyo(에이요)

영양 컴비네이션은 신생아의 비타민 K를 늘리기 위한 용도와, 영양을 보조하는 용도 두 가지를 위해 만들어졌습니다. 미네랄 세트와 함께 사용하면 좋겠죠. 올륨 제코Oleum-jec.라는 레메디가 있는데, 이는 대구간유를 희석·진탕한 레메디입니다. 비타민 A나 K가 부족할 때 저 냄새나는 간유를 먹고는 하죠. 하지만 올륨 제코 레메디는 냄새도 없고 달기 때문에 먹기 쉽고 아이들의 비타민 A 보급에도 적합합니다.

알팔파Alfalfa의 마더팅크처는 영양 불량에 아주 좋습니다. 소화 흡수가 잘 되지 않으면 알팔파의 마더팅크처를 드세요. 이 안에는 푸른 잎채소에 있는 엽산이나 비타민 B가 풍부하게 들어 있습니다.

마취 (임신출산 키트 36) Mas[2]

출산 시 제왕절개나 무통분만을 한 경우 마취를 하게 됩니다. 마취제는 산모의 몸에 알게 모르게 영향을 미칩니다. 마취 컴비네이션은 그런 마취제의 해를 해결해주는 레메디입니다.

보통 마취제를 해독할 때는 기본 키트에 들어 있는 포스포러스Phosphorus나 키즈 키트에 들어 있는 오피엄Opium을 사용합니다. 다만 포스포러스의 경우는 포스포러스 체질로 태어난 사람이 사용할 경우, 마취제의 해를 정화하는 것 외에도 근본적으로 작용하여 몸이 부담스러울 정도의 배출작용이나 악화반응을 보일 수 있으므로 조심스럽게 사용하시는 것이 좋습니다. 이 컴비네이션 안에도 포스포러스가 들어 있지만, 다른 레메디와 같이 혼합되어 있으므로 포스포러스를 단독으로 사용하는 것보다는 비교적 온화하게 작용합니다.

이 레메디 안에는 아사푀티다Asafoetida라는 레메디도 들어 있습니다. 마취제나 촉진제의 해로 모유를 토하는 아이에게 좋은 레메디입니다. 마취제의 해로 인하여 메슥거림이나 구토를 겪거나 신경질적이 되는 사람, 여성 호르몬 작용의 문제에 영향을 받은 사람들에게도 도움이 됩니다. 따

---

2 이 부분은 일본에서 발간된 가이드북 원본에는 나와 있지 않습니다. 임신출산 키트 레메디 34, 35에 관해서는 임신출산 키트 레메디 31의 설명 후반부에 간략하게 서술되어 있지만, 임신출산 키트 레메디 36에 대해서는 언급되어 있지 않아서 일본 패밀리 호메오파스 코스의 강의 자료를 참고하여 간단히 적어봅니다. -옮긴이

라서 산모와 아이에게 둘 다 도움이 되는 레메디입니다. 뿐만 아니라 굳이 출산이 아니더라도 수술 등으로 마취를 한 사람들도 쓰시면 좋습니다.

[사례]

유이 임신은 좀 편해졌어요?

상담자 꽃밭에 있는 것처럼 행복해요.

유이 아기가 태어났을 때 배 위에 올려 주었나요?

상담자 태어난 그대로 목욕도 시키지 않고요.

유이 굉장히 행복하고 사랑의 옥시토신이 잔뜩 나왔죠? 눈물이 많이 나왔나요?

상담자 사랑스러워요.

유이 행복하죠?

상담자 너무 행복해요.

유이 젖도 많이 나왔고요. 좋은 출산을 하면 좋은 아이가 태어난답니다.

상담자 기르기 너무 수월해요. 아직 일주일밖에 안 되었지만요.

유이 일주일밖에 안 됐지만 밖을 다녀도 편하죠?

상담자 네, 건강하니까요. 출산 중에는 아르니카도 그랬지만 가장 대단했던 게 세피아예요. 세피아를 먹고 진통이 진행되었어요. 약을 먹지 않으면 안 될 정도의 통증은 아니고 살짝 소리가 들릴 정도의 수축이었어요.

유이 적절한 레메디를 먹으면 자꾸 자궁이 수축해서 출산이 자연스럽게 진행되고, 굳이 인공적으로 잡아당기지 않아도 태반이 수월하게 떨어진답니다.

상담자 (조산원) 선생님이 항생제, 염증 억제제, 수축제, 진통제 등을 주셨지만 일체 먹지 않고 출산했어요.

유이 그렇습니다. 인간이란 약 없이도 출산할 수 있게 되어 있어요.

상담자 놀랐어요. 산욕열이 나나 싶었는데 약은 먹지 않았습니다. 레메디로 편히 출산했어요.

유이 가능해요. 몸이 원래 가능하게 되어 있으니까요.

상담자 출산 때 문이 전부 열려서 "어머니, 이제 금방 아기가 나올 것 같네요."라는 말을 들은 상황이었는데, 그때 조산사 분이 굉장히 냉정하게 "아직 앞쪽이 열리지 않았으니 열릴 때까지 10분 정도 기다리시고, 아직 호흡하시면 안 돼요."하고 말해 주었습니다. 지난 번 출산 때는 앞쪽이 아직 2센티미터 정도밖에 열리지 않았는데, 모르고 끌어내서 큰 애가 사경증도 오고 간질도 했나보다 싶어 괴로웠는데, 이번 출산은 정말 편했습니다.

유이 전에 나쁜 경험을 하면 출산 중에 여러 가지 생각을 하게 되죠. 그래서 출산 전에 그런 상념들과 마음의 트라우마를 해결하는 레메디로 해독하지 않으면 안 되는 거예요.

상담자 출산 중에도 전에 겪었던 지독한 출산 경험이 떠올랐지만, '질까 보냐.'하는 기분이 들었어요. 절대 지지 않겠다고.

유이 그것이 엄마의 근성이고 엄마의 저력이에요. 잘했어요.

상담자 기뻐요. 너무 만족해요. 조산원에서도 아이를 하루 동안 목욕도 시키지 않고 놔둬주었고요.

유이 아기의 몸에 붙어 있는 미끈미끈한 피지는 전부 영양이거든요.

상담자 이 아이는 자연스런 방식으로 낳아서 그런지 젖이 붙지 않으면 울지 않아요. 운다고 건강한 건 아니죠? 젖을 먹으면 자고, 굉장히 키우기 쉬워서 놀랐어요.

유이 동종요법 레메디를 먹은 아기는 다들 그래요. 기르기 쉽죠.

이 어머니는 장남 출산 때 아이에게 사경증이 오고, 그 후 유아 연축의 간질을 일으켜 힘들어 했습니다. 또 비슷한 아이를 낳고 싶지는 않다고 해서 저는 아이가 올 때마다 어머니에게도 레메디를 주었습니다. 그리고 둘째를 임신하고 출산 후 1주일째 데려왔죠. 그녀 자신도 건강하게 걸을 수 있었지만, 아기도 건강해서 생후 1주일인데 너무 똑부러졌더군요. 눈도 초롱하고요. 그래서 큰아이 때와는 전혀 다르다, 레메디를 복용했을 때와 그렇지 않을 때는 전혀 다르다는 사실을 그녀는 통감했던 겁니다.

이번 출산은 두 시간 걸렸습니다. 조산사 분이 "안쪽은 전부 열렸지만 아직 앞은 열리지 않았어요."하고 말해 주어서(정말 경험 많은 조산사 분이라는 걸 아시겠죠?) 천천히 출산할 수 있었다고 합니다. 그러면서 아무래도 전의 출산, 즉 나쁜 경험을 떠올린 모양입니다. 하지만 "이 통증이나 과거의 나쁜 경험에 질까보냐, 흥."하고 스스로 주도권을 쥐고 낳는 것이 어머니의 힘입니다. 지난번 출산에서는 그녀에게 주도권이 없었고, 의사나 간호사가 전부 인공적으로 처리했죠. 너무나 괴롭고 지옥 같았던 첫 출산과 이번의 천국 같은 출산의 차이는 레메디를 먹었는가 먹지 않았는가로 결정된 겁니다.

레메디를 먹은 아이들을 보면 정말 똑부러졌다는 생각이 듭니다. 동종요법 레메디의 도움을 받아 낳고 기른 아이는 잘 울지 않습니다. 울지 않는다고 해도 역시 어릴 때는 안아 주세요. 그렇게 하면 안심이 되어 사소한 일로 불안해져 움찔거리지 않는 강한 아이가 됩니다. 서남아프리카에 사는 유목민 호텐토트의 아이들은 항상 어머니 엉덩이에 올라가고 등에 업혀 젖을 먹으며 세 살 정도까지 어머니와 함께 있으니 울지 않습니다. 그리고 사람을 마음으로부터 신뢰하고 눈이 반짝거리는 웃는 얼굴을 하고 있습니다.

제 바람은 세상에 도움이 될 아이를 만들어 주십사 하는 겁니다. 무엇이 나쁜지, 무엇이 문제인지 이제 이해하셨으리라 싶습니다. 임신과 출산은 자연스럽게 할 수 있다는 사실을 말씀드리고 싶은 거예요.

누군가에게 맞았거나 찔린 통증을 제대로 치료하지 않으면, 진통이 왔을 때 지금까지 겪어온 모든 트라우마를 떠올리게 됩니다. 아쉬움도 떠오르고 공포도 떠오릅니다. 예전에 아버지에게 맞았다거나 애인에게 차였던 아픔, 치유되지 않은 통증들이 떠오릅니다.

이러한 통증을 커버할 수 있는 것이 사랑의 호르몬인 옥시토신이고 뇌 내 모르핀 물질입니다. 뇌 내 모르핀 물질이나 옥시토신이 나오려면 몸을 이완시켜야만 합니다. 레메디를 먹으면 이완 모드가 되어 금방 잠드는 일이 자주 있습니다. 특히 자폐아들이 레메디를 먹은 뒤 자주 잠든다고 합니다. 먹기 전까지는 뇌 속에서 전기 신호가 흩어진 상태여서 초조하고 마음을 가라앉힐 수 없었는데, 레메디를 먹으면 몸이 이완되기 때문입니다.

4장

질의 응답

청강자 자폐증에 대해 여쭤 보고 싶습니다.

유이 자폐증에도 여러 가지가 있습니다. 예방 접종 때문에 자폐증이 되기도 합니다. 아이나 태아가 어떤 트라우마나 충격으로 어머니나 다른 사람과 의사소통을 할 수 없게 되는 것이 자폐증입니다.

자폐증은 뇌가 이상해서만 그렇게 되는 것이 아닙니다. 아이의 부모 서로가 결혼을 하겠다는 진실한 의지가 있었는지와도 관련이 큽니다. 아주 중요합니다. 운명의 실로 연결되어 있는지 말이죠. 중매결혼이 나쁘다는 것이 아니고요, 서른 살이 되었으니까 이 사람으로 만족해야지 해서 결혼하는 것은 아니라는 뜻입니다. 정말 운명적으로 이어진 사람과 결혼하는 것이 좋습니다. 결혼은 서로 마음이 맞는 게 우선입니다. 인연은 운명뿐만 아니라 힘든 인연도 있는 법입니다. 그것이 악연이라고 해도 싸우면서 미워하는 사람과 조화를 이루며 사랑을 만들어나가는 것이야말로 함께 하는 겁니다.

그리고 태아에게 말을 거는 것이 중요합니다. 이 사람의 아이를 낳고 싶다는 마음이 결여되어 있다면 아주 곤란한 일이 생길 겁니다.

또 하나의 원인은 예방 접종의 해가 뇌로 갔다는 겁니다. 예방 접종을 많이 받음으로써 뇌신경에 영향을 미쳐서 자폐증이 된 거죠. 지금은 이런 원인으로 자폐증이 된 경우가 가장 많을 겁니다.

그리고 아버지와 어머니가 너무 엄격해서 맛이 가는 아이들도 있고요. 상황에 따라 필요한 레메디들이 다 다릅니다. 키즈 키트에는 그런 자폐증에 맞는 레메디들이 들어 있습니다.

청강자 아이의 아구창에 대응할 수 있는 레메디는요?

유이 아프타성 구내염이나 아구창 말이죠? 그건 칸디다증이에요. Fungus(곰팡이) 세트에는 보락스Borax라는 레메디가 있는데, 키즈 키트에도 들어 있어요. 그리고 칸디다 알비칸스라는 게 있는데 칸디다균을 희석·진탕한 노조드입니다. 또 칼캐리아 포스포리카Calc-phos.라는 티슈솔트가 칸디다에 좋습니다. 이것은 뼈 보조제에도 들어 있습니다. 그래서 미야자키 씨가 하시듯 모유의 질을 좋게 하기 위해 뼈 보조제를 자주 주는 것은 산모의 칸디다증을 낫게 하는 데도 도움이 된다는 말입니다.

구내염 등에 걸렸을 때는 칼렌듈라 크림이나 튜야 크림을 발라 주세요. 튜야Thuja를 복용하는 것도 좋습니다.

청강자 임산부 중에는 햇빛 알레르기가 있는 분도 계신데요.

유이 햇빛 알레르기가 있다니 좋지 않은 이야기인데요. 햇빛을 쬐면 우둘투둘 뭔가 난다니, 얼마나 자연의 흐름과 역행되는 이야기인가요? 면역력이 떨어져 있다는 증거입니다. 태양빛이야말로 정화예요.

태양빛으로 만든 레메디로 솔Sol이 있습니다. 이것과 바다 소금으로 만든 나트륨 뮤리아티쿰Nat-mur. 레메디, 그리고 헤파설퍼Hepar-sulph.와 머큐리어스Mercurius도 햇빛 알레르기에 잘 맞습니다.

청강자 예정일이 지났을 때요, 콜로파일럼Caulophyllum을 2주 조금 넘겨서까지 먹는다고 하셨는데 보통 몇 알까지 먹이면 될까요?

시기하라 벌써 예정일이 지났나요?

청강자 여러 증상이 나타났을 때 먹이는데요, 2주 정도 지났는데도 다양한 이유나 방식으로 나오지 않을 때는 각각 어떤 레메디를 쓸 수 있을지, 몇 분 간격으로 몇 알을 복용해야 하는지, 그러고도 나오지 않을 때는 젤세미움Gelsemium이나 펄사틸라Pulsatilla. 이런 식으로 써야 하는지 여쭤보고 싶어요.

시기하라 도쿄에서는 예정일이 2주나 지나면 이미 끝났다며 병원에 보내죠. 2주나 넘기면 태반 기능 부진이 될 가능성도 있어서 그렇게 되지 않도록 36주부터 촉진하는 겁니다. 36주부터 일주일에 1번씩 콜로파일럼을 주는데, 딱 5알이면 예정일이 됩니다. 일주일에 1번이니까요. 36주, 37주, 38주, 이런 식으로 하나씩 먹으면서 준비하는 거죠. 그러면 제 통계로는 60여 퍼센트 정도는 거의 예정일에 진통이 왔습니다. 다른 몇 사람은 예정일을 넘기고요. 사람마다 다릅니다.

청강자 저는 조산원에서 일합니다. 자연 분만을 하고 싶다고 멀리서 오시는 간호사나 약사들이 많은 편인데요, 레메디를 드리면 별로 먹고 싶어 하지 않는 사람들이 많습니다. 그리고 그런 사람일수록 태반 유착 등이 있는 경우가 많은데요. 안 먹으니까 이런 일이 생기죠, 하면서 먹이려고 해도 잘 먹지 않습니다. 그럴 경우에는 어떻게 해야 할까요?

시기하라 어쨌거나 환자분들은 다 자연 분만을 원하시는 거죠? 그렇다면 태반이 나오지 않을 경우 병원에 가야 된다고 하면 그 한 마디로 다들 먹겠다고 하실 겁니다.

청강자 저희가 권하는 방법이 틀렸을까요?

시기하라 그런 경우에는 병원에 보낼 수밖에 없어요.

청강자 전에도 그런 분들이 몇 분 계셨는데 빨리 대처해서 큰일은 안 났지만, 병원도 멀고 스스로 해결해야 할 경우 태반 유착일 때 레메디를 먹이는 방법이 있을까요?

시기하라 임신 때부터 조금씩 여러 레메디를 먹이는 겁니다. 예를 들어 페럼포스Ferrum-phos. 12X라든지, 뼈 보조제라든지, 요통 레메디 같은 것들요.

청강자 간호사나 약사처럼 자의식이 강한 분에 대한 대처 방법이 있을까요?

시기하라 그런 분들은 자연 분만은 별로 안 하지 않나요? 출산만은 자연식으로 하고 싶다는 얘기인가요?

청강자 예. 자연 분만을 하고 싶어서, 아무것도 하고 싶지 않고 아무것도 먹고 싶지 않다는 것이죠.

시기하라 조산원에 견학하러 온 단계에서 자기 힘으로 낳고 싶다고 하셔도 그런 몸이 되어 있지 않은 분들이 많아요. 그래서 아로마테라피나 동종요법을 활용하는 거죠. "약은 아니지만 사용할 경우도 있는데 괜찮을까요?"라고 저희 조산원에서는 미리 안내합니다. 그러면 "그게 뭐죠?" 하고 그 시점에서 묻거든요. 그 때부터 시간을 들여 동종요법을 어느 정도 설명합니다. 결국 하겠다는 분들이 많아요. 그리고 직접 공부하고 오는 사람들이 많습니다.

청강자 역시 방식의 문제군요. 고맙습니다.

유이 이런 경우는 자주 있습니다. 이런 좋은 게 있다면서 레메디를 줘도 떨어뜨렸다거나 화장실에 버렸다고 하기도 해요. 이런 분들은 동종요법의 은혜를 받을 준비가 되어 있지 않은 거구나 생각합니다. 은혜를 받아들일 준비가 되어 있는 사람들은 다른 사람에게 받아서라도 먹게 되거든요.

내가 뭐든 하겠다는 각오를 제대로 갖고 있지 않은 사람들, 내가 낳는다는 자각을 갖고 있지 않은 사람들, 동종요법 전문가에게만 의지하고 그 전문가가 자기 병을 고칠 거라 생각하는 사람들을 저는 야단칩니다. 누가 병을 만들었냐고요. 그러면 "시어머니가 고집이 세셔서."라고 하죠. 아니죠. 시어머니와의 언쟁 속에서 내가 울거나, 밉고 괴롭고 분하다고 느꼈기 때문에 병이 난 것입니다.

병에 걸린다는 것은 마음이나 사고방식이 자연의 흐름에 따르지 않아서

인 경우가 많습니다. 남에게 책임을 전가할 수 없는 문제죠. 제게 오는 환자들은 그런 말을 듣고는 다들 울어요. 그래서 그런 사람들이 "유이 선생님, 부탁드립니다. 고쳐 주세요." 하면서 저한테 와도 저는 안 된다고 말합니다. 스스로 낫지 않으면 안 되고요, 스스로 치유하지 않으면 안 되거든요. 동종요법에서 말하는 '병을 고치는' 주체는 환자 자신의 생명력입니다.

스스로를 바라보는 데는 노력과 시간이 필요합니다. 왜 나는 이런 말로 상처를 받았을까, 그런 생각을 해봐야 해요. 스스로를 바라보지 않는 사람은 동종요법을 통해 일시적으로 나아지더라도 증상이 다시 돌아오거든요.

출산도 마찬가지지만, 레메디를 거부한다는 것은 엄청난 기세로 반대 방향으로 가려는 증거라 싶습니다. 이런 사람들을 억지로 붙잡아서 레메디 얘기를 해 봤자 안 되죠. 멀리서 레메디를 던져 입 속에 우연히 들어갔다고 해도 안 됩니다. 이해하지 못하는 사람들도 있으니까 그럴 경우에는 포기하시고 정말 관심 있는 사람, 하고 싶어 하는 사람에게 좀 더 혜택을 드렸으면 합니다. 특히 말 못하는 강아지, 고양이, 곰팡이가 생긴 금붕어, 하늘가재, 투구벌레, 이런 것들은 정말 우리가 신경 써서 원 물질을 포함하지 않는, 부작용 없고 몸에 부드러운 레메디를 줘야 해요.

도움이 되겠다 싶어 뭔가를 해 줘도, 인간만은 불평을 합니다.

"무릎이 아파요. 그런데 레메디가 잘 듣지 않아요."

"당신, 2년 전에는 암이었잖아요."

"그런데요, 선생님, 낫질 않아요. 암은 나았는데 무릎이 아프잖아요."

이런 점을 잘 생각해 주시면 좋겠습니다. 출산할 때 레메디의 혜택을 누릴 수 있다는 것은 정말 감사한 일입니다. 옛날에는 출산 때문에 죽는 경우도 있었죠.

여러분, 정말 상황을 복잡하게 만들지 않도록 레메디를 상비해 주세요. 레메디 키트가 집에 있으면 일이 복잡해지지 않을 겁니다. 기본 키트든 키즈 키트든 임신출산 키트든, 레메디가 들어감으로써 상황이 잘 돌아가게 됩니다.

만약 모든 운이 꽉 막혀 있어서 어디에도 출구가 없는 것 같아도 레메디를 먹으면 출구는 여기 있었구나, 하고 깨닫게 됩니다. 중요한 일입니다. 그때까지는 그저 의미 없이 쳇바퀴를 돌고 있었던 것이죠. 끈이 엉망으로 꼬여 있을 때도 레메디가 들어가면 풀려서 하나의 일직선으로 만들 수 있습니다. 이렇게 힘든 인생은 없다고 생각하며 괴로워하실지 모르겠지만, 저는 다양한 환자분들을 보아 왔습니다. 정말 힘들겠다 싶은 분들이 많이 왔습니다. 저 자신도 고생해서 여기까지 왔지만, 저보다 훨씬 힘든 사람들도 있습니다. 그래도 열심히 살아가고 있습니다. 죽지 않습니다. 자살하지 않습니다. 그래도 살아가고 있어요. 대단하다 싶죠. 이런 일들이 있었는데 어떻게 자살하지 않고 죽지도 않고 살아남았을까. 그런 분들은 그 사실 하나만으로도 동종요법의 은혜를 받을 가치가 있다고 생각합니다.

청강자 제왕 절개를 한 후 두통을 호소하는 경우가 많은데 그럴 경우에는 하이페리컴인가요?

유이 하이페리컴도 좋죠. 그 외에 아르니카, 칼렌듈라, 그리고 마취의 해에 맞는 레메디를 씁니다. 마취제는 부작용이 큽니다. 포스포러스, 오피엄, 정화·활성화 세트, 그리고 마취보조제 레메디를 먹으면 좋습니다.

청강자 편평 유두나 함몰 유두가 있잖아요. 편평 유두이면서 딱딱할 경우 굉장히 고생하는데요, 부드럽게 만들 방법이 없을까요?

유이 사발**Sabal**이라고 해서 가슴을 크게 만드는 레메디가 있습니다. 유두뿐만 아니라 유방 자체도 꽤 커집니다. 일단 아기가 잘 빨 수 있는 것이 중요하죠. 저도 편평이었어요. 편평 유두나 딱딱한 유방은 근육을 과하게 단련시킨 적이 있어서 그런 겁니다. 모유가 나오기 어렵죠. 저도 근력 운동이나 소림사권법[1]을 좀 지나치다 싶을 정도로 해 왔으니까요. 여성은 지나치게 단단하고 긴장된 근육을 가지고 있으면 모유가 나오기 힘들어질 수도 있습니다.

청강자 자궁내막증은요?

유이 콜로파일럼이나 마그포스**Mag-phos.**요. 그리고 콜로신스**Colocyn-this**라는 레메디가 좋아요. 자궁내막증이라면 꽤 병리가 깊은 질환이니 "동종요법 전문가에게 진단 받으세요."라고 해 주세요. 임질이나 클라미디아, 트리코모나스 등은 소파 수술 실패로 생긴 경우가 많습니다.

---

1 중국무술에서 영향을 받은 일본의 전통무술로, 중국의 소림권(쿵후)을 말하는 것이 아닙니다. ─옮긴이

청강자 더 이상 출산할 생각은 없지만요, 남자아이 넷을 자연 분만으로 낳았고 4킬로그램이 넘는 거대아였습니다. 벨리스 펠레니스가 거대아를 낳았을 때 좋다는 이야기가 있는데, 제가 지금 레메디를 먹어도 괜찮을까요?

유이 먹어 보면 되죠. 자궁을 꽉 조이고 배가 좀…(배 부분을 살펴본다).

청강자 네, 맞아요. 조금 처져 있다고 생각하는데요.

유이 당뇨병인 사람은 세포가 물을 많이 흡수하여 배가 처지는 경향이 있는데요, 만약 질문자 분의 배 처짐과 당뇨가 관련이 있다면 당뇨를 치료해야겠죠? 사카럼**Saccharum**이나 라이코포디움, 포스포러스 등이 당뇨병에 잘 맞습니다.

청강자 지금 임신 9주차에 들어갔습니다. 구역질이나 기분이 안 좋은 것은 이제 극복했고 '누구나 세트[2]'를 복용했더니 아주 좋아져서 움직일 수 있게 되었습니다. 다만 14시간에서 16시간씩 자게 되었지만요.

유이 이제껏 일하고 있었나요?

청강자 그만 둔지 오래 됐지만 밤에 잘 자지 않는 경향이 있습니다.

유이 신경이 예민하시군요.

청강자 네.

---

2 일본에서 편의상 세트로 판매하는 레메디 3종으로, 키즈 키트에도 들어 있는 TS-01(혈액에 좋은 티슈솔트), TS-21(뼈나 치아에 좋은 티슈솔트), 그리고 생명조직염 12종의 혼합인 바이탈 솔트를 말합니다. -옮긴이

유이 그렇다면 자는 게 좋죠. 이제껏 부족했던 잠을 지금 보충하고 있는 거니까요.

청강자 그 자체는 별로 걱정 안 해도 될까요?

유이 그럼요. 자면 돼요.

청강자 선생님께서 이것저것 마음이 맑아지고 좋아지는 것을 보고 듣는 것이 좋다고 하셨잖아요. 그래서 아름다운 내용의 영화를 보기도 하는데, 사소한 일로 감동 받아서 울어 버릴 때가 있어요.

유이 당신이 어렸을 때 상처 받은 이너차일드가 있어서 그렇습니다. 그 부분을 치유해야 해요. 왜 눈물이 나는지 스스로에게 물어 봅시다. 답은 내 안에 있습니다. 물론 원인도 내 안에 있습니다. 또 일부러 찾아서 즐거운 것만 듣고 보면 흥분이 너무 잘 되어서 머리가 작은 아이가 태어날지도 모르니, 너무 부자연스러운 일을 하지는 마세요. 자연 그 자체를 보고 "가을이네. 빨간 감이 열렸네." 정도면 돼요. 자연이 정서나 감정을 풍부하게 만들어 준답니다.

청강자 예방 키트 반응에 대해서 질문 드리겠습니다. 필로카핀**Pilocarpine**을 복용했을 때 심한 현기증이 나서 일어날 수가 없었습니다. 10M으로 올려서 반복했는데, 아직도 머리가 꽉 울립니다. 그리고 근종이 있는데 그 자리에 습진이 잔뜩 올라왔어요.

유이 아주 잘 됐네요. 필로카핀이 맞아 떨어졌으니 이번에는 키트의 폴리오 노조드를 복용하는 것이 좋겠다 싶네요.

청강자 이명이 심하고, 어렸을 때 이하선염에 심하게 걸렸는데 페니실린을 많이 투여 받은 것이 생각나요.

유이 항생 물질의 해에 맞는 니트릭 액시드Nit-ac., 이하선염이 심했다면 패로티다이넘Parotidinum이 좋을 겁니다. 이건 좋아지는 징조입니다. 독이 용해될 때 이명이 생기거든요.

청강자 지금 임신 8주차입니다. 6주 때부터 일어설 때마다 현기증이 나고 한 순간 눈앞이 깜깜해지는 증상이 아주 심해졌어요. 2살 아이가 있는데 그 아이를 쫓아다니는 것도 힘든 매일입니다. 뭔가 좋은 레메디가 있으면 알려 주세요.

유이 원래 빈혈이 있으세요?

청강자 임신 전부터 현기증 같은 증상은 있었습니다.

유이 빈혈 수치는요?

청강자 수치는 모르는데, 현기증 때문에 병원에 다닌 적은 없습니다. 임신한 걸 알았을 때부터 매일 갈수록 심해지고 있어요.

유이 생리통이 있고 생리 양이 많아서 그렇습니다. 원래 혈액 양이 적은 편이시네요. 혈액 양을 늘려야 하니까 현기증으로 나타나고 있을 따름입니다. 몸은 아이를 위해서 혈액 양을 늘리지 않으면 안 돼요. 임신하면 혈액이 묽어지니까 어떤 사람이든 빈혈이 생기는 게 당연합니다. 그러니 혈액 순환 보조제나 혈액 정화 보조제, 출혈 콤비네이션을 복용해 보세요.

청강자 임신 8주차입니다. 15년 전쯤에 이를 치료했는데 충전재 중에 아말감과 납이 들어 있었어요. 치과의사 선생님이 "어떻게 하시겠어요?"라고 물어 보셨는데 임신을 알고 충전재를 바꾸는 게 좋을까 고민입니다.

유이 지금은 안 하시는 게 좋겠어요. 왜냐하면 아무리 잘하더라도 수은이나 납은 새기 쉽거든요. 치료해서 새는 것이 그냥 치아 중추에 있던 것보다 문제가 많을 거라서요.

청강자 알겠습니다.

청강자 2년 전에 조산원에서의 출산을 계획했지만, 미약 진통 때문에 결국 병원에서 출산했습니다. 주변 사람들은 고령 출산이라 어쩔 수 없다고 했지만, 저는 납득이 안 됩니다. 또 병원에서 출산할 때 내진이라고 자궁 입구를 자극하는데 그때 출혈이 나고 너무 아파서 정말 싫었습니다. 이제 나올 때가 되었다는 말을 들었을 때는 부상을 입은 채 싸우는 것 같은 기분이었습니다. 미약 진통 때문에 69시간 동안 집에서 버텼지만…. 결국 이런 결과가 되고 말았어요.

유이 에너지를 분노하는 데 썼기 때문입니다. 당신의 에너지는 출산 쪽에 썼어야 해요. 통증과 분노를 억눌렀기 때문에 미약 진통이 된 겁니다. 당신에게는 스타피사그리아Staphysagria가 필요해요.

청강자 내진으로 자궁 입구를 자극하는 것은 필요한 일인가요?

유이 필요 없다고 생각해요. 그래도 있었던 일을 없던 걸로 할 수는 없죠. 스타피사그리아를 드시는 게 좋아요. 그러면 당신의 자궁 안에 쌓여 있는

화, 납득이 안 되는 마음이 많이 편해질 겁니다. 그렇지 않으면 다음에 낳을 아이에게도 같은 일이 생깁니다. 이제 용서합시다.

청강자 아이에게 몽고반점이 있는데 어떤 레메디를 먹이면 좋을까요?

유이 암 체질이라는 뜻입니다. 몽고반점이 있다는 것은 이른바 암 마이아즘이라는 뜻이에요. 이런 아이들은 레메디를 먹여서 감기도 걸리게 하고 콧물도 흘리게 해서 여러 가지를 배출시키는 것이 필요합니다. 이것이 어머니가 가장 먼저 해야 할 일입니다. 그리고 동종요법 전문가에게 가서 마이아즘 치료를 받는 것이 최고입니다.

청강자 친구 아기인데 이가 울퉁불퉁하고 하트 모양이라고 해요. 몇 개가 붙어서 나와 있다고 합니다. 뭘 주면 좋을까요?

유이 매독 마이아즘 치료가 필요합니다. 자가 치료를 한다면 머큐리우스 Mercurius가 좋을지도 모르겠네요.

청강자 개업한지 얼마 안 된 출장 조산사입니다. 칼렌듈라에 대해 여쭤보고 싶습니다. 이건 피부뿐만 아니라 기구에도 사용할 수 있는 건가요? 되도록 소독약을 쓰고 싶지 않아서요. 탯줄 끝을 소독할 때도 칼렌듈라를 쓸 수 있나요?

유이 맞습니다. 칼렌듈라는 동종요법의 소독약이에요.

청강자 희석한 액에 담그면 쓸 수 있을까요?

유이 깨끗한 물 500cc에 20방울~30방울 칼렌듈라 마더팅크처를 넣어요. 그 속에 거즈를 담갔다가 그 거즈를 소독할 부분에 대 주세요. 외상만이라면 상관없지만 속에 있는 상처는 보이지 않잖아요? 그러므로 레메디 칼렌듈라 30C를 같이 복용하는 것이 좋죠.

청강자 방금 말씀하신 피부 소독하는 방법을 치료나 수술 기구에 적용해도 될까요?

유이 네. 인도에서는 동종요법 병원에서 수술을 합니다. 거기서는 칼렌듈라 마더팅크처를 많이 사용하고 있습니다. 기구 소독에도 쓰고요.

청강자 저는 태어났을 때부터 오른쪽 신장이 기능하지 않아서 큰아이를 출산할 때 조산원에서 낳으려고 한계까지, 42주까지 기다렸죠. 그런데 진통이 제대로 오지 않아서 결국 병원에서 인공적으로 자궁 입구를 벌려 주는 작업을 해야 했습니다. 한계까지 기다렸는데 진통이 오지를 않았고 진통 촉진제를 써서 낳았지만, 탯줄이 꼬여서 한 번 감고 태어났어요. 둘째는 조산원에서 낳고 싶은데 병원에서 낳는 것이 좋을까요? 레메디로 지금부터 체질 개선을 하는 방법도 생각하고 있습니다. 가장 필요한 레메디가 있으면 가르쳐 주셨으면 합니다.

유이 당신은 어떻게 하고 싶으세요?

청강자 조산원에서 낳고 싶습니다.

유이 가능성이 있을지도 모르겠지만, 체력을 키우기 위해서는 신장 기능을 한층 높여야 합니다. 신장이 약하면 생명력도 약해서 진통이 일어나는 힘도 약하고 늦는 경우가 많습니다. 신장이 약하면 11개월에야 진통이 오는 경우도 있어요. 생명력은 있는데 남들보다 약하겠죠.

청강자 신장하고 관계가 있을까 싶었어요.

유이 출산은 신장이 튼튼하지 않으면 그리 쉽지 않습니다. 신장 보조제를 많이 먹으면 됩니다. 그리고 당신에게 딱 맞는 신장 레메디가 있을 거예요. 예를 들어 살사파릴라Sarsaparilla일 수도 있겠죠. 그것은 기형이 되는 경향이 있는 매독 마이아즘도 커버할 수 있고 신장에 잘 맞는 레메디라서요. 신장에 문제가 있는 사람은 조상이 약해서 자손에게 충분한 생명력을 줄 수 없었던 것이죠. 그것을 피하기 위해서는 병을 가진 채 아이를 낳지 않아야 합니다. 제대로 병을 치료해서 낳는 것이 좋습니다.

청강자 친언니가 조산을 했는데, 저도 그렇게 되면 어쩌지 싶어 불안합니다.

유이 시미시푸카Cimicifuga라는 레메디를 복용하세요. 나도 그렇게 되지 않을까, 하고 우울할 때 쓰는 레메디입니다. 사흘 동안 아침에 펄사틸라를 먹고 그 후 시미시푸카를 드세요. 당신에게 좋을 거예요.

청강자 41살인데 이제껏 한 번도 임신한 적이 없습니다. 병원에 갔더니 고프로락틴 혈증이라고 해서 불임 치료를 3년 정도 받았는데 생리가 멈추고 말았습니다. 현재 동종요법 전문가에게 치료를 받고 있습니다.

유이 아이를 꼭 갖고 싶습니까?

청강자 갖고 싶습니다.

유이 아이가 없으면 어떤 인생이 될지 생각해 본 적은 있으세요?

청강자 거의 생각해 본 적이 없습니다.

유이 이제까지 이렇게 했는데 아이가 생기지 않는다는 현실이 있는데 왜 현실을 보지 않을까요? 아이가 있건 없건 당신은 당신으로 살아갈 필요가 있어요.

청강자 그래도 여자로 태어났으니 제 인생에서 아이가 있는 인생도 갖고 싶다 생각해서요.

유이 그건 젊었을 때부터 그렇게 생각하신 건가요?

청강자 지금 남편을 만나기 전까지는 생각해 본 적 없어요.

유이 그 점입니다. 아이가 꼭 필요할 때는 나이 40이 되어도 바로 생깁니다. 그러나 현실은 어떨까 하는 거죠. 아이가 있다 가정하고 이런저런 생각을 하는 것보다, 없다는 현실을 보면서 살아가는 것이 가장 그 사람답게 살수 있는 길입니다. 없는 것을 달라고 조르는 건 당신을 괴롭게 만들 뿐입니다. 이 순간을 열심히 살고 그러다가 아이도 생기면 더 좋고, 안 생기면 그걸로도 괜찮지 않을까요?

저희는 아이들을 많이 보고 있어서 사례는 산더미처럼 있습니다. 그 중에서는 좀 더 자연스럽게 출산을 했다면 얼마나 좋았을까 하는 유감스러운 사례가 많습니다. 아이들이나 말 못하는 동물들은 자신에게 주도권이 없고 어른이나 주인에게 의지합니다. 어른이 깨어나지 않으면 아이는 어른이 틀렸다고 해도 어른이 말하는 대로 해야 합니다. 아이에게 정말 예방 접종이 필요했을지, 아이에게 정말 철분이 필요했는지는 모르는 일입니다. 실은 어떤 아이든 인공적인 출산이 아니라, 자연 분만으로 태어나고 싶었 죠. 그러면 거리낌 없이 자신의 의견을 말할 수 있고, 부모에게 반항적인 태 도를 보여서라도 자기 자신의 인생을 살 수 있게 됩니다. 그러면 됩니다. 학 교 성적이 좋지 않더라도 "네가 건강하게 살아 있기만 하면 돼. 머리가 나 빠도 돼." 하는 가정을 만들어 주셨으면 합니다.

옛날에는 아이를 여덟 명 이상 낳는 어머니가 많았죠. 어떤 아이든 콧물 을 흘리고 있었습니다. 그 더러운 걸 보고 "잠깐 이리 오렴."하고 아이 코 에다 입을 대고 쭉 빨아주는 그런 엄마가 옛날에는 있었어요. 여덟 명을 낳 아도 전혀 문제없는 자궁을 갖고 있었습니다.

그러나 지금은 하나를 낳아도 쩔쩔매는 상태입니다. 엄마 몸에 독이 많 이 쌓여 있기 때문이죠. 그 독 중에도 약해가 가장 많습니다. "아프지? 이 걸 먹으면 편해질 거야."라는 악마의 속삭임에 넘어가 약을 먹은 결과, 이 런 공포스러운 일이 생기고 말았어요. 자기 자신을 믿고 통증이나 병을 극 복하는 대신, 약을 쓰면서 인류는 점점 약해지고 말았습니다. 증상은 고마 운 것이고 몸속 노폐물이나 체독을 내보내는 작용입니다. 체독을 억압하 는 것은 대변이 나오려는데 항문에 뚜껑을 덮는 것과 마찬가지입니다. 보 다 자연스러운 출산을 위해서는 자신의 힘을 믿어야 하고, 무엇보다 평소 에 체력을 키워야 합니다.

강의를 마치며

역시 이렇게 주변을 둘러보면 말 그대로 자연계에는 모든 것이 준비되어 있다고 생각합니다. 여러분도 그것을 잘 이용하는 것이 좋습니다.

이때까지는 RAH(로얄아카데미오브호메오파시)에 입학하는 조산사들이 별로 없었어요. 4년 동안 공부해서 조산사가 된 것인데, RAH에서 다시 4년을 더 공부한다는 것은 힘든 일입니다. 하지만 동종요법을 제대로 공부해서 출산이라는 큰 무대에서 쓰려면, 깊이 있는 공부를 하지 않고서는 어렵습니다. 그래서 그것을 가르치는 RAH에서 공부하셨으면 합니다.

그리고 조산사가 아닌 일반인들도 쓸 수 있습니다. 유럽에서는 누구나 동종요법을 쓰거든요. 어떤 책에서는 처방전이 필요하다든가 의사만 쓸 수 있다든가 등의 말이 쓰여 있어서 저도 놀랐습니다.

유럽에서는 처방전 없이 레메디를 살 수 있습니다. 일본의 대형 슈퍼 진열대에서 판매하는 물품들처럼요. 아무데서나 레메디를 살 수 있습니다. 여러분도 레메디를 사용할 권리가 있으니 꼭 사용해 주세요. 레메디는 부작용도 전혀 없고, 아기에게도 좋으며, 태아나 임산부 모두에게 좋습니다. 강아지, 고양이, 금붕어, 투구벌레에게도 좋습니다.

스스로에게 자연 치유력이 있다고 믿는 분은 반드시 레메디를 써 보셨으면 합니다. 또 남편 분에게도 자연 치유력과 레메디에 대해 가르쳐 주셔야 합니다. 여러분이 아이를 낳으려면 남편이 얼마나 알고 있는지도 중요합니다. 왜냐하면 내가 진통으로 몸부림치는 와중에 지금 어떤 레메디를 써야 하지? 하고 생각할 여유는 없으니까요. 남편을 교육할 수밖에 없죠.

아니면 조산사가 동종요법 교육을 받아서 레메디를 잘 알고 있으면 좋습니다. 임산부가 출혈이 있을 때 아르니카만 줘서 오히려 출혈이 심해진 경우도 있으니까요. 제대로 공부하지 않아서 그렇습니다. 아르니카를 대여섯 번 줬는데도 피가 멈추지 않으면, 다른 레메디로 바꾸어야 합니다. 이런 지식을 배워 두지 않으면 골치 아픕니다.

그래서 여러분이 동종요법을 쓸 경우에는 자격증 있는 동종요법 전문가에게 가는 것이 아주 중요합니다. 특히 조산사이면서 동종요법 전문가 자격이 있는 사람이 좋고, 만약 조산사가 동종요법 전문가 자격을 갖고 있지 않다면 동종요법 전문가와 조산사가 같이 팀을 이루어 의견을 교환하면 좋습니다. 동종요법 전문가는 출산 전 산모의 몸 관리를 제대로 해 줄 수 있다고 봅니다. 그러면 좋은 출산이 될 것입니다. 난자도 건강해지고요.

또 정자도 건강하게 만들어야 합니다. 남편을 어떻게 교육시킬지는 당신의 역량에 달려 있습니다. 남성이 레메디를 쓰지 않으면 균형이 부족해집니다. 그래도 밭(자궁)이 좋아지면 어느 정도는 괜찮겠지만요. 하지만 정자가 나쁘면 좋은 아이는 태어나지 않습니다. 둘 다 좋아져야 한다는 말입니다.

이런 말을 꺼내면 "야, 넌 또 이런 데다 돈을 쓰냐? 지난 번에는 아로마였잖아. 이번에는 뭐, 동종요법?" 이런 소리를 듣겠죠. 그렇게 되지 않도록 가장 먼저 동종요법을 배우러 오세요. 제3의 눈이 열려 있으면 동종요법이야말로 최고의 전통 의학이라는 사실을 알 수 있을 것입니다.

지금의 의학은 크게 대증요법과 동종요법이라는 두 줄기의 커다란 흐름이 있습니다. 동종요법이라고 해도 당연히 제대로 배운 사람이 하는 것이죠. 동종요법 전문가는 동종요법을 제대로 공부한 사람입니다. 의사라고 해서 동종요법을 제대로 공부하지도 않고 맘대로 써도 되는 게 아닙니다. 의사든 아니든 다 평등하게 공부해야 합니다.

그렇다고 동종요법은 '의학이니까 의사만 쓸 수 있고 일반인들이 쓰면 안 된다, 아무리 동종요법을 공부했다고 해도 의사 자격이 없는 전문가가 써서는 안 된다'고 하는 것은 '목수가 쓰는 동종요법이 효과가 좋으니 목수들만 동종요법을 다루어야 한다'고 하는 것과 마찬가지입니다. 이상하지 않나요? 다 같이 쓰면 됩니다. 원래 유럽의 전통 있는 치료법이니까 일반인들도 당당하게 쓰세요. 그러기 위해 이런 강연회가 있는 것입니다. 어려운 점이 있으면 자격증 있는 동종요법 전문가에게 상담하면 좋겠습니다.

본인이 동종요법 전문가가 되고 싶다면 RAH에서 4년 동안 제대로 공부하시고요.

5장

임신 출산 레퍼토리

출산 전 (임신 중)

· 불안 · 걱정 ACON. GELS. IGN.

· 기분이 처진다 CHIN. CIMIC. CON. IGN. LACH. NAT-M. PULS.

· 절망 NAT-M.

· 쉽게 흥분된다 GELS.

· 무서워 한다 ACON. CAUL. CIMIC.

· 공포 (출산에 대해) ACON. CIMIC. GELS.

· 쉽게 화를 낸다 CHAM.

· 패닉 (출산에 대해) ACON.

      (전의 출산이 난산이었기 때문에) CIMIC.

· 가만히 있지 못한다 (다리가) CAUST. RHUS-T. SULPH. ZINC.

· 눈물이 글썽하다 IGN. LACH. NAT-M. PULS.

· 유방을 세게 맞거나 몸속 깊은 세포까지 갈 정도의 상처를 입었을 때 BELL-P.

· 역아 (36주 이상) PULS.

· 피로, 과로 ARN.

· 불안한 꿈 ACON. GELS.

· 기절 (산소 부족으로) CARB-V.

      (충격으로) ARN.

      (꼬리뼈를 맞았다) HYPER.

· 감기 (출산 직전) GELS.

· 불면 (공포로 인한) ACON.

      (오전 3시쯤 깬다) BELL-P.

· 출산 촉진 CAUL.

· 자궁 내 태아가 찰 때 느끼는 통증 (타박 같은) ARN.

　　　　　　　　　　　　　　　(급격히 찌르는 것 같은) STAPH.

· 아기의 위치 이상 (역아) PULS.

　　　　　　　　(옆으로 누워 있다) PULS. ARN.

· 신경에 닿는 통증(자궁 내, 고관절의 급성 통증) BELL-P.

· 마비 (공포로 인한) GELS.

· 조산 (넘어져서) ARN.

　　　　(겁에 질리면) ACON.

· 좌골신경통 (태아의 자궁 내 위치의 영향) BELL-P.

· 자궁 내의 통증 (자궁이 긴장되어 팽팽해진 느낌) BELL-P.

· 배의 가스가 배출되지 않는다 (통증과 함께) CARB-V.

　　　　　　　　　(부푼다) CHAM. COLOC. NAT-P. SEC.

· 임신 중 배앓이

　　　　(부딪치는 것처럼) ARN.

　　　　(이동한다) CIMIC.

　　　　(갑자기) BELL-P. STAPH.

　　　　(자궁이 아프다) BELL-P.

　　　　(동반되는 증상) -멀미(입덧) NUX-V.

　　　　　　　　　-충격과 분노 STAPH.

　　　　　　　　　-아랫배가 당긴다 BELL-P. BRY. RHUS-T. RUTA

　　　　(악화) -자궁 확장 시 BELL-P. BRY. RHUS-T. RUTA

　　　　(원인) -활발한 태아 ARN.

　　　　　　　-갑자기 느닷없이 찬다(태아가) STAPH.

　　　　　　　-자궁 인대가 늘어남 BELL-P. BRY. RHUS-T. RUTA

- 임신 중 질 출혈

    (임신 초기) SABIN. SEC.

    (임신 중기) SEP.

    (혈액) -검다 SEC.

        -새빨갛다 BELL. SABIN.

        -갈색 SABIN. SEC.

        -응고한 BELL. PULS. RHUS-T. SABIN.

        -새까맣다 BELL. SEP.

        -양이 적다 CAUL. SEC.

        -멈췄다가 시작한다 PULS

        -갑자기 확 쏟아진다 BELL.

    (원인) -감정적인 충격 IGN.

        -공포 ACON. OP.

        -비관 IGN.

        -부상 ARN.

        -과다한 노동 RHUS-T.

- 변비 (설사와 교대로 일어난다) NUX-V.

    (복부/위가 찬 느낌) SEP.

    (임신 중에)ALUM. KALI-C. LYC. NUX-V. PULS. SEP. SULPH.

    (변의)

        -변의가 없다 ALUM. OP.

        -계속 있다 NUX-V.

        -변의가 있는데 안 나온다 CAUST. LYC. MAG-M. NAT-M. NUX-V.

                SEP. SIL

344

(통증)

   -배변하고 나서 따끔하다 SIL.

   -찌르는 것 같은 CAUST.

(변)

   -검은 구슬 같은 OP.

   -자꾸 양상이 바뀌는 PULS.

   -물기가 많아 주르르 나오는 NAT-M.

   -딱딱하다 KALI-C. LYC. NUX-V. OP. SEP. SIL.

   -처음은 딱딱하다 CALC.

   -혹 같다 LYC. SIL.

   -크다 CALC. KALI-C. NUX-V. SEP. SIL.

   -색이 연하다 CALC.

   -토끼/염소 똥 같다 NAT-M. OP.

   -나오려고 하다가 들어가 버린다 OP. SIL.

   -작은 구슬 같다 NAT-M. OP.

   -부드럽다 ALUM. HEP.

   -시큼한 냄새가 난다 CALC.

(동반되는 증상)

   -항문 주변이 따끔하고 빨개지며 가렵다 SULPH.

   -복부 가스 LYC.

   -쓸데없이 힘을 준다 ALUM. NAT-M. SEP. SIL

   -잔변감 KALI-C. NAT-M. NUX-V. OP.

(호전)

   -변비가 있을 때 CALC.

-약간 몸을 일으킨 상태로 배변을 한다 CAUST.

(악화)

-생리 전 SIL.

-생리 중 NAT-M. SEP. SIL.

(원인)

-인공적인 영양제, 보충제 ALUM. NUX-V. OP.

-과식 NUX-V.

-임신 NUX-V. SEP.

-앉은 자세가 바르지 않아서 NUX-V.

-젖을 끊어서 ALUM. NUX-V. OP.

출산 중(분만 중)

· 욕을 한다 CHAM.

· 애정 (아무 사랑도 없다) ACON.

· 분노 ARS. CHAM. KALI-C. NUX-V. SEP.

· 격노 BELL.

· 물거나 때리고 싶어 한다 BELL. STRAM.

· 불안 · 걱정 ACON. CIMIC.

· 무감동 · 무관심 GELS. OP. PULS.

· 기분이 가라앉는다 CIMIC. NAT-M. PULS.

· 절망 COFF. GELS. SEP.

· 독재적인 ARN. KALI-C. LYC.

346

· 흥분 COFF.

· 무서워 한다 ACON. ARS. COFF. KALI-C. OP.

· 불만을 말한다 COFF.

· 농담을 한다 COFF.

· 수선스럽다 ACON. COFF. LYC.

· 눈물이 글썽하다 COFF. PULS.

· 쇳소리를 낸다 BELL. CIMIC.

· 요통 (출산 중에) GELS. KALI-C. PULS.

· 출혈 (선혈이고 뜨거우며 많이 나온다) IP.

    (멀미, 괴로워하면서 숨을 쉰다) IP.

    (수축과 번갈아 가면서) PULS.

    (검은 피) GELS. SEC.

    (검은 피, 흘러나온다) SEC.

· 지혈 (난산 때문에) ARN.

· 자궁 경부 (잘 열리지 않는다) CAUL. CIMIC.

        (반 정도 열리고 딱딱하다) SEP.

        (굳어졌다) GELS. CHAM. CIMIC. CAUL.

        (다 열렸는데 수축이 멈춘다) CIMIC.

· 신경질적으로 마구 지껄여댄다 GELS.

· 오한 (부들부들 떤다) CAUL. CIMIC.

    (오슬오슬 떨린다, 뭔가 입으면 개선) SEP.

· 진통 (자궁 수축)

    (미약하다) CAUL. GELS.

    (늦게 오거나 오다가 멈춘다) CAUL. GELS.

(출혈과 번갈아 온다) PULS.

(허리와 엉덩이까지 퍼진다) KALI-C. CIMIC.

(허벅지로 퍼진다) CAUL. CIMIC.

(허리로 이동) GELS.

(여러 군데로 이동) CIMIC.

(수축이 끝나고 나서 목이 막힌 것 같이 된다) GELS.

(태아를 자꾸 위쪽으로 밀어낸다, 아래쪽으로 밀어내지 않아서 태아를 내보
낼 수가 없다) GELS.

(길고 강하다) SEC.

(만출하는 힘이 약하다) PULS.

(자궁 경부에서 가느다란 바늘로 찌르는 것처럼 아프다) SEP.

(강하다 약하다를 반복한다) CHAM. SEC. SEP.

(수축이 멈추면 출혈이 시작된다) CIMIC. PULS. SEC.

(통증이 없다) GELS.

(효과가 전혀 없다) SEC.

(등) CHAM, CIMIC. COFF. GELS. NUX-V. PULS. SEP.

(엉덩이) CIMIC.

(통증, 고통) BELL. CAUL. CHAM. COFF. GELS. KALI-C. SEP.

　　　　　-가진통 BELL. CAUL. GELS. PULS.

　　　　　-복부 여기저기로 옮아간다 CIMIC.

(효과가 없다) -자궁 경부가 열리지 않는다 COFF. KALI-C. PULS.

　　　　　-자궁 경부가 부드러워지지 않는다 BELL. CAUL. CHAM.

　　　　CIMIC. GELS. NUX-V. SEC.

(불규칙적이다) CAUL. COFF. PULS.

(수축이 매번 오래 간다) SEC.

(격렬하다) ACON. BELL. CHAM. COFF. NUX-V. SEP.

(수축이 매번 짧다) CAUL. PULS.

(멈춘다, 혹은 진행이 느려진다) BELL. CAUL. CHAM. CIMIC. COFF.

　　　KALI-C. NAT-M. NUX-V. OP. PULS. SEC. SEP.

　　　-피로 때문에 CAUL.

　　　-허리 경련, 혹은 떨림을 동반한다 CIMIC.

　　　-말을 많이 한다 COFF.

(참을 수 없다) CHAM.

(약하다) BELL. CAUL. CIMIC. GELS. KALI-C. NAT-M. OP. PULS.

　　　SEC.

(동반되는 증상)

　　　-수축 후의 오한 KALI-C.

　　　-경련 (손 혹은 다리) BELL. CUPR. MAG-P. NUX-V.

　　　　　(손가락 혹은 손톱 끝) CUPR.

　　　-피로 BELL. CAUL. CHAM. KALI-C. KALI-P. NAT-M.

　　　　　NUX-V. OP. PULS. SEC. SEP. VERAT.

　　　-무력감 CIMIC. NUX-V. PULS. SEC. VERAT.

　　　-쉽게 분노한다 CAUL.

　　　-메슥거림 IP. PULS. VERAT.

(끊임없는) IP.

　　　-홍조 BELL. OP.

　　　-갈증이 난다 CAUL.

　　　-떨림 CAUL. CIMIC. GELS.

(수축이 멈추면) SEC.

　　　-배변 충동 NUX-V.

　　　-구토 CUPR. PULS. VERAT.

· 분만 (너무 빠르다) ACON. LYC.

　　　(느리다) ACON. CAUL. CIMIC. GELS. LYC.

　　　(앞으로 어떻게 될지 불안해서) GELS. LYC.

　　　(분만이 무서워서) ACON. CIMIC.

　　　(너무 오래 걸린다) ARN.

　　　(조산) NAT-M. NUX-V. OP.

　　　　　-충격으로 인한 조산 OP.

　　　(시간이 걸린다) BELL. CAUL. NAT-M. SEC.

· 경련 · 마비 GELS. CIMIC. SEC.

· 출산에 대한 부정 · 거부 ARN.

· 우울하다 CIMIC. PULS.

· 절망 GELS. SEP. CIMIC. COFF.

· 비관 CAUST. COFF. IGN.

· 운다 COFF.

· 피로, 과로 KALI-P.

　　　(난산 때문에) ARN.

　　　(수축이 멈추어서) CAUL.

　　　(요통과 함께) KALI-C.

　　　(격통과 함께) CHAM.

　　　(훌쩍거리며 운다) PULS.

　　　(움직이면 호전) SEP.

- 얼굴이 붉게 달아오른다 GELS.
- 실신 CARB-V. SEC.
- 공포 (죽음의 공포) ACON. ARS. COFF.

  (공포, 불길한 예감) CIMIC.
- 발이 차갑다 SEP.
- 겸자 분만 ARN. CALEN. BELL-P.

  (굴욕을 느꼈을 때) STAPH.
- 우울하다 CIMIC.
- 서혜부 통증 CAUL.
- 두통 KALI-C.
- 심장의 통증 CIMIC.

  (박동이 너무 강하다) ACON.
- 고열 CAUL.

  (확 뜨거워지는 열) SEP.
- 히스테리 CHAM. GELS. IGN.
- 성급하다 CHAM.
- 초조하다 CHAM. KALI-C. SEP.
- 과민하고 쉽게 화를 낸다 CHAM.
- 과민하고 신경질적이다 CHAM. HYOS.
- 격노 BELL.
- 뭔가를 잡아당기는 몸짓 CIMIC.
- 출산이 늦어진다 CAUL. PULS. SEP.

  (공포 때문에) ACON. CIMIC.

  (불안이나 걱정 때문에) GELS.

· (난산인데 격통과 함께) ARN.
· 출산이 너무 빠르다 ARN.
· 계속해서 멀미가 난다 IP.
    (바깥공기를 쐼으로써 호전) PULS.
· 산소 결핍 CARB-V.
· 태아의 위치 이상 PULS.
    (태아가 등을 돌리고 있고 자궁 경부에 멈춰서 나오지 않는다) KALI-C.
· 심장 박동이 느리고 크다 GELS.
· 차분하지 않다 ACON. PULS.
· 소리를 지른다 ACON. CHAM.
· 몸을 떤다 CAUL.
· 태아의 어깨가 입구에 막혀 나오지 못한다 ARN.
· 술 취한 것처럼 말한다 GELS.
· 사산 (어머니에게) CIMIC.
· 멍하니 있다 GELS.
· 과로 ARN.
· 동정 (호전된다) PULS.
    (악화한다) SEP.
· 진통으로 인한 허벅지 통증 CAUL. CIMIC.
· 갈증이 난다 (목이 마르는데 마시기 싫다) PULS. GELS.
        (수축 사이에 갈증을 느끼며 뭔가 마시고 싶어 한다) CAUL.
· 떨림 (부들부들 떤다) CAUL. CIMIC. GELS.
    (수축이 멈추면 부들부들 떤다) SEC.
· 의식 불명 GELS. CARB-V.

· 음부가 뜨겁고 건조하고 얼얼하며 입구가 열리지 않는다 ACON.

· 강하고 격렬한 출산 ACON.

출산 후

· 훗배앓이

통증

    (경련성) CUPR.

    (빈번한) RHUS-T.

    (서혜부) CIMIC.

    (엉덩이)HYPER. SIL.

    (허리에서 허벅지로 퍼진다) HYPER. SABIN.

    (허리에서 치골로 퍼진다) SABIN.

    (아이를 많이 낳은 여성) CUPR. SEC.

    (오랜 시간동안) SEC.

    (허리, 엉덩이 혹은 다리에) KALI-C.

    (부딪친 것처럼) ARN.

    (바늘로 꿰매는 것 같은) KALI-C.

    (참을 수 없는) CHAM. CIMIC.

동반되는 증상

    (손가락 혹은 손톱 끝의 경련) CUPR.

    (통증이 있을 때마다 변의가 있다) NUX-V.

    (통증이 있고나서 무력감) NUX-V.

(두통) HYPER.

(침착하지 못하다) RHUS-T.

악화 (수유 때) ARN. CHAM. SIL.

겸자 분만이 원인 HYPER.

· 오로 (색이 진하다) SEC.

　　　(아기가 젖을 먹을 때 나온다) SIL.

　　　(연속적이지 않은) CALC.

　　　(매우 오래간다) CALC. SEC.

　　　(재발한다) CALC. PULS.

　　　(양이 적다) PULS. SEC.

　　　(냄새가 난다) SEC.

· 산후 통증

　　　(아이를 많이 낳은 사람) SEC.

　　　(집중적인 서혜부의 통증)CIMIC.

　　　(오래 가는 통증) SEC.

　　　(통증이 엉덩이와 발까지 퍼진다) KALI-C.

　　　(수유 중에 통증이 심해진다) ARN. CHAM. PULS. SEC.

　　　(맞은 것 같은 통증) ARN.

　　　(통증과 함께 훌쩍훌쩍 울고, 분노와 실망감이 함께 있다) STAPH.

　　　(참을 수 없는 통증) CHAM. CIMIC.

· 분노, 출산 때에 화를 참았을 때 STAPH.

· 불안감 ACON. CIMIC.

· 요통 KALI-C.

· 척추 마취로 인한 요통 HYPER.

- 유방 통증 (유두에서 퍼지는 통증) PHYT.

    (빨갛고 뜨거우며 욱신욱신 유방이 아픔) BELL.

    (창백하고 뜨거우며 움직이면 유방이 아픔) BELL.

- 타박상 ARN. BELL-P.
- 제왕 절개 ARN. BELL-P. CALEN. HYPER.
- 인공적인 배변으로 인한 굴욕 STAPH.
- 유방의 피부가 트거나 갈라졌을 때 PHYT.
- 약으로 인한 후유증

    (모르핀으로 인해 수면 습관이 바뀌었을 때) CHAM.

    (태반 박리 촉진제의 해에) SEC.

    (마취) PHOS.

    (약의 배출) NUX-V.

    (회음 절개) CALEN. HYPER. STAPH.

    (겸자 분만) ARN. BELL-P. CALEN. STAPH.

- 출산 중에 느꼈던 굴욕감을 잊을 수 없다 STAPH.
- 불안감 때문에 불면 ACON.
- 신생아의 성기 염증 (특히 페니스) ARN.
- 짜증 CHAM. SEP.
- 모유 (너무 많이 나온다) PULS.
- 태반 박리가 진행되지 않는다

    (몸을 반으로 접거나 동그랗게 만다) SEC. SEP.

    (출산이 너무 오래 이어져서, 과로로) ARN.

    (수축이 약하다, 수축이 없다) PULS.

    (출혈과 함께) IP.

(떨림과 함께) CAUL. CIMIC.

· 분노의 감정 STAPH.

· 충격 (엄마와 아기 둘 다 너무 빠른 출산 때문에) ACON.

(어머니가 성관계를 가져서 아기가 충격을 받았을 때) ARN.

· 난산 후에 CIMIC.

· 회음부 통증 CALEN.

· 자궁 통증 ARN. BELL-P.

· 봉합 (꿰매다) CALEN. HYPER. STAPH.

· 복고부전 (산욕기에 자궁의 정상적인 복고 현상이 정지되었을 때, 자궁이 이상하

게 큰 채로) CIMIC. PULS. SEP. SEC. CAUL. CARB-V.

· 배뇨가 힘들다

(어머니) ARN. ARS. CAUST. OP. STAPH.

(난산 혹은 겸자 분만 후) ARN. STAPH.

(동반되는 증상)

–빈번하고 통증을 수반한 배뇨 충동(매번 조금밖에 안 나옴)

CAUST.

–자기도 모르게 소변이 나온다 ARN. ARS. CAUST.

–요의가 없다 ARS.

–통증을 동반하는 요의 ARN. NUX-V.

–통증을 동반하지 않은 요의 OP.

(아이) ACON.

· 체력 저하 KALI-P. ARN. PULS. SEP.

· 훌쩍거린다 PULS. SEP.

· 우울하다 CIMIC.

· 상처 CALEN.

· 유방(수유)의 문제

    (유선염) HEP. MERC. PHYT. SIL. SULPH.

    (유방)   -울혈된 BELL. BRY.

              -딱딱하다 / 뜨겁다 BELL. BRY.

              -염증을 일으킨 BELL. BRY. HEP. PHYT. SIL. SULPH.

              -응어리 CON. PHYT. SIL

              -통증이 있다 BELL. BOR. BRY. MERC. SEP. SIL

              -임신 중의 통증 BELL. BRY. CALC-P. SEP.

               (염증이 있다) BELL. BRY.

              -통증(수유 후에 욱신거린다) BOR.

                    (수유 중의) PHYT. PULS. SIL.

                    (끊어질 것 같은 / 찌르는 것 같은) SIL.

                    (수유 때 반대쪽 유방이) BOR.

                    (사소한 움직임에) BRY.

                    (욱신거린다) BELL.

                    (악화) -왼쪽 유방, 수유 중 SIL.

            -창백해진다 BRY.

            -빨갛게 변한다 SULPH.

            -빨간 줄이 생긴다 BELL.

    (모유량) -적다 CALC. CAUST. LAC-D. SEC. URT-U.

              -많다 BELL. BRY. CALC. PULS. URT-U.

    (유두)   -갈라진다 / 화끈거린다

                 (출혈한다) SIL.

(가렵다) SEP. SULPH.

-함몰한 SARS. SIL.

-아이가 빨 때 아프다 PHYT.

(젖떼기)-젖을 그만 나오게 하기 위해 LAC-C. PULS.

· 잔류 태반 ARN. CIMIC. PULS. SEC.

(오랜 분만을 하고 나서) ARN.

(동반되는 증상)

-아래로 당기는 느낌 SEC.

-떨림 CIMIC.

-효과가 없는 수축 PULS.

· 치질

(출혈) ASEC. ARS. LACH. LYC. NAT-M. NUX-V. SULPH.

(푸른 기가 도는) LACH.

(타는 것처럼 뜨겁다) ARS. SULPH.

(외치질) AESC. LACH. LYC. SULPH.

(내치질) ARS. IGN. NUX-V. PULS. SULPH.

(가렵다) AESC. LYC. NUX-V. SULPH.

(크다) AESC. KALI-C. LACH. NUX-V. SULPH.

(동반되는 증상)

-등의 통증 AESC.

-변비 AESC. LYC. NAT-M. NUX-V. SULPH.

(호전)

-따뜻한 물로 목욕 AESC. ARS.

-차가운 물로 목욕 NUX-V.

(악화)

    -기침 혹은 배변 IGN. KALI-C. NIT-AC.

    -접촉 KALI-C. STAPH. SULPH.

    -서다 / 걷다 AESC. IGN. SULPH.

아이

· 아이가 화를 잘 낸다

    (때린다) BELL. CHAM. CINA. LYC. NUX-V. STRAM. VERAT.

    (문다) BELL.

    (악화) -수면 후 LYC.

        -배변 전 BOR.

        -낮 LYC.

        -아침 CHIN. LYC.

        -병을 앓고 있을 때 LYC.

        -누가 만지면 ANT-T.

        -유치가 나올 때 CHAM.

· 아이가 무서워 한다 BAR-C. CALC. CAUST. LYC.

        -밤 ARS. BOR. CALC. CAUST. CINA. KALI-P. STRAM.

        -겁을 먹고 잠에서 깬다 STRAM.

· 신생아의 배꼽 염증 HEP. SIL.

· 아이의 성기 (페니스) 염증 ARN.

· 머리의 피부염 CALC. LYC. SULPH.

· 배앓이 CHAM. COLOC. SEC.

· 변비 (아기) ALUM. LYC. MAG-M. NUX-V. OP.

(신생아) ZINC.

· 모반 THUJ.

· 신생아의 호흡 곤란 ANT-T. CARB-V.

· 아기의 황달 CHIN. NAT-S.

· 아기의 헤르니아

    (서혜부) LYC. NUX-V.

        -오른쪽 LYC.

        -왼쪽 NUX-V.

    (배꼽) BRY. CALC.

    (변비가 원인) NUX-V.

· 아기의 딸꾹질 BOR. MAG-P. NUX-V.

    (심한) MAG-P. NUX-V.

    (먹거나 마시고 나서 악화) MAG-P. NUX-V.

· 신생아의 코 막힘 LYC. NUX-V. PULS.

· 아이의 반점 CARB-V. SIL. SULPH.

· 고집 센 아이 ANT-C. CALC. CHAM. CHIN. CINA

· 체중 증가

    (아기의 체중이 안 늘어난다) BAR-C. CALC-P. MAG-C. SIL.

    (아기의 체중이 너무 빨리 늘 때) CALC.

    (금방 증가) CALC.

· 칭얼거리다 APIS. PULS.

· 기생충 CINA

· 늦다 (걷기 시작하는 것) CALC.

    (발육) BAR-C.

(이가 나오는 것) CALC. CALC-P.

(학습) CALC-P.

· 요폐[1] (신생아) ACON. OP.

(아이) ACON. APIS.

–감기 걸린 상태 ACON.

---

1 방광에 오줌이 괴어 있지만 배뇨하지 못하는 상태.

6장

임신 출산의 생명조직염(Tissue Salts)

임신 중의 준비

· 3개월부터 7개월 사이 Calc-flour.를 아침, 저녁

· 구개열이 의심됨 Calc-sulph.

· 구루병이나 골연화증 Kali-phos. Calc-phos. Calc-flour. Apis. Silica

· 뼈나 이의 문제 Calc-phos. Calc-flour. Silica

· 유산의 위험 Kali-phos. Mag-phos.

· 출산 촉진 Nat-mur.

· 출산 때의 통증을 완화 Kali-phos. Mag-phos.

· 출산을 원활하게, 출혈을 줄이고 피부를 탄력 있게 한다 Calc-flour.

· 출산을 원활하게 한다 Kali-phos.+Calc-flour.를 한 달 전부터 매일

임신 중의 문제

· 임신 중과 수유 중의 탈모 Nat-mur.

· 두통 Ferr-phos.

· 심장이 두근두근, 가슴의 압박감 Nat-mur.

· 빈혈 Ferr-phos.

· 임신 중 손발이 쇠약감, 허약함 Calc-phos.

· 식욕 부진, 속 쓰림, 먹고 싶은데 못 먹는다 Calc-phos.

· 침이 나온다 Nat-mur.

· 멀미, 입덧　　　　Ferr-p. 소화되지 않은 음식물을 토한다

　　　　　　　　　　Kali-mur. 하얀 혀, 하얀 점액의 가래

　　　　　　　　　　Nat-mur. 침만 나온다, 거품이 난다, 물 같은 가래

　　　　　　　　　　Nat-phos. 산성의 것을 토한다

　　　　　　　　　　Nat-sulph 항상 토하고 싶다, 쓴 맛

- 소금을 요구 Nat-mur.
- 변비 Silica, Nat-mur.
- 장벽을 이완시킨다 Calc-flour.
- 설사 Mag-phos. Nat-phos. Nat-sulph.
- 방귀 Calc-phos.
- 치질 Nat-mur.
- 자궁이 무겁고 아래로 처지는 느낌 Kali-phos.
- 자궁을 차이다 Calc-phos.
- 기침을 하면 오줌이 나온다 Ferr-phos. Nat-mur.
- 단백뇨 Kali-mur. Nat-mur. Calc-phos.
- 발의 붓기 Nat-sulph.
- 발에 쥐가 난다 Mag-phos.
- 발이 따끔하고 비틀거리는 걸음을 걷는다 Silica

통증

- 희미하게 계속 이어지는 통증 Kali-phos.
- 경련성 통증 Mag-phos.
- 치아의 통증 Calc-flour. Calc-phos. Mag-phos.
- 태아가 너무 움직여서 아픔 Silica
- 오른쪽 서혜부의 통증 Calc-phos.
- 발의 통증 Silica

출산

- 진통이 일어나지 않는다 Calc-flour.

· 분만하려고 극도로 힘을 준다 Mag-phos.

· 출산의 피로과 허약함 Kali-phos. Nat-mur.

· 출산 후의 쇠약감 Calc-phos.

· 출산 후의 통증 Kali-phos. Mag-phos.

　(약함, 수축이 약해서) Calc-flour. Ferr-phos.

· 발열, 산욕열 Kali-mur. Kali-phos.

· 분만 후 6~8주 사이의 경련 Mag-phos

· 분만 후 6~8주 사이의 조증 Kali-phos.

젖의 문제

· 젖이 나오지 않는다 Calc-phos. Nat-mur.

· 젖의 질을 좋아지게 한다 뼈보조제

· 모유가 차고 파랗다 Calc-flour. Calc-phos.

· 유방이 붓는다 Kali-phos.

· 유방 통증 Calc-phos.

· 유방이 타는 것 같다 Calc-phos.

· 유방이 큰 것처럼 느낀다 Calc-phos.

　　　(팽창성 궤양) Silica

　　　(딱딱한 젖꼭지) Calc-flour. Silica

· 유방, 결절, 딱딱함 Calc-flour.

· 유방의 경성암[1] Silica

· 유방의 궤양, 누공[2] Silica

---

1 암세포가 단단하고 굳은 성질을 띤 암. -옮긴이

2 조직에 존재하는 특정 크기와 깊이를 갖는 관 모양 통로. 발생 과정에서 원래 폐쇄되어야

· 유선염 Silica. Calc-flour. Calc-sulph. Kali-mur. Ferr-phos.

      (갈색 분비물, 불쾌한 고름) Kali-phos.

· 유두가 갈라져서 궤양이 생긴다 Silica

· 수유 중 자궁에서 출혈 Silica

· 수유 중 피로감 Kali-phos.

· 오랫동안 수유를 해서 쇠약 Calc-phos.

[참고문헌]

Synoptic Materia Medica (Frans Vermeulen)

Nature's Materia Medica (Robin Murphy)

로얄 아카데미 오브 호메오파시 주최 : Doula(듀라) 코스 강연록 (미셸 오단, 릴리아나 라마즈)

Homeopathy for Pregnancy, Birth and Your Baby's First Year (Miranda Castro)

할 것이 그대로 남아 있는 기형 상태의 것과 염증이나 외상 등의 결과로 생긴 것이 있습니다. -옮긴이

7장

여성 질환의 약물학과 레퍼토리

이 장은 원본에는 없는 부분으로, 옮긴이 정명원이 기본 키트와 키즈 키트

그리고 임신 출산 키트의 레메디를 위주로 정리한 내용입니다.

생리통

- Bell. 자궁에 혈액이 집중된 느낌. 아랫배 언저리가 두근두근 맥박친다.
- Calc. 현기증이나 메슥거림, 두통, 치통, 등 통증, 유방 통증이나 부종을 동반.
- Calc-phos. 사춘기의 월경통. 두통이나 피로감을 동반한다.
- Caul. 자궁 위치가 잘못된 사람의 생리통. 월경 중에 자궁이 울혈된다. 히스테리성 경련을 일으키기도 한다.
- Cham. 통증으로 인하여 굉장히 초조하고 과민하고 짜증을 낸다.
- Cimic. 경련이나 히스테리를 일으키는 경향. 엉덩이 전반을 가로지르는 생리통.
- Coff. 비명을 지를 정도로 격렬한 통증. 치통이랑 같이 오는 경우도 있다.
- Gels. 월경 시작 때 오는 격렬한 경련성 통증. 등이나 고관절까지 묵직하게 아프다.
- Ign. 월경 중에 초조하고 기분이 잘 바뀐다.
- Ip. 구역질이나 구토를 동반한 생리통.
- Kali-c. 월경 중에 자꾸 졸음이 쏟아진다. 히스테리성의 경련을 동반.
- Lach. 굉장히 공격적으로 짜증이 많다. 자궁 울혈. 왼쪽 머리의 두통, 설사를 동반.
- Mag-p. 격렬한 통증. 몸을 앞으로 구부리거나 움켜잡는다. 월경 전에 더 아프고 출혈이 시작되면 조금 나아진다.
- Nat-m. 월경 전부터 월경 중에도 축 가라앉거나 초조해지며 혼자 있고 싶다. 월경하는 동안에는 몸이 뜨겁다.
- Nux-v. 위장이 나쁘고 화가 많이 나며 과민하다. 월경 주기는 짧고 월경 기간은 길다.
- Puls. 자궁이 울혈된다. 목이 별로 마르지 않다. 두통, 요통, 유방통, 설사 등을 동반한다. 월경 주기가 긴 편.
- Sabin. 자궁이 울혈된 느낌의 격렬한 경련성 통증. 월경 주기가 짧고, 월경 중에는

검은 덩어리가 나온다.

- Sep. 사춘기의 월경통. 가족과 함께 있기 싫은 사람. 골반 내 장기가 아래로 처지는 느낌.
- Verat. 냉증이나 식은 땀, 설사를 동반한 월경통.

월경불순

- Caust. 정신적인 동요 때문에 월경이 늦어진다. 월경이 불규칙하다. 밤에는 월경이 나오지 않다가 아침에 다시 일어난다.
- Cimic. 월경의 양과 기간이 불규칙하고 양이 적으나 갱년기 직전이나 유산, 출산 후에 양이 급작스럽게 늘었을 때.
- Cocc. 월경이 7~8일 일찍 오거나 14일 정도의 짧은 주기로 온다.
- Ign. 슬픔으로 인한 충격으로 인하여 월경이 불규칙해진다.
- Kali-c. 호흡기 문제 때문에 쇠약해져서 월경이 늦어질 수 있다. 월경이 예정보다 빨리 오거나 양이 많은 경우도 있다.
- Lach. 사춘기나 폐경 직전의 월경. 예정일부터 일주일도 일찍 오거나, 2~3개월 주기로 오거나, 1회 걸러 한 번 많은 양의 출혈이 나오는 경우도 있다. 기간이 아주 짧거나 길다.
- Lyc. 월경이 4~7일 정도 일찍 와서 일주일 남짓 지속된다. 수개월 월경이 오지 않기도 한다.
- Nat-m. 보통은 양이 많은데 예정일보다 빨리 올 경우 양이 적다. 슬픔이나 정신적 충격으로 월경이 늦어지거나 멈춘다. 월경 끝물에 두통이 온다.
- Nux-v. 월경 주기가 매우 짧고 오랜 기간 지속된다. 월경 때문에 정신을 잃거나 요통이 심해지기도 하며 변의가 자꾸 느껴지기도 한다.
- Phos. 2주 주기의 월경. 기관지 질환과 월경불순이 교대로 발생한다. 월경 주기가

길다가 짧다가 양이 많았다가 적었다가 변동이 잦다. 월경 사이에 자궁출혈을 하기도 한다.

· Puls. 초경이 늦어지는 여성. 월경 주기가 길어지는 경우가 많다.

· Sabin. 갱년기가 되면서 월경이 늦어지거나 양이 많아지기도 한다.

· Sec. 폐경 직전의 월경불순. 소량의 물이 많은 출혈이 오래 지속된다.

· Sep. 월경이 며칠에서 몇 달 가까이 늦어지는데, 일단 월경을 시작하면 오래 가는 일이 많다. 성욕이 없고 골반의 장기가 아래로 처진 느낌.

· 월경 주기가 대체로 짧다 COCC. LACH. MERC. NAT-M. NUX-V. PHOS. PULS. SEP. SULPH. VERAT.

· 월경 주기가 대체로 길다 COCC. KALI-C. LACH. LYC. NAT-M. NUX-V. PHOS. PULS. SABIN. SEC. SEP.

· 월경이 늦어진다 ACON. CAUST. COCC. IGN. KALI-C. LACH. PHOS. PULS. SABIN. SEP. SULPH.

· 월경이 빨리 시작된다 CAUST. CIMIC. COCC. IGN. KALI-C. LACH. LYC. NAT-M. NUX-V. PHOS. PULS. SABIN. SEC. VERAT.

· 월경이 간헐적이고 단속적 CAUST. CIMIC. LYC. NUX-V. PHOS. PULS. SEC. SEP. SULPH.

· 빠른 초경 CALC. CALC-P. CAUST. CHAM. PHOS. PULS. SABIN.

· 늦어진 초경 CAUST. CALC. CALC-PHOS. KALI-C. LYC. NAT-M. PULS. SABIN. SEP. SULPH.

· 사춘기의 불규칙한 월경 PULS. SEP.

· 월경 전 난소 통증 APIS, BELL. CIMIC. LACH. THUJ.

· 월경 전 자궁 통증 BELL. CALC. CALC-PHOS. CAUL. CAUST. CHAM. KALI-C. LACH. LYC. MAG-PHOS. NUX-V. PHOS. PULS. SEP.

- 월경 전 변비 KALI-C. LACH. NAT-M. NUX-V. SEP. SIL. SULPH.
- 월경 전 설사 LACH. NAT-SULPH. SIL. VERAT.
- 월경 전 두통 BELL. BRY. CIMIC. GELS. KALI-C. LACH. LYC. NAT-M. PULS. SEP. SULPH. VERAT.
- 월경 전 현기증 CALC-PHOS. CAUL. LACH. PULS. VERAT.

갱년기

- Bell. 얼굴이 빨갛고 열이 오르는 경향. 질이 건조하다.
- Bry. 질 건조. 변비가 오거나 변을 보더라도 검고 딱딱한 대변이 나온다.
- Calc. 체중 증가, 한기, 피로감, 근육의 쇠약감, 월경 과다.
- Kali-c. 얼굴이 빨갛게 달아오르고 식욕 저하, 등의 통증, 두근거림 등을 느낀다.
- Lach. 얼굴이 빨갛게 달아오른다. 두통, 발한. 목을 타고 열감이 느껴지지만 발은 차다. 냉이 나온다.
- Nat-m. 질 건조나 성교통.
- Puls. 얼굴이 빨갛게 달아오른다. 땀이 나서 밤에 자꾸 눈을 뜬다. 정맥류나 치질. 입술은 말라있지만 목은 마르지 않다.
- Sabin. 월경 양이 늘어나거나 노랗고 악취가 나는 냉이 나온다.
- Sep. 쇠약감이나 발한. 얼굴에 열이 오르고 빨개지면서도 추위와 한기는 느낀다. 성교통이나 자궁 출혈, 두통, 냉이 있다.
- Sulph. 밤이나 운동이 끝난 후 얼굴이 달아오른다.
- 갱년기의 대량 출혈 CALC. CIMIC. LACH. NUX-V. SABIN. SEC. SEP. SULPH.
- 갱년기의 질 건조 BELL. BRY. NAT-M. SEP.
- 갱년기의 냉 LACH. SABIN. SEP.

· 갱년기의 자궁 통증 CIMIC. LACH. PULS. SEP.

· 갱년기의 체중 증가 CALC. SEP.

· 갱년기의 두통 CARB-V. LACH. SEP.

· 갱년기의 얼굴에 열이 오르는 증상 BELL. CARB-V. CIMIC. LACH. PULS. SEP. SULPH.

· 폐경 후에 다시 출혈 CALC. COCC. KALI-C. LACH. LYC. NAT-M. NUX-V. PHOS. RHUS-T. SEP. STAPH.

유선염

· Acon. 갑작스런 냉기로 인해 발생한 유선염. 유즙이 증가한다.

· Apis 유방이 딱딱해지거나 날카로운 통증이 달린다.

· Bell. 유방이 붓고 유두 언저리가 욱신거리는 느낌.

· Bell-p. 유방이 충혈되거나 얼얼하게 아프다. 유방이 맞은 이후 딱딱해지거나 유선염이 발생한다.

· Bry. 움직이거나 만지면 유방이 참기 힘들 정도로 딱딱하고 아프다. 유선염 때문에 모유가 나오지 않는다.

· Calc. 월경 전에 유방이 부어서 만지거나 누르면 아프다. 유두가 염증으로 갈라지고 얼얼하기도 하다.

· Merc. 모유의 양이 적고 유두가 딱딱하고 얼얼하게 아프거나 갈라져있다.

· Phyt. 유두가 빨갛고 얼얼하며 가슴을 만지면 아파서 견딜 수 없을 정도로 예민해진다. 수유 중에는 통증이 유두에서 전신으로 퍼진다.

· Sil. 만성적으로 되풀이되는 유선염.

외음부나 질 가려움증

- Calc. 월경 전후나 질에서 분비물이 나오는 사이에 외음부에 타는 듯한 가려움증이 있다.
- Hep. 월경 중에 외음부와 유두가 가렵다. 대량의 냉이 나와 성적 흥분을 느낀다.
- Kali-c. 냉이 나오면서 진통 같은 통증이 달린다. 외음부의 타는 듯한 가려움증.
- Merc. 하얗고 흥건한 냉이 나와 외음부가 타는 듯 가렵다.
- Rhus-t. 월경 중에 외음부나 질이 붓고 가렵다. 월경 개시가 빠르고 양이 많고 오래간다.
- Sep. 하얗거나 노랑, 혹은 녹색의 젤리 형태의 냉이 나와 질이나 외음부가 가렵다. 질이 건조해서 걸을 때 불쾌하게 느껴진다.
- Sulph. 타는 듯한 느낌의 자극적인 냉. 질이나 항문까지 가렵고 얼얼하다.
- 질 칸디다증 BOR. CALC. CALC-PHOS. LYC. NAT-PHOS. PULS. SEP. THUJ.
- 질 건조 ARS. BELL. LYC. NAT-M. PULS. SEP.
- 갱년기의 질 건조 BELL. BRY. NAT-M. SEP.

[참고문헌]

The Family Guide to Homeopathy (Andrew Lockie)

Concordant Materia medica (Frans Vermeulen)

The Complete Repertory (Roger van Zandvoort)

Homeopathic Medicine at Home (Jeremy p. Tarcher)

Nature's Materia Medica (Robin Murphy)

Homeopathic Clinical Repertory (Robin Murphy)

Desktop Companion to Physical Pathology (Roger Morrison)

The Homeopthic Emergency Guide (Thomas Kruzel)

8장

임신 출산 경험담

임신 중인 분들 그리고 육아 중인 분들에게

김마리요 | 조산사 · 동종요법 전문가

제가 육아를 하면서 중요하게 생각하는 것 그리고 전문가로서 여러분에게 전하고 싶은 것을 말씀드리겠습니다.

임신 중에는 온화하고 행복한 생각을 해 주세요. 무엇보다 어머니가 매일매일을 즐겁고 행복하게 보내는 것이 가장 중요합니다.

하지만 임신 중에는 호르몬의 변화로 정신이 불안해지거나 괴로운 일이 생길지도 모릅니다. 그럴 때는 아무쪼록 동종요법을 활용해 주세요.

그리고 아기에게 말을 거는 것은 정말 중요한 일입니다. 태아의 기억은 여러분이 생각하는 것 이상으로 깊은 곳부터 시작되기 때문입니다. 어머니가 불안하면 아기도 불안해지고, 어머니가 슬퍼하면 아기도 슬퍼집니다. 충격적인 일이 있다면 아기도 그 충격을 받습니다.

예를 들어, "엄마는 이러저러한 일로 슬펐어. 그래서 눈물이 많이 나오네. OO(태명)이는 걱정 안 해도 돼. 많이 울면 마음이 편해지거든. 기다려 주겠니."라고 하세요. 아기는 모든 것을 이해해 줍니다. 걱정하지 않아도 됩니다. 아기는 엄마 아빠를 돕기 위해 하늘에서 내려오는 것이니까요.

출산에 있어서도 긴급 제왕 절개를 하거나 난산일 경우는 아기에게도 꽤 큰 충격과 트라우마가 남습니다. 어머니 본인도 아코나이트**Acon.** 등의 레메디를 드시고, 자신과 아기의 충격을 완화시켜 주세요. 물론 말을 걸어 주는 것이 가장 중요합니다. 그 때의 상황을 잘 이야기해 주세요. 긴급 수술을 하게 되면 본인의 세포도 충격을 받으므로, 세포에게도 사전에 이야기를 해 두는 것이 좋습니다. 배를 쓰다듬으면서, "뱃속의 세포 씨, 지금부터 수술할 거예요. 피부를 가르고 아기를 꺼낼 거니까 너무 놀라지 말아요. 잘 부탁해요."라는 식으로요. 그러면 세포도 당황하거나 놀라지 않으므로 유착 없이 깨끗하게 아물어 줍니다. 『가이드북 기본편』의 스타피사그리아 **Staph.** 항목에도 적혀 있으니 참고해 주세요.

큰아이가 있는 경우, 큰아이 입장에는 가장 중요한 엄마를 아기에게 뺏기는 상황입니다. 아기가 태어나고 아토피가 생기거나 천식이 발병하는 경우도 있습니다. 그런 증상은 나한테 좀 더 마음을 써달라는 몸의 호소이기도 합니다. 그러므로 임신 때부터 큰아이를 소중하게 돌보는 것이 중요합니다.

제가 추천 드리고 싶은 것은, 아기에게 말을 하듯 큰아이를 칭찬해 주고 '오빠, 언니' 같은 말은 긍정적일 때만 쓰는 것 등입니다. 예를 들어, "OO이(태명) 봐봐~ 오빠 대단하지~ 채소 잘 먹지?" "OO이(태명) 봐봐, 언니 진짜 대단하지~ 옷을 혼자 입었어~"라는 식으로요. "오빠인데 그것도 못해?" "언니니까 아기한테 양보해!" 같은 말은 하지 말아야 합니다. 부정적인 표현을 쓰면 스스로가 오빠, 언니라는 사실이 싫어지고 동생은 좋겠다,

동생으로 태어날 걸 하고 생각하게 됩니다. 이 두 가지를 지키면 형제 관계가 아주 좋아질 겁니다.

예방 접종의 해에 대해서 고려해 주세요. 특히 출생 직후에 맞는 예방 접종이 얼마나 위험한지 생각해 보셔야 합니다. 필요 없는 약을 주는 것보다는 동종요법을 활용해 보세요.

식사, 수면, 운동은 기본이고요. 가급적 무농약인 식품을 먹고 첨가물은 피할 것. 빨리 잘 수 있도록 해 주세요. 실컷 놀게 하면 좋습니다.

세 살까지의 육아는 인격 형성에 중요합니다. 일본에도 "세 살 버릇 여든까지" 같은 속담이 있습니다. 특히 모유를 먹는 기간은 아이와 떨어지지 않도록 주의해 주세요. 어머니와의 신뢰 관계를 쌓는 중요한 시기입니다. 이 시기에 신뢰 관계를 쌓지 않으면, 나중에 인간관계가 잘 풀리지 않는 어른으로 자랄 수 있습니다.

아기가 울 때는 이유가 있어서 우는 겁니다. 항상 이유를 찾아 주세요. 결코 방치하지 마세요. 또 울음을 그치라고만 해서도 안 됩니다. 왜 우는지, 듣고 이해하도록 노력하세요. 말은 못해도 무언가를 호소하고 있는 겁니다. 이걸까? 저걸까? 물어봐도 울음을 그치지 않을 때는 "그래, 울고 싶었구나? 응, 응. 엄마가 들어줄 테니 울고 싶은 만큼 울어도 돼."라고 말해 주세요. 말 못하는 시기의 아기는 우는 것으로 스트레스를 발산하고 생각을 전하는 것입니다. 원 없이 울고, 들어 주면 울음을 그칩니다.

세 살 이후의 육아에서도 항상 아이의 욕구를 들어 주세요. 무슨 말을 하고 싶을까? 무엇을 하고 싶을까? 무슨 생각을 하는 걸까? 그리고 우선은 받아들여 주세요.

"그렇구나, ~가 하고 싶었구나~."

"그렇구나, 슬펐구나~"

"그렇구나, 그게 싫었구나~"

그리고 그 때의 상황에 맞게 어머니가 하고 싶은 말을 해 주세요.

"하지만 ~하는 것은 안 되는 거야."

"~했으면 좋았을 지도 모르겠네."

"이제부터 ~하도록 해보자. 가능할까?" 등.

마지막에 질문을 하는 것이 포인트입니다.

그리고 그렇게 할 수 있게 되면 충분한 칭찬을 해 주세요.

"대단해! 해냈네! 정말 훌륭해!"

그리고 하루 한 번은 안아 주세요.

"엄마는 ~가 너무 좋아."라고 말하면서요.

자기 전에는 등을 마사지해 주는 것도 효과적입니다. "사랑해요."라고 하면서 등을 다정하게 문질러 주세요. 스트레스는 등으로 받아들인다고 합니다. 그러므로 등을 문질러 스트레스를 해소할 수 있습니다. 남편에게도 해 주면 부부관계도 아주 좋아질 거예요.

육아에 있어서 중요한 것은 인정하는 것, 칭찬하는 것, 사랑하는 것입니다. 우리는 행복하게 살기 위해 이 세상에 태어났다고 생각합니다. 행복해지기 위해 중요한 것들입니다. 아무쪼록 마음에 새겨 주세요.

출산에 관한 레메디

36주에 들어가면 **Caul.**을 매주 1알씩,

39주에 들어가면 매일,

진통이 시작되면 1시간 간격으로 먹는다.

Caul.을 먹어도 진통이 시작되지 않을 때 → **Acon, Arn, Gels, Cham, Mag-p.**

진통이 시작되면 레메디를 선택할 여유가 없으니 아래에 적힌 레메디 모두를 한 물병에 넣어 진통 사이사이에 조금씩 마시면 좋습니다.

물병에 담은 레메디

① 진통이 시작되면

　Acon. Gels. Puls. Op.(키즈 키트) Lach. Cham. Caul. Mag-p.

② 아기가 태어나면 ①번 레메디를 멈추고 ②번을 드세요.

　Calen, Arn. Sec. Mag-p.

산후 3일 동안은 **Sec.**를 아침, 점심, 저녁에 먹으면 좋습니다. **Sec.**는 자궁 수축을 돕고 태반을 빨리 배출해 줍니다.

아기에게는 어머니가 입원해 있는 동안 **Puls. Ign.**를 주세요. 엄마와 떨어져서 외로움에 떨고 있을 때 좋은 레메디입니다.

파수 후에 양수가 혼탁된 경우에는 **Carb-v.**을 주세요.

유산하신 분들께

저는 세 번의 계류유산을 경험했습니다. 그 경험을 기반으로 말씀드리려고 합니다.

첫 번째 유산은 큰아이가 8개월 때였습니다. 예상 밖의 임신이어서 조금 곤혹스러웠지만 그래도 기뻤습니다. 하지만 10주에 계류유산이라는 진단을 받았습니다. 한국에서는 100% 수술하지 않나요? 바로 수술 예약을 잡으라는 말을 들었지만 자연 유산을 희망했기 때문에 예약하지 않고 돌아왔습니다.

그리고 레메디를 복용하기 시작했습니다. ① **Caul.** ② **Sil.** ③ **Puls.** ④ **Cimic.** ⑤ **Sec.** 각 200C를 하루 3번 반복 복용했습니다. **Sep.**도 좋겠죠.

저는 아기가 하늘에서 제 배로 내려와 금세 하늘로 돌아갈 거라는 사실도 알면서 내려온, 짧디짧은 기간에도 이 세계를 볼 수 있었고 엄마와 함께 있다는 사실만으로 행복했다는 것을 알고 있었기 때문에, 정신적으로는 충격이나 슬픔도 있었지만 바로 받아들일 수 있었습니다. 하지만 아주 괴로운 분이라면 감정에 맞게 **Ign. Nat-m. Cycl.** 등을 복용해 보세요. 200C가 좋겠죠.

레메디를 복용하기 시작하고 이틀째에 살짝 출혈이 있더니, 열흘째에는 생리 정도의 출혈이 있었습니다. 벌써 배출이 끝났나 싶어 산부인과에서 진찰을 받았지만 아직 아기 주머니가 남아 있더군요. 의사는 수술을 해야 한다고 했지만, 수술하지 않고 기다리기로 했습니다.

태내 기억으로 유명한 이케가와 선생님에게 상담을 받았습니다. 선생님의 병원에서는 3분의 2가 자연 배출, 3분의 1이 수술을 받는다고 하시더라고요. "얼마나 기다릴 수 있을까요?"라는 질문에 "3개월 기다려도 나오지 않았던 사람을 수술하는데, 내막이 꽉 붙어 있어서 떼어내기 힘들었던 경험이 있으니 기다려도 3개월 정도일까요. 앞으로 2주 정도 기다려도 안 나오면 수술하는 편이 좋을지도 모르겠군요."라는 대답이 돌아왔습니다. 또 "49일 동안은 아직 엄마 곁에 있으니 아기에게 나와 달라고 부탁하는 게 좋겠어요."라고도 하시더군요.

14주째에 출혈이 많이 나왔지만 다음 날에는 다시 줄어들었고 출혈은 사라졌습니다. 15주째에 다시 조금 출혈이 있어서 이번에는 동종요법 전문가이기도 한 산부인과 의사 선생님에게 상담을 했습니다.

"언제까지 기다려도 될까요?"라는 질문에 "동종요법은 언제까지 기다릴 수 있나 그런 사고방식이 아니니까요. 그런 사고방식은 서양의학의 사고방식이에요. 언제까지 기다릴 수 있을까? 대부분 한 달 안에는 나옵니다만."이라고 하셨어요. 그렇구나, 그런 사고방식이구나! 그렇게 납득했지만 역시 무작정 기다려도 될까 하는 걱정이 끊이지 않더군요.

그래서 이번에는 아들의 출산을 도와 주셨던 한국 조산원 선생님에게 상담을 드렸습니다. 그러자 "수술은 필요 없어요. 계속 기다려도 돼요."라는 기쁜 답변이 돌아왔습니다. 하지만 이케가와 선생님이 말씀하셨듯이, 계속 나오지 않고 내막이 유착되어 버리면 어쩌지 하는 걱정도 들었습니다.

"만에 하나, 전부 나오지 않아도 생리와 함께 나올 수도 있고, 다음 출산 때 태반과 같이 나오니까 괜찮아요."라고 하더라고요. 선생님의 말씀을 듣고 정말 기뻤습니다. 지금까지 불안을 가지고 버티고 있었는데 이걸로 된 거야!

이케가와 선생님이 말씀하신 2주가 지났지만, 수술은 하지 않고 안심하고 스스로의 몸을 믿고 기다리자고 마음을 굳혔습니다.

그리고 16주가 된 날에 마침내 통증이 왔습니다. 걸을 수 없을 정도의 통증이었습니다. 정말이지 진통 같은 통증이었어요. 자, 힘내자! 하고 배를 따뜻하게 하고 준비했습니다.

하지만 불과 30분 만에 통증은 사라졌습니다. 뭐지? 벌써 끝이야?

그 뒤 1주일 정도는 갈색 냉이 계속 나왔지만 통증은 전혀 없었습니다. 그리고 1주일 후에 뭔가 주머니 같은 것이 나왔습니다. 이것이 태반? 생리 때에는 나온 적 없는 물체였습니다.

그리고 그 이틀 후 또 진통 같은 통증이 왔습니다. **Mag-p.**를 한 알 먹자 30분 만에 통증이 완화되었습니다. 그 날부터 출혈이 늘어났고 이틀 후에는 대량 출혈이 있었습니다. 핏덩어리 같은 것이 많이 나왔습니다. 그리고 다음 날부터 출혈은 줄어들더니 18주에는 없어졌습니다.

그리고 2주 후에 생리가 왔습니다. 생리통도 없고 5일 만에 많지 않은 양이 나온 후 끝났습니다. 한참 지나 조산원에서 진찰을 받았습니다. 초음파를 보면서 "깨끗하네요. 괜찮아요."라고 선생님이 말씀하시더군요.

수술하지 않겠다는 선택을 하고 아주 통증이 심했던 것은 모두 1시간 정도, 그것도 출혈도 하루는 많았지만 통증도 없었고 오히려 기분 좋은 느낌으로 깨끗이 나와 주었습니다.

기간은 오래 걸렸지만 아주 건강하게 유산의 자연 배출이 이루어졌습니다. '기다린다'는 것의 소중함을 다시금 체험할 수 있는 시간이었습니다.

레메디도 즉효성을 느끼지는 못했지만, 이렇게 수월하게 자연 배출했으니 분명 레메디의 도움을 받은 게 틀림없다 싶습니다.

그리고 '자연 배출을 하고 싶다'는 저의 선택을 이해하고 인내해 준 남편에게 정말 감사한 마음이었습니다. 여러 가지 조언을 해 주신 선생님들께도 감사의 마음 한가득이었습니다. 이런 멋진 경험을 하게 해 준 하늘이(태명)에게도 감사를 전했습니다.

신기하게도 유산을 한 번 경험하자 배출의 방법을 배운 건지, 두 번째와 세 번째는 빨리, 보다 수월하게 자연 배출되었습니다. 세 번째는 정말 깨끗하게 주머니에 양수 같은 물이 들어 있는 상태로 나왔습니다. 너무 아름다워서 감동했습니다. 몸의 구조란 정말 훌륭해요.

제가 자연 배출할 수 있었던 데에는 무엇보다 자신의 몸과 자기 치유력을 믿은 것이 컸다 싶습니다. 그것은 나를 사랑하는 것과도 연결되어 있습니다.

지금을 사는 것이 기적의 연속이라는 것을 유산을 경험하고 느꼈습니다. 정말, 정말 생명이 있다는 사실에 감사합니다.

본인도 가족도 정말 소중히 여겨 주세요. 여러분께 제 경험이 도움이 된다면 기쁘겠습니다.

자연 출산의 든든한 버팀목이 되어 준 동종요법

김상진 | 부천 열린가족조산원 원장

대체의학의 일종인 동종요법을 자연 출산에 관한 책에서 스쳐지나가듯이 알고 있다가 저희 조산원에서 출산하신 하세가와 키세이 님을 통해 구체적인 여러 가지 자료들을 받고 책도 읽고 온라인 강의도 들으면서 가까이 접하게 되었습니다. 구속된 자기 자신을 해방시킨다, 마이아즘, 치유의 방향성, 레메디, 포텐시 등 생소한 단어들이 처음에는 이해가 잘 안 되었습니다.

자연 출산은 어떤 의료적 개입 없이 내 몸의 지혜가 알려주는 대로 가장 좋은 때, 가장 좋은 방법으로 세상에 나오는 아기의 탄생을 돕는 일입니다. 소중한 두 생명을 책임지는 자연 출산 조산사로서 저는 동종요법을 출산에 선뜻 적용하기에 의심과 불안이 있었던 게 사실입니다. 하지만 원래의 건강하고 자연스런 상태로 돌아가기 위해 부작용 없이 자연친화적이라고 하여 반신반의하면서 조심스럽게 접근해보았습니다.

오랫동안 편두통에 시달렸다는 산모에게 출산 후 레메디에 대해 설명하고 한 알을 먹게 했습니다. 산모는 바로 효과를 보았고, 산모 역시 동종요법에 대해 공부해야겠다고 저에게 확신을 주셨습니다.

양막이 먼저 열리고 진통이 늦게 그리고 약하게 오는 경우, 너무 긴장되어 이완이 안 되는 경우, 진행이 너무 빠르거나 느린 경우, 태반박리가 늦을 때, 아기 상태가 병원에 갈 정도는 아니면서 관찰이 필요한 경우(신생아 가사, 황달, 코 막힘 등)에 레메디를 먹게 했습니다. 바로 효과를 보는 경우도 있지만, 특별한 변수가 없는 한 천천히 늦게라도 효과를 볼 수 있음을 몸으로 느낄 수 있었습니다.

체계 있게 깊이 공부하지는 못했지만, 삶의 자연스러운 경험인 임신과 출산 그리고 육아에 적용해 보니 자연 출산과 동종요법은 같은 방향으로 어떻게 나아가야 하는지 이끌어 준다는 생각이 듭니다.

실제로 동종요법을 경험해 본 산모들이 신뢰하면서 스스로 배우고, 특히 육아에 적극적으로 적용하는 모습을 봅니다. 그런 모습은 저에게도 영향을 미쳤습니다. 자기 주도적인 행복한 출산을 돕는 데 있어서 자연 치유력을 자극해 주는 동종요법은 저에게 잘 할 수 있다는 자신감과 격려로 늘 뒤에서 받쳐 주는 커다란 버팀목이 되어 줍니다.

행복한 출산과 동종요법

호사카 아키코

아이란 돈이 들어가고 걱정거리만 만드는 것, 내 시간을 빼앗는 존재…
라는 부정적인 이미지만 갖고 아이가 없는 인생을 생각하고 있었습니다.

그러나 동종요법을 만나면서 그러한 가치관과 인생 계획이 180도 변했
습니다.

PMS, 말하자면 생리전증후군의 하나로 감정 기복이 심해져서 생활에 지
장이 있었던 저는 산부인과 의사 선생님의 권유로 피임약을 먹었습니다.
2년 동안 먹다가 두근거림, 숨 막힘을 느끼게 되었고, 처음으로 피임약의
부작용이라는 것을 알게 되었습니다. 약사인 지인의 권유로 먹기를 멈추
니, 약 복용 전과 증상에 변화가 있었습니다. 예전에는 격렬한 분노를 참지
못하고 쏟아냈는데, 이번에는 무기력하고 더 우울한 느낌이었습니다. 바
람이 불어도, 비가 와도, 날씨가 맑아도 눈물이 났습니다. 그 괴로움은 피
임약을 먹기 전보다 세 배 정도 커진 것 같았습니다. 스스로가 사라져 버리
면 좋겠다는 생각도 자주 했습니다. 화풀이를 해도 남편은 조용히 받아 주
기만 했습니다. 죄책감이 들어 어떻게 해서든 좋아지고 싶다는 마음에 자

연 요법을 알아보다가 동종요법이라는 치료법이 있다는 것을 알았습니다.

동종요법 전문가 치료를 받고 나서 증상이 완화되었고, 긍정적인 생각을 할 수 있게 되었습니다. 자궁이 본래의 모습으로 돌아와서 그렇게 된 건지 모르겠지만, 몸이 꽤 좋아진 후 아이를 갖고 싶다는 생각이 들었습니다.

아기를 기다리고부터 6개월 후에 임신을 했는데, 6주 만에 아기는 계류 유산으로 하늘나라로 가 버렸습니다. 그때 도움을 받은 것이 태내 기억으로 유명한 이케가와 아키라 선생님이 쓰신 책『엄마, 안녕, 고마웠어』와 이그나시아의 레메디였습니다. 이케가와 선생님의 책에 아기는 "어떤 경우에도 아기를 위해서만 하늘나라로 돌아가는 경우는 결코 없습니다. 의미 없는 생명은 하나도 없고 아기는 남겨진 사람들에게 반드시 커다란 선물을 두고 갑니다."라고 쓰여 있었습니다. 그때는 깨닫지 못했지만, 지금 생각해 보면 정말 소중한 것을 알게 된 보물 같은 경험이었습니다.

당시 계류 유산이라는 사실을 머리로는 받아들였지만, 마음으로 받아들이지 못했던 저는 울지도 못하고 마음 정리를 하지도 못해 우울한 나날을 보내고 있었습니다. 그때 제대로 슬퍼해야 한다는 마음이 들어서 이그나시아를 복용했더니, 큰 파도와 같은 슬픔이 북받쳐 올라와 사흘 동안 울었습니다. 공원에서 즐겁게 노는 엄마와 아이를 보고 왜 내가 이래야 되냐며 울고, 화를 내고, 밥 먹고 울고, 아침에 깨서 울고 지냈습니다. 그 덕에 마음 정리가 되어서 아기를 레메디로 자연 배출하겠다는 각오가 생겼습니다(자연 배출의 과정은 동종의 빛 카페 cafe.daum.net/homeopathykorea에서 '호사카 아키코'로 검색해 주세요).

2개월 후에 다시 임신을 했습니다. 철분과 같은 영양제는 먹지 않고 마더팅크처나 레메디로 미네랄과 영양 보충을 했습니다. 36주부터는 콜로파일럼을 먹었습니다. 제일 힘들었던 일은, PMS 증상이던 우울한 기분이 다시 돌아온 것이었습니다. 조산사이기도 한 동종요법 전문가 김마리요 선생님의 권유로 뱃속에 있는 아기에게 자주 상담을 했습니다. "엄마는 지금 왜 그런지 모르겠는데 뭔가 슬프고 외로워. 그건 너 때문이 아니야. 왜 이럴까?"라고 솔직한 마음을 전하면서 슬플 때는 울고, 아무것도 하고 싶지 않을 때는 하지 않았습니다. 처음에는 제대로 전달됐는지 긴가민가했지만 아들을 낳고 나서 지금까지, 아이에게 감정을 전달하는 것이 습관이 되어 그건 말이 아니라 레메디처럼 파동으로 아이에게 전달된다는 것을 알게 되었습니다.

기분이 우울할 때는 촛불을 켜고 칼렌듈라의 마더팅크처를 물에 타서 족욕을 하기도 하고, 내 스스로를 소중하게 여기고 내 감정에 충실하게 대하는 것을 배운 임신 기간이었습니다.

남편이 아침에 출근하기 직전에 진통이 왔고, 바로 조산원에 가서 4시간 반 만에 출산했습니다. 아주 순조로운 임신 기간과 출산이었지만, 그 후에 천 기저귀, 완전 모유, 채소 중심의 건강식 등 자연 육아를 너무 고집한 나머지 스트레스 때문에 모유도 나오지 않고 유선염에 걸려 아이가 한 살이 될 때까지 매일 울면서 하루를 보냈던 것 같습니다. 이제 그 시간은 다시 돌아오지 않는데, 왜 더 웃어줄 수 없었을까, 왜 더 사랑해 줄 수 없었을까 후회만 남습니다. 출산 후에는 이너차일드를 마주한 나날이었습니다. 하루 하루가 길게 느껴졌고 육아 생활은 그다지 행복하지 못했습니다. 임신 기간에는 나 자신을 소중하게 여기며 잘해줄 수 있었는데, 출산 후에는 깜빡 잊고 지냈습니다. 당연히 아기를 우선해야 한다고 생각했습니다. 그래도 엄마가 행복하지 못하면 아기도 행복하지 못하다는 것을 몸으로 느꼈습니다. 앞으로 출산하실 분들에게 한 가지는 말씀 드리고 싶습니다. 내 감정, 내 마음, 내 몸을 최우선으로 생각하고 절대 무리하지 마시라는 것.

그러나 이것도 아들이 가져다 준 소중한 경험의 선물이지 않았을까 라는 생각도 합니다. 지금 제 뱃속에는 석 달 된 생명이 머물고 있습니다(이 경험담을 쓴 것은 3년 전으로, 호사카 아키코 씨는 이미 예쁜 둘째를 출산하셨고 그 둘째도 어느 정도 자란 상태입니다. -편집자). 이 아이가 어떤 영혼의 대본을 써서 하늘로부터 여기에 내려왔는지 아직 모르겠지만, 어쩌면 첫째아이가 준 경험으로 좀 더 행복한 육아 시간을 보낼 수 있을지도 모르겠습니다.

출산과 육아에 부정적이던 제가 동종요법을 통해 사람이 태어난다는 신비로움, 재미, 즐거움을 알게 되었습니다. 행복한 임신, 출산, 육아로 몸도 마음도 깨끗하고 이너차일드를 최소한으로만 가진 아이가 태어납니다. 엄마와 아이가 행복하면 세상은 다투는 일이 사라지고 따스한 빛이 가득할 것입니다. 저는 그 무한의 가능성을 임신과 출산 그리고 육아에서 느끼고 있습니다. 그 행복한 세상에는 분명 동종요법의 커다란 공헌이 있을 것입니다.

소중한 우리 아기를 만나기까지

임소형 | 충남 홍성

저는 생후 6개월 된 아들을 키우는 초보 엄마입니다. 아직 아기 씻기는 것에서부터 먹이고 재우는 가장 기초적인 것조차 새롭고 어려워서 여기저기 물어 보고 매순간 고민합니다. 혹시나 아이가 크고 나서 후회되는 것이 있을까봐 정신없는 육아 중에도 내가 잘하고 있는지 자꾸 되돌아보게 됩니다. 또 내가 잘 몰라서 아이에게 해가 되지 않을까 하는 두려움에 먹을 것, 입을 것, 모든 것이 신경 쓰입니다. 이런 제가 유별나다고 생각할 수 있지만, 사실 그 유별남 속에는 기억하고 싶지 않은 과거가 있습니다.

저는 첫 아이를 유산하는 아픔을 겪었습니다. 그때는 현대 의학을 믿었기에 의사 선생님 말씀을 열심히 따랐습니다. 그런데 뱃속 아이가 잘못되자 저는 큰 충격을 받았습니다. 처음에는 많이 슬프고 원망하기 바빴습니다. 하지만 시간이 지날수록 원인이 무엇인지 돌아보게 되었습니다. 그러자 다음번에는 '임신하기 위해 인위적인 개입을 시키지 말자, 자연스럽게 아이를 갖자'라는 생각이 들었습니다.

그러다가 유산 후 3년 만에 소중한 아기를 품게 되었습니다. 저는 '아이가 잘못되면 어쩌나'라는 생각에 건강 관련 책과 정보를 열심히 찾아 읽었습니다. 그리고 우리가 얼마나 많은 독성 물질에 노출되어 있는지 알게 되었습니다. 그래서 갖고 있던 화장품과 대수롭지 않게 생각해 오던 세제며 샴푸, 비누, 치약 모든 걸 바꿨습니다. 약에 대한 생각도 달라져 입덧이 심하거나 비염으로 고생해도 약을 먹지 않고 그냥 버텼습니다. 주변에서는 유별나다고 했지만, 후회하지 않도록 최선을 다해야 한다고 생각했습니다.

그러던 중 한 모임에 나갔다가 우연한 기회에 동종요법을 소개 받았습니다. 그동안 주변에서 "동종요법이 좋다더라"는 얘기만 들었는데, 마침 모임에서 만난 몇몇 분들이 동종요법을 오래 공부해 오신 분들이어서 동종요법에 대한 자세한 설명을 들을 수 있었습니다. 무엇보다 동종요법이 마음에 들었던 점은, 원 물질이 여러 번 희석 진탕되어 성분이 남아 있지 않아 인체에 무해해 임신 때 산모와 태아에게 도움이 된다는 점이었습니다. 임신 후반기에 접어들던 저는 더 늦기 전에 동종요법을 시작해야겠다는 마음으로 하세가와 키세이 선생님께 상담을 요청했습니다.

선생님과 상담 후 열심히 먹고 있던 철분제와 종합 영양제를 끊고, 대신 미네랄 세트와 추천해 주신 레메디를 시간과 요일에 맞춰 먹었습니다. 지금 생각해 보면, 심한 입덧으로 고생한 전반기에 비해 그 즈음 꽤 좋은 컨디션을 유지했는데, 아마 레메디의 영향이었던 것 같습니다. 임신 말기에 환절기여서 감기가 유행했는데도 감기 한 번 걸리지 않았고, 철분제를 따로 먹지 않았는데도 적혈구 수치가 꽤 좋았습니다. 하지만 예정일이 다가오자 진통에 대한 두려움으로 마음이 꽤 불안했는데, 그 때마다 Acon.을 먹으며 마음을 진정시켰습니다.

예정일이 조금 지나 진통이 시작되던 날, 미리 싸 둔 가방을 챙겨 조산원으로 향했습니다. 첫 출산이었지만 진통이 꽤 진행되어 조산원에 도착했을 때는 자궁 입구가 반이 열린 상태였습니다. 처음 겪어 보는 진통은 상상 이상이었기에 준비해 간 레메디를 먹을 생각조차 할 수가 없었습니다. 하지만 동종요법을 적용하는 조산사 선생님이 계셔서, 필요한 레메디를 알려 주셨는데 저는 아기의 골반 위치가 좋지 않아 Puls.를 먹었습니다.

진통은 생각보다 빨리 진행되어 저녁이 되자 자궁 입구가 다 열렸습니다. 하지만 "다 열렸네요. 이제 한 시간 뒤에 밥 먹으면 되겠어요."라는 얘기를 들은 후 한 시간이 지나도록 아기가 내려오지 않았습니다. 정말 위급한 상황이었습니다. 배도 누르고, 여러 가지 자세를 바꿔가며, 천신만고 끝에 아기가 나왔는데 너무 난산이었던 탓에 아기가 숨을 쉬지 않았습니다. 저는 우렁찬 아기 울음소리 대신 조산사 선생님들의 다급한 목소리와 파랗게 축 늘어진 아기를 보았습니다. 긴박한 순간들이었습니다. 여차하면 평생 회복되지 않을 장애가 남거나 최악의 경우도 생각할 수 있었기 때문입니다.

우리는 아기가 나오자마자 Carb-v.를 먹였고, 심폐 소생술 실시 후 아기의 가냘픈 신음소리를 들을 수 있었습니다. 아기는 바로 산소마스크를 쓴 채 아빠와 함께 구급차로 대학 병원으로 갔습니다. 방에 혼자 남은 저는 온통 아기 걱정으로 발만 동동 굴러야 했습니다. 조산원으로 돌아온 남편은 응급실에 도착한 직후, "다행히 아기는 울음이 터졌고, 인큐베이터 안에서 안정을 찾아가고 있다."는 얘기를 전해 주었습니다. 저는 아기의 호흡이 정상으로 돌아왔다는 얘기를 듣고 안도했지만, 엄마 아빠도 없이 낯선 인큐베이터 안에서 혼자 무서워할 아기를 생각하며 너무 미안해 엉엉 울었습니다.

아기를 낳고 4시간 정도 지난 새벽 2시경에 소변이 마려워 일어났는데, 눈앞이 핑 돌 정도로 어지러웠습니다. 조산사 선생님은 출산 후에 어지럼증이 올 수 있다며, 빈혈 관련된 레메디를 먹어 보라고 했습니다. Ferr-p.를 먹은 후 잠자리에 들었지만, 매우 지쳐 있었음에도 이상하게 잠이 오지 않았습니다. 웬일인지 정신은 더욱 또렷해져 몸을 이리저리 뒤척이는데 갑자기 피가 왈칵 쏟아지는 것 같았습니다. "선생님 좀 깨워야 될 것 같아요, 점점 숨쉬기가 힘들어져요."라고 말하며 곤히 자고 있는 남편을 깨웠습니다. 잠에 취해 비몽사몽이던 남편은 상황을 살펴보고는 깜짝 놀라 선생님을 불러 왔습니다.

저는 피를 꽤 많이 쏟은 상태여서 응급조치 후, 우리 아기가 탔던 구급차를 타고 같은 병원 응급실로 실려 갔습니다. 응급실에서 급히 수혈을 받고, 출혈을 멈추기 위한 시술을 받기 위해 병실에서 아침이 밝을 때까지 기다렸습니다. 아기와 같은 병원에 있었지만, 아직 아기의 상태를 눈으로 확인하지 못한 터라 아기가 몹시 걱정되었습니다. 몸이 아픈 것도 잊은 채 아기가 너무 보고 싶고 걱정되어서 자꾸만 울었습니다.

시술 후 하루 동안 절대 안정을 취해야 했기 때문에 바로 옆, 신생아 중환자실에 아기가 있어도 가 보지 못했습니다. 대신 남편과 친정 엄마만 하루에 한 번뿐인 면회 시간에 아기를 보고 와서 아기 상태를 말해 주었습니다. 아기는 많이 부은 상태였지만 안정을 찾아가고 있었고, 몸무게도 큰 편이라 건강해 보인다고 했습니다. 다음날 저는 일반 병실로 옮겼고 겨우 몸을 추슬러 소중한 우리 아기 얼굴을 처음 볼 수 있었습니다. 이제 갓 태어난 조그만 몸에 여기저기 링거 줄을 단 채 쌕쌕 숨 쉬며, 잠들어 있는 아기의 얼굴을 보니 안심이 되었지만, 한편으로는 미안하고 속상해서 마음이 아팠습니다. 하지만 울고만 있을 수는 없어서 저는 아기를 위해 빨리 회복해야겠다고 생각했습니다. 아기랑 떨어져 있는 동안 하루라도 빨리 회복해서 아기를 안아 주고 싶은 마음이 간절했습니다.

마음을 추스르고 병원에 가져간 동종요법 책과 핸드아웃을 보며 증상에 맞는 레메디를 하루에 몇 알씩 먹었습니다. 자연 분만에 시술까지 한 터라 2~3일은 앉지도 걷지도 못할 정도로 통증이 심해 수시로 Calen.을 먹었습니다. 이상하게 통증은 진통제를 맞지 않아도 점점 참을 만해지는 것 같았습니다. 그리고 더 이상의 약물 투여는 싫어서 웬만한 통증은 그냥 참았습니다.

하지만 아기도 저도 병원에 입원해 있는 이상 약물로부터 자유로울 수는 없었습니다. 게다가 이제 갓 태어난 신생아가 각종 검사와 항생제 투여로 시달릴 걸 생각하니 가슴이 답답했습니다. 그리고 아기는 뇌 초음파 검사 상 이상 소견이 발견되어 정밀 검사까지 권유 받았습니다. 결국 저와 남편은 답답하고 불안한 마음에 저희 마을 의료생협 의사 선생님과 당시 일본에 계시던 하세가와 선생님께 전화를 걸어 조언을 구했습니다. 하세가와 선생님은 아기의 상태를 들으시고 Acon. 30C, Puls. 30C, Arn. 200C, Carb-v. 200C, Nat-s. 200C를 일주일 동안 먹여 보라고 했습니다. 다행히 우리 아기는 건강하게 잘 크고 있습니다. 자칫 숨이 돌아오지 못하거나, 돌이킬 수 없는 장애가 남을 뻔한 상황들이었지만 별 다른 이상 없이 건강하게 자라고 있습니다.

저는 회복기 동안 동종요법의 도움을 많이 받았습니다. 무엇보다도 Calen.과 C크림이 회음부 열상에 아주 좋았습니다. 3.95킬로그램 아기를 자연 분만한 덕에 회음부 열상이 매우 심했는데, 동종요법 덕에 상처가 덧나지 않고 빠르게 아문 것 같습니다. 게다가 분만 전부터 있었던 치질은 자연 분만으로 외과 치료를 받아야 할 정도로 심해졌는데, Nat-m. 30C, Sulph. 30C, Lyc. 200C, Aesc.¹ 200C를 꾸준히 먹어 통증이 완화되었습니다. 또 빠른 시일 내에 방석 없이 바닥에 앉을 수 있었습니다. 지금은 전혀 불편한 느낌 없이 지내고 있습니다. 그리고 산후조리와 육아를 병행하면서 힘들고 지칠 때마다 Kali-p., Calc-p.를 먹었습니다. 여러 상황에 동종요법을 매우 유용하게 적용했지만, 좀 더 공부를 한 후 적용했었더라면 하는 아쉬움도 있습니다.

신생아와 엄마는 아파도 약을 함부로 먹을 수 없습니다. 또 약 없이 상황들을 견디기에 저 같은 경우에는 매우 고통스럽습니다. 저는 제가 체험한 것을 바탕으로 백일 전 아기가 고열이 난 상황에서도 레메디를 사용했습

---

1 Aesculus hippocastanum. 간문맥 정맥의 울혈과 찌르는 듯한 통증이 주요 증상으로, 치질의 No.1 레메디로 불립니다. - 옮긴이

니다. 그리고 감기에 걸려 코가 막힐 때, 태열로 인한 피부 트러블에도 레메디를 사용했습니다. 저 또한 모유 수유를 하는 엄마로서 약을 전혀 먹지 않고 동종요법으로 해결해 나가고 있습니다. 저는 분만 때 수혈을 많이 받았는데, 지금 그 부작용으로 인한 증상 때문에 전문가 치료를 받고 있는 중입니다. 우리 소중한 아이 덕에 알게 된 동종요법. 그 덕분에 건강을 지킬 수 있었고, 지금은 약에 의존하지 않고 증상을 살필 수 있는 용기를 얻게 되었습니다. 이 책이 동종요법을 필요로 하는 분들, 특히 임산부와 수유부, 신생아들이 약물에 의존하는 대신 동종요법을 적용하여 보다 건강한 몸과 마음을 유지하는 데 도움이 되면 좋겠습니다.

강사

유이 토라코(由井寅子)

1953년 에히메(愛媛)현 출생. 일본에서 8년 동안 다큐멘터리 제작, 영국에서 3년 동안 전쟁과 천재지변, 기아 등 특집 보도기자로서 세계 곳곳을 돌아다니다가 궤양성대장암에 걸렸다. 온갖 방법으로도 못 고치다가 동종요법과 운명적으로 만나 4알의 레메디로 완치되는 경험을 했다.

그뒤 방송계를 떠나 Regent's college 동종요법과에 입학. 전통적 동종요법에 한계를 느끼고 이듬해에 C.P.H(College of Practical Homoeopathy)에 편입해 3년 동안 공부했다. 졸업하고 영국동종요법협회(HMA) 시험에 합격해 HMA인정 동종요법치료자가 되었다. 언어의 벽을 넘어 일본인으로 처음 동종요법치료자가 되어 특별상을 받기도 했다. 영국에서 유이 동종요법클리닉을 개업해 활동하기 시작했다. 동시에 더 깊이 공부하기 위해 C.P.H대학원(2년제)에 진학, 이 해에 C.P.H대학원 교수로 와 있던 넬슨 박사를 만나 철저한 교육을 받았다. 대학원을 졸업하고 동종요법치료자로 활발한 활동을 하면서 수많은 임상경험을 쌓았다(영국에 있는 일본인이나 영국인, 유럽에서도 환자가 찾아왔다).

유럽의 동종요법 학교와 협회들이 뒷받침해주고, 또 "동종요법이 일본에 퍼지는 것은 일본 국민을 위해 좋은 일이고, 그러기 위해서는 제대로 된 동종요법 치료자를 길러야 한다"는 생각으로 1997년 4월, HMA가 인정하는 Royal Academy of Homoeopathy(RAH)를 일본에 창립하고 동종요법 교육에 힘을 쏟기 시작했다.

2000년 4월, 이때까지의 공적으로 HMA 명예회원이 되었다. 2001년 5월, IMU(International Medical University 본부, 스위스 제네바)에서 국제법의 기본이 된 동종요법 박사학위를 받았다. 2002년 3월에는 C.P.H의 명예회원이 되었다.

2010년 4월, 세계적으로 최고의 수업 내용을 제공하는 동종요법통합의료전문학교(College of Holistic Homoeopathy)를 설립했다.

『유이 토라코의 동종요법 가이드북 시리즈 ①~⑤』, 『36실천강좌』 외 많은 책을 썼다.

시기하라 미사오(鴫原 操)

JPHMA 인정 동종요법 전문가. 시기하라 조산원. 일본 조산사회 도쿄 지부 교육 위원. 도쿄 모성 위생학회 감사. 1977년 조산사 면허 취득. 그 후 출산을 위한 5년 동안을 제외하고 약 10년간 종 합병원 산부인과에 근무. 1989년, 자연 분만을 접할 기회를 거쳐 근무 조산사에서 개업 조산사 로 전향. 이후 조산원이나 자택에서 자연 분만 출산을 도와왔다. 1992년, 제14회 모자보건장훈 상 수상. 1998년 로열 아카데미 오브 호메오파시에 입학, 유이 학장에게 사사하여 동종요법을 배웠다.

2000년 5월, 제1회 일본 동종요법의학대회에서 임상 사례 발표. 같은 해 10월, '미즈키 조산원' 오픈에 맞춰 본격적으로 동종요법을 도입. 2001년 3월, 로열 아카데미 오브 호메오파시 졸업. 같은 해 5월 HMA 인정 동종요법 전문가가 된다. 2002년 5월, 제3회 일본 동종요법 의학대회에 서 임상 사례 발표. 2010년 향년 60세로 영면.

미야자키 히데코(宮崎日出子)

JPHMA 인정 동종요법 전문가. 조산사. 일본 동종요법 조산사협회 부회장.

1952년생. 1975년 간호학교 졸업 후 종합 병원에 8년 근무. 그곳에서 모유의 중요함을 배웠다. 그 후 조산사학교를 졸업하고 병원 근무를 거쳐 개업했다. 주로 유방 관리를 하며 가정 분만도 겸한다. 그 와중에 통합의학을 주로 하는 가정의학이나 분자영양학을 배우고 동종요법과 만났 다. 자신의 건강은 스스로 지키자, 가족의 건강은 어머니가 지키자고 외치며 건강의 자주 관리 를 주장하고 있다.

옮긴이

하세가와 키세이(長谷川希生)

일본 간다(神田) 외국어대 한국어학과 졸업. 풀무농업고등기술학교에서 5년 동안 일본어강사로 활동. 2006년에 동종요법을 만났고 2010년부터 동종요법 공부모임을 시작하였다. 일본 하네만 아카데미 셀프케어 어드바이저 스쿨, CHhom 이너차일드 테라피스트 양성코스를 거쳐 프로페셔널 호메오파스 코스까지 졸업하고 현재 동종요법 전문가로 활동 중이다.
일본호메오퍼시의학협회(JPHMA) 인증 호메오퍼스 No.0957
ZEN 메소드 취득인증 No.0367
JPHMA 인증 에니멀 호메오퍼스 No. A0127
JPHF 인증 이너차일드 테라피스트 No. 0225
호메오퍼시 센터 한국 홍성 '힐링하우스 무지개' 운영

호사카 아키코(保坂亜希子)

일본 간다(神田) 외국어대 한국어학과 졸업. 경기도 고양시에 거주 중. 동종요법을 만나 약해와 이너차일드를 치료했고, 레메디를 적극적으로 이용한 임신출산을 하였다. 일본 CHhom에서 패밀리 호메오파스 코스, 이너차일드 테라피스트 양성코스를 통해 좀 더 동종요법에 대해 자세히 배우는 기회를 가졌다. 현재는 건강하고 씩씩한 두 아이를 키우며 매일 아이들에게 배우는 나날을 보내고 있다.

정명원

일본어 번역가. '이누가미 일족' 등을 번역. 아이 때문에 동종요법을 만났고, 클래식 동종요법을 가르치는 온라인 코스로 공부를 시작했다. 동종요법 온라인 서점을 뒤지다가 유이 토라코 선생의 ZEN 메소드에 대해 발견한 것을 계기로 일본 CHhom에 입학하였다. 패밀리 호메오파스, 이너차일드 테라피스트 양성코스를 거쳐 현재 프로페셔널 호메오파스 코스에서 공부하고 있다.

동종의빛 총서 005

동종요법 임신과 출산

1판 1쇄 펴낸날 2020년 5월 10일

지은이 유이 토라코, 시기하라 미사오, 미야자키 히데코
옮긴이 하세가와 키세이, 호사카 아키코, 정명원
펴낸이 장은성
만든이 김수진
인 쇄 대덕문화사

출판등록일 2001.5.29(제10-2156호)
주소 (350-811) 충남 홍성군 홍동면 광금남로 658-7
전화 041-631-3914 전송 041-631-3924
전자우편 network7@naver.com

ISBN 979-11-88375-21-9 03510 값 15,000원